U0247902

推进健康中国发展战略研究
——基于全民健康覆盖的视角

方鹏骞　编著

国家社会科学基金重大项目"基于全民健康覆盖的
推进健康中国发展战略研究"（项目编号：15ZDC037）　　资助
中华医学会基金项目（项目编号：CMБl5-223）

科学出版社

北京

内 容 简 介

本书秉持"创新、协调、绿色、开放、共享"的发展理念，立足健康系统发展的理论高度，厚植新时代中国特色的健康中国实践经验，从多学科交叉融合的视角探讨健康中国发展战略。通过解读健康中国战略的现实依据，构建概念模型，设立评价指标体系，分析健康中国顶层设计的核心问题，探究如何促使健康系统作为整体有效地发挥功能。本书尝试用中国经验、中国智慧来丰富全民健康覆盖理论，这对于加速健康政策转化具有重要的理论创新和现实意义。

本书可作为各级卫生行政部门、医疗机构、医保管理部门、健康管理部门的参考用书，以及高等院校有关研究领域的教师、研究生的参考用书。

图书在版编目（CIP）数据

推进健康中国发展战略研究：基于全民健康覆盖的视角 / 方鹏骞编著. —北京：科学出版社，2020.8

ISBN 978-7-03-059900-1

Ⅰ. ①推… Ⅱ. ①方… ② Ⅲ. ①健康状况–发展–研究–中国 Ⅳ. ①R199.2

中国版本图书馆 CIP 数据核字（2018）第 275027 号

责任编辑：徐 倩 / 责任校对：贾娜娜
责任印制：张 伟 / 封面设计：无极书装

科 学 出 版 社 出版
北京东黄城根北街 16 号
邮政编码：100717
http://www.sciencep.com
北京虎彩文化传播有限公司 印刷

科学出版社发行 各地新华书店经销

*

2020 年 8 月第 一 版 开本：720×1000 B5
2020 年 8 月第一次印刷 印张：17 3/4
字数：350 000

定价：162.00 元

编撰委员会名单

编 著：

方鹏骞　　华中科技大学

副主编：（按拼音排列）

陈　婷　　武汉科技大学

陈迎春　　华中科技大学

乐　虹　　华中科技大学

闵　锐　　华中科技大学

王　禾　　华中科技大学

殷晓旭　　华中科技大学

张新平　　华中科技大学

编撰委员会：（按拼音排列）

白　雪　　华中科技大学

陈　婷　　武汉科技大学

陈海红　　华中科技大学

陈江芸　　南方医科大学

陈迎春　　华中科技大学

范丽丽　　华中科技大学

方　子　　华中科技大学

乐　虹　　华中科技大学

李　璐　　华中科技大学

李浩淼　　华中科技大学

闵　锐　　华中科技大学

陶思羽　　华中科技大学
王　禾　　华中科技大学
王碧艳　　广西中医药大学
殷晓旭　　华中科技大学
张新平　　华中科技大学

编撰委员会秘书：
　　李　璐　　华中科技大学

前　言

　　健康是促进人类全面发展的必然要求,是国家全面建成小康社会目标和人民大众追求幸福生活的核心内容,人人享有健康应是人类社会发展所要达到的主要目标。2016年,习近平总书记在全国卫生与健康大会上发表重要讲话,他强调,"没有全民健康,就没有全面小康。要把人民健康放在优先发展的战略地位,以普及健康生活、优化健康服务、完善健康保障、建设健康环境、发展健康产业为重点,加快推进健康中国建设,努力全方位、全周期保障人民健康,为实现'两个一百年'奋斗目标、实现中华民族伟大复兴的中国梦打下坚实健康基础"[1]。党的十九大报告明确提出,要实施健康中国战略。在中国这个人口众多的发展中大国,全民健康是一个重大民生问题,既是全面建成小康社会的核心目标之一,也是全面建成小康社会的重要保障和基石,其实质代表着最具普遍性的价值理念——公平和公正。

　　随着工业化、城镇化、人口老龄化进程加快,我国居民生产生活方式和疾病谱不断发生变化。国民健康正面临着经济发展、社会环境、自然环境、行为方式等因素带来的多重挑战,疾病防控特别是传染病防控形势依然严峻。近年来国家陆续出台多项法律法规及政策,落实预防为主方针、统筹解决当前人民健康突出问题,持续推进健康中国相关建设工作。2019年国务院印发了《国务院关于实施健康中国行动的意见》(国发〔2019〕13号),明确了3个方面共15个专项行动,发布《健康中国行动(2019—2030年)》,同时,国务院办公厅印发了《健康中国行动组织实施和考核方案》,从国家层面对未来十余年疾病预防和健康促进行动提出了具体要求。相关政策的推行,聚焦当前人民群众面临的主要健康问题和影响因素,通过政府、社会、家庭、个人的共同努力,综合施策,全方位干预健康影响因素,关注重点人群,维护全生命周期健康,加强重大疾病防控,完善对重大传染病、新发传染病的监测与考核,落实预防为主的方针,充分践行人民健康优先发展的战略思想,顺应国际趋势、履行国际承诺。

　　开展推进健康中国建设的重大理论与应用研究是新时代面向医药卫生体制改

---

[1] 习近平:把人民健康放在优先发展战略地位. http://www.xinhuanet.com//politics/2016-08/20/c_1119425802.htm, 2016-08-20.

革、医疗卫生服务体系建设、健康环境与产业，以人民群众健康需求与结局为导向的重要研究领域，对于加速健康政策转化、促进全民健康覆盖、推动全面小康社会建设具有重要的理论创新和现实意义。

本书立足健康系统发展的理论高度，厚植新时代中国特色的健康中国实践经验，采用规范研究的方法，从多学科交叉融合的视角探讨健康中国发展战略，尝试用中国经验、中国智慧来丰富全民健康覆盖理论。

第一章：健康中国建设的现实依据及问题分析。他山之石，可以攻玉。借鉴国外主要国家国民健康战略的主要经验，系统梳理中国健康战略实施进程，总结国内健康战略先行地区在顶层设计、行动落实上探索的主要特点。

第二章：健康中国建设的概念模型构建。运用文献计量方法对健康中国领域的研究进行文献梳理，绘制知识图谱分析现阶段健康中国研究的现状、热点。综合应用多学科理论，理清其演进轨迹，探究其内涵和外延，为健康中国研究提供借鉴和理论支持。

第三章：健康中国评价指标体系及其综合指数测量。运用文献研究、专家咨询等方法，构建出健康中国建设的具体维度和评价指标体系，结合实证分析结果对健康中国建设水平进行探讨。

第四章：基于健康中国建设的医疗、医保、医药协同发展研究。通过理论研究，明晰健康中国背景下三医联动的概念内涵。对改革试点地区进行典型案例研究，总结国内促进三医联动的典型做法，并提出相应的关键问题。

第五章：健康中国建设策略分析与路径。结合中国健康战略各方面发展面临的现实问题，参照健康中国的战略定位与目标，从健康中国与五项基本医疗卫生制度、医药卫生体制改革、弱势人群健康保障与健康扶贫等角度，提出了具有一定创新性、可操作性的建设思路。

本书受国家社会科学基金重大项目"基于全民健康覆盖的推进健康中国发展战略研究"（项目编号：15ZDC037）和中华医学会基金项目（项目编号：CMB15-223）资助。

本书在撰写过程中得到社会各界多方的热忱帮助及科学出版社的鼎力支持，在此表示衷心的感谢。

本书适合所有对国家健康政策、医药卫生体制改革感兴趣的读者阅读，也可作为各级卫生行政部门、医疗机构、医保管理部门、健康管理部门的参考用书，以及高等院校有关研究领域的教师、研究生的参考用书。期望本书的出版能够对健康政策与管理领域的学者、卫生决策人员有所帮助，为健康中国发展战略的顺利实施提供助力。

方鹏骞
2020 年 4 月

目　　录

第一章　健康中国建设的现实依据及问题分析

第一节　中国健康战略的历史进程与路径分析

一、计划经济时期的中国健康战略（1949~1977 年）

（一）1949~1966 年

中华人民共和国成立初期，工农联盟是我国人民民主专政政权的基础和生产建设的基本力量。与此同时，由于工农劳动群众长期受帝国主义、封建主义、官僚资本主义三座大山的压迫，长期与医药卫生事业隔离，无权享受基本的医疗保障，急慢性传染病、寄生虫病和地方病严重威胁着人民群众的健康和生命。1949年，我国人口死亡率达 20‰，人均寿命仅 35 岁。为尽快提高医疗卫生服务提供能力和改善人民群众健康水平，政府逐步确立了"面向工农兵、预防为主、团结中西医、卫生工作与群众运动相结合"的四大工作方针，普遍建立了各级卫生部门和各类医疗卫生机构，大力发展医疗卫生事业。

1. 主要做法与特征

1）基于特殊时期主要问题的公共卫生建设

此阶段我国全面流行的疫病主要有结核病、鼠疫、天花、血吸虫病、麻疹、流行性脑脊髓膜炎、百日咳、麻风病等，具有发病率高、死亡率高、疫病范围广的特点，且有特殊传播介质的传染病具有一定的地区性。因此，卫生、防疫和一般医疗工作被视作一项重大的政治任务，"预防为主"是四项卫生工作方针的核心原则，卫生工作的重点也主要在公共卫生投入与消除传染病等基本公共卫生服务方面，且首先考虑农村农民的卫生防疫工作。中央到地方自上而下地建立了卫生防疫机构与许多为处理问题而临时设立的专门卫生防疫机构，如麻风病防治院、工业卫生工作委员会等，并加强了有关卫生人员的管理（胡钟烨，2013），开展地方病与寄生虫防治工作，防治急、慢性传染病，发展卫生宣传与出版事业，广泛开展妇幼保健、计划生育技术指导工作和爱国卫生运动，取得了显著成绩。

由于受特定的历史环境及苏联医疗服务体系和公共卫生政策框架的深远影响，公共卫生服务实践与公共卫生教育主要涉及环境卫生、食品卫生和营养、劳动卫生、学校卫生、放射卫生五大领域，主要成就包括：开展爱国卫生运动，建立完善药政管理和生物制品产业体系，实施国境口岸卫生检疫制度，建立相关法律法规（表 1-1）。相对于稳定的法律法规，此时的指导思想更多地以更具时效性、针对性与实用性的指示、决定等形式下发，如《关于开展军民春季防疫工作给各级人民政府及部队的指示》（1950 年）、《中央人民政府政务院关于一九五三年继续开展爱国卫生运动的指示》（1952 年）、《关于城市规划和城市建设中有关卫生监督工作的联合指示》（1956 年）、《中华人民共和国卫生部关于加强基层卫生组织领导的指示》（1957 年）、《中共中央　国务院关于除四害讲卫生的指示》（1958年）等。

表 1-1　中华人民共和国成立初期卫生领域立法进程

领域	效力级别	法律名称	发布机构	生效年份
职业安全	部门规章	《工厂卫生暂行条例草案（试行）》	劳动部	1950
口岸安全	法律	《中华人民共和国国境卫生检疫条例》	全国人大常委会	1957
	部门规章	《中华人民共和国国境卫生检疫条例实施规则》	卫生部	1958
食品安全	部门规章	《食品卫生管理试行条例》	卫生部、商业部、中央工商行政管理局	1965
传染病防治	部门规章	《传染病管理办法》	卫生部	1955
药品安全	部门规章	《管理麻醉药品暂行条例》	卫生部	1950
	部门规章	《关于药政管理的若干规定（草案）》	卫生部、化学工业部、商业部	1963
卫生技术人员	部门规章	《药师暂行条例》	卫生部	1951

2）资源匮乏下以公平与效率为目标的体系建设

（1）医疗卫生领域。

中华人民共和国成立后的若干年，我国的医疗卫生服务体系通过政府统一管理迅速发展，形成了包括医疗、预防保健、康复、教学、科研等在内的较完整的城乡医疗卫生服务体系，构建了以国有医疗机构为主体的城乡三级医疗保健网，即城市地区市、区两级医院和街道门诊部（所）组成的三级医疗服务及卫生防疫体系，以及农村地区以县医院为龙头、以乡（镇）卫生院为枢纽、以村卫生室为基础的三级医疗卫生预防保健网络。三级医疗保健网与计划配给的福利分配方式相适应，与公费医疗、劳保医疗和农村合作医疗相匹配，且当时疾病的诊治也集中于以实用技术为主的成本低、效益好的常见病和多发病的治疗，这使医疗卫生服务的可及性得以基本确保，也基本上解决了城乡特别是农村地区的缺医少药问题。而且，当时医疗卫生事业的定位便明确为福利性事业。正是这种福利性和国家对于医疗服务体系的投入，使医疗卫生机构提供服务的成本和价格都相对低廉，使广大群众的基本保健状况在较短时期内获得了很大的改善，让广大群众生病后能得到与当时经济水平相称的医治。医疗卫生服务的可及性大幅度提高。

1958 年，人民公社化运动兴起，医疗机构和医务人员也逐渐转入公社，其待遇形式逐渐转变为统一核算与固定工资，有效调动了其工作积极性。随着 1960 年"整风整社"运动的推进，农村医疗卫生机构也以便民为目的开始下放公社医务人员。然而 1961 年起，为减轻财政和粮食负担，国民经济进入调整阶段，同时农村医疗机构开始大规模精简，提倡群众自办卫生事业，地段医院转制，人力物力大量散失。以石家庄专区为例，原有地段医院 57 个，在编 592 人，转集体制 246 人，外调 23 人，其余 323 人均退职或回村务农（王胜，2012）。其结果显然是负面的，失去基层卫生网络的承托，县级医院不堪重负，加上公社干部对福利事业的错误认识及"大跃进"时期广泛存在的营养缺乏性疾病，使人民群众健康及卫生系统管理受到极大挑战。

（2）医疗保障体系的建设。

1950 年 8 月，第一届全国卫生会议召开，确定了面向工农兵、预防为主、团结中西医的卫生工作原则。我国逐步建立起由公费医疗、劳保医疗、合作医疗组成的政府主导的低水平福利性医疗保障制度。1951 年 2 月，政务院公布了《中华人民共和国劳动保险条例》，标志着以企业职工福利基金为支撑的劳保医疗制度正式建立。劳保医疗制度属于强制性的雇主责任制度，由企业直接支付医疗费用。劳保医疗制度保障的主要对象为国有企业职工，集体企业可参照实行。劳动保险经费由企业和职工按照一定比例共同缴纳，由企业自行管理。享受劳保医疗的职工，在本企业自办医疗机构或指定的社会医疗机构就医产生的医疗费用由劳保医疗报销。1952 年 6 月 27 日，政务院颁布了《政务院关于全国各级人民政府、党派、团体及所属事业单位的国家工作人员实行公费医疗预防的指示》。根据该指示，自 1952 年 7 月开始实行以国家干部为主体、财政提供经费的公费医疗制度。1953 年 1 月，劳动部颁布了《中华人民共和国劳动保险条例实施细则修正草案》，把劳保医疗制度惠及全民所有制的直系亲属，职工直系亲属可享受半费医疗待遇。在城镇地区，公费医疗和劳保医疗制度基本上覆盖了所有的劳动者。公费医疗、劳保医疗制度建立之初运行平稳,但 1955 年后,国家工作人员由供给制改为工资制,随着企业就业人数不断增加,公费医疗和劳保医疗的支出急剧攀升,国家陆续出台了相关政策对建立不久的医疗保障制度进行修补。在农村地区,合作医疗制度逐步普及,同时向弱势群体提供基本的社会保障。

（3）弱势人群的健康维护。

中华人民共和国成立初期,由于经济水平和封建思想的麻痹,妇幼卫生知识缺乏,妇科传染病居高不下。妇幼卫生事业整体形势十分严峻,主要表现在妇女个人卫生、孕育生产环节、婴儿卫生、儿童健康等方面,妇幼保健机构与专业人员严重不足且城乡分布不均。自 1949 年中央人民政府卫生部正式成立后,妇幼卫生机构也相继成立,并通过一系列会议及文件做出相关指示。第一次全国妇幼卫生工作座谈会确立了推广新法接生、培训妇幼保健人员、宣传妇幼卫生科学知识等任务;《少数民族地区妇幼卫生工作方案》(1950 年)对我国少数民族农村卫生给予特别指导与特殊政策;动员群众,将妇女自身纳入卫生知识技能与习惯传播体系,并适时调整业务结构,扩大工作范围,开展相关保健服务。

这一时期,妇幼保健人员的数量迅速增加(表 1-2),妇女住院分娩率与产前检查率显著升高,"预防为主""早发现、早治疗"的方针使妇幼的健康水平也有所提高。

表 1-2　1949~1957 年妇幼卫生技术人员和接生人员数量变化情况　　单位：人

年份	妇产科西医师	儿科西医师	助产士	接生员
1949	—	—	13 900	—
1952	1 740	1 420	—	—
1957	4 194	4 539	35 774	657 335

资料来源:《中国卫生统计年鉴 2001》

同时,《中华人民共和国劳动保险条例》(1951 年)、《劳动部、总工会、妇联党组关于女工劳动保护工作的报告》(1960 年)、《工厂安全卫生规程》(1956 年)等政策文件的出台与实施使与妇女生活、劳动等相关的公共卫生环境得到极大改善。

（4）中医的充分利用与科学化。

中华人民共和国成立初期,中医队伍中存在良莠不齐的情况,部分中医不具备西方现代医学知识且故步自封,并且存在封建迷信思想。第一届全国卫生会议通过的《关于健全和发展全国基层卫生组织的决定》中便提出了团结中西医和中医科学化之间的紧密联系。由于抗生素等西药的研制和发现,西医迅速发展,中医被群众认为是"不科学"的。卫生部在"团结中西医"方针的具体实施过程中也存在歧视、限制中医的现象,对此,毛泽东和刘少奇都提出了严厉批评。卫生部开始对中医政策进行纠偏(宫正,2011),提出西医学习中医,并于 1955 年 12 月正式成立中医研究院，加强中医、中药、针灸、医史文献的科研工作，加强中医人才教育。1960 年，卫生部第一次正式提出了"中西医结合"的概念，提出了产生新的临床医学体系和新的学科发展方向的要求，"用现代科学的方法，从总结临床经验、肯定疗效着手，进一步研究中医中药的治疗机制"。中医在本阶段确实得到了发展，但此时中医的整体观与规律，以及与西医在理论基础、研究方法上的巨大差异与自身特色仍尚未被认知，导致了中医自身特色的减退。

2. 评价

1949 年以后，霍乱基本被消灭，麻疹等疾病的防治方面取得突破性进展，死亡率显著降低。虽然"大跃进"期间的卫生防疫工作有所放松，但随后以强调人民公社卫生工作、举办集体卫生福利事业等方式及时纠正了问题，弥补了损失。

阿马蒂亚·森[1]强调，相对于个人决定（如吸烟或其他健康风险行为），因缺乏社会安排所导致的不能免于某些可预防和可治疗疾病的结果更为严重。在中国百废待兴、资源极其匮乏的情况下，政府在众多亟待解决的问题中高度重视医疗卫生相关工作，并在卫生制度的设计和实施的全过程中重视和追求起点公平、过程公平与结果公平，使医疗卫生工作取得了举世瞩目的成就。

由于中华人民共和国成立初期巩固政权的需要及经济基础薄弱等诸多因素，该阶段政府的健康建设目标和工作重点都以保障居民医疗卫生服务的基本需求为主，对医疗卫生工作的主要矛盾的把握与路径选择也较为准确，即政府主导，进行计划与把控，将医疗卫生事业定位为公有性质与福利性事业，并在有限的资源条件下通过建设城乡医疗卫生服务网络与保障体系，团结中西医，开展爱国卫生运动和基本医疗卫生服务可及性的建设，使广大群众的基本保健状况在较短时期内获得了很大的改善，让广大群众有病能得到与当时经济水平相称的医治。"大跃进"时期基层医疗卫生建设的倒退对群众健康和卫生体系都造成了巨大的损伤。

从立法保障上看，政府颁布了一些卫生法规，主要解决卫生防疫问题，但效力等级较低且长期局限于此。

在当时的基本国情下，人民共同参与健康建设的实践方式较为原始和朴素，更多是参与相关群众卫生运动，如灭四害、卫生比赛和爱国卫生运动等，并未重点关注个人生活习惯与健康行为对国家整体健康水平的影响。

---

① 阿马蒂亚·森（1933—　），1998 年诺贝尔经济学奖获得者，著有《集体选择和社会福利》等。

（二）1967~1977 年

20 世纪 60 年代中期，在中国克服重重困难、社会主义建设事业取得较大成就时，国内开展了一场长达十年的，给党、国家和各族人民带来严重灾难的"文化大革命"。在这期间，国内生产领域和原有秩序受到重大破坏，国内的卫生事业也受到了一定程度的影响。

1. 主要做法与特征

1）建立着眼于社会需求与农村特色的合作医疗与赤脚医生制度

广大农村缺医少药的问题依然较为严峻。1964 年，高级卫生技术人员仅有 31% 在农村，其中在县以下的占 10%；中级卫生技术人员农村占 43%，其中在县以下的占 27%[①]。

为改善农村医疗卫生条件，1965 年毛泽东提出"要把医疗卫生工作的重点放到农村去"的"六·二六"指示并得到贯彻落实。1968 年，湖北省长阳县乐园公社的合作医疗制度组织还得到了毛主席的肯定，从此合作医疗开始迅速兴起、壮大。城市医疗卫生人员成立医疗队下农村开展巡回服务，培训大队赤脚医生和卫生员，建立基层卫生组织——合作医疗站。1975 年，中国农村合作医疗的覆盖率达到全国行政村（生产大队）的 84.6%，20 世纪 70 年代末甚至达到 90% 以上，成为发展中国家维护人民健康努力过程中的范例。

赤脚医生是从农村群众中产生的，在县医院等机构进行中西医知识与实践技能的脱产或半脱产培训后，再回到所在生产大队，"半工半农"，主要医治农村居民的常见病、多发病。同时，城市医疗队也在开展巡回医疗服务途中就地举办赤脚医生训练班，教授与指导农村常见病、多发病的医治和中草药的使用，学用结合，为农村培养了大批赤脚医生。据统计，1978 年，中国农村活跃着大约 180 万名赤脚医生，平均每个生产大队有 3 人（张卫和张瑞贤，2009）。

赤脚医生提供的服务虽然简单，但确实缓解了当时农村居民缺医少药的困境，同时在合作医疗制度的协同作用下，使得医疗队伍的建设具有可实现性，并植根于农村文化，有效地建立了学院医疗技术与乡村医疗技术、城市卫生技术人员与农村卫生技术人员的交流沟通路径，以及医患双方互相信任、良好互动的关系。

在此期间，国家虽未把城镇医疗保障制度延伸到农村，但积极从外部干预农村医疗制度的建立，对农村合作医疗采取了"国家农村医疗制度社区办"的形式，使中国成为世界上发展中国家解决农村医疗保障问题较好的国家之一。

---

① 中共中央批转卫生部党委《关于把卫生工作重点放到农村的报告》. http://www.china.com.cn/guoqing/2012-09/06/content_26747545.htm，2012-09-06.

2）中医药事业在冲击中行进

十年"文化大革命"对中国各项事业都造成了严重冲击，包括医疗卫生事业，中医事业也被视作封建、复古、倒退而被严厉打击，严重萎缩，但必须承认，中医事业仍借由巡回医疗制度在"文化大革命"时期的农村得到了一定发展。赤脚医生、农民群众在医药资源匮乏的条件下积极发掘和利用便宜、普遍与容易获取的中草药进行土方治病；合作医疗站也普遍提倡"三土四自"（土医、土药、土方，自种药、自采药、自制药、自用），使传统的中草药与中医知识在农村得到了前所未有的普及与利用。

1949 年以后，我国中西医结合的科研工作取得了很多成果，但是唯一一个达到西药药理标准，并通过药品非临床安全性研究质量管理规定、药品临床质量管理规定、药品生产质量管理规定的药物就是中医研究院于 1972 年发现并提纯的青蒿素，其为抗疟做出了巨大贡献。

2. 评价

"文化大革命"使我国医疗卫生事业遭受浩劫，但农村合作医疗与赤脚医生制度进一步缓和了我国农村居民缺医少药的状况，使我国农村医疗卫生事业得到了很大发展，并在接下来的数十年中不断创新而得到延续。1949~1978 年，我国人均预期寿命从 35 岁增至 68 岁，健康水平得到了很大提高，积累了大量健康财富。1993 年世界银行发表的《投资与健康的报告》赞扬中国政府用不足世界 1%的卫生投入解决了占世界 22%人口的健康问题，是一个了不起的成就。

二、转型期的中国健康战略（1978~2008 年）

（一）1978~1992 年

"文化大革命"给国家留下了深刻的印记，十年间，国家生产力在国际上严重落后、发展迟滞，人民温饱依然没有解决，科技教育落后。1978 年，安徽省凤阳县小岗村率先冲破集体经济，开启"家庭联产承包责任制"，揭开了中国农村改革的序幕。同年，党的十一届三中全会做出了实行改革开放的重大决策，我国开始了人类历史上规模最大的经济体制改革。农村乡镇企业蓬勃发展，城市化与工业化进程迅速提升，但随之而来的失地农民与农民工养老保障问题及卫生领域中过分强调市场而导致的种种问题日益凸显。

1. 主要做法与特征

1）卫生领域放权与医疗主体多元化

针对由于城乡资源短缺、供需矛盾突出而普遍存在的居民"看病难、住院难、手术难"等问题，医疗卫生事业也走上了市场化道路。1985 年，国务院批转了卫生部起草的《关于卫生工作改革若干政策问题的报告》，其中提出："必须进行改革，放宽政策，简政放权，多方集资，开阔发展卫生事业的路子，把卫生工作搞活"，这被认为是我国正式启动全面医疗体制改革的标志。此时以管理企业的方式管医院，赋予其决定单位经费开支、核算及仪器购置等权力，并鼓励多渠道、多元化办医，对医疗机构简政放权，调动医务人员积极性，增加卫生资源，扩大服务供给等以增加医疗卫生服务供给。通过这些措施，医疗卫生服务的规模、条件、水平和能力得到了改善，医务人员的工作积极性有所提高，群众的医疗保健需求逐渐得到满足。但同时医院的盈利行为也易受诱导，从而产生了医药费用较快上涨、居民个人负担比重明显增加等一系列新问题。据统计，全民所有制单位职工医疗费用由 1978 年的人均 35.46 元增长至 1985 年的人均 63.61 元。1978~1985 年的医疗费用平均增长率为 8.7%（李卫平，1991）。1989 年国务院发文倡导承包责任制，允许有条件的单位和医疗卫生人员从事有偿业余服务，进一步调整医疗卫生服务收费标准以激励医疗机构，进一步加强卫生改革。

2）保障制度的建设与改革

（1）医疗保障制度急需改革。

随着公费医疗和劳保制度覆盖面的不断扩大，社会医疗费用支出快速上升，两种医疗保险制度运行效率低下及公平缺失的问题日益凸显。这一方面对国家财政带来巨大压力，另一方面也使得那些对职工医疗费用包揽过多的企业不堪重负。另外，劳动保障以单位自保为主，新老企业之间、不同行业之间明显缺乏互济，职工医疗待遇不统一、不稳定。这两种保障制度的保障面较窄，并不适应当时情况。改革开放之后，我国出现大量外商投资企业、股份制企业、私营企业及个体工商户，他们并没有被纳入医疗保险范围中。因此在 20 世纪 80 年代，为解决公费医疗和劳保医疗中存在的问题，改革势在必行。1978~1992 年，我国对公费医疗和劳保制度进行了以控制费用为重点的补充完善式改革，但效果并不明显。此后，我国开始针对保险制度本身进行改革与探索。

（2）养老保障制度的发展。

改革开放后，我国才开始出现严格意义上的农村养老保障制度。1982 年 1月的《全国农村工作会议纪要》指出，要在"包产到户"下继续完善农村五保养老工作；1987 年，民政部印发《关于探索建立农村基层社会保障制度的报告》，探索建立我国农村养老保险制度试点，首次明确要建立以乡镇企业农民工为主的农村社会养老保险制度。民政部于 1991 年 6 月发布《县级农村社会养老保险基本方案（草案）》，在山东五县市试点农村社会养老保险，正式推进县级试点农村社会养老保险。1992 年又正式出台《县级农村社会养老保险基本方案（试行）》，在全国推进农村社会养老保险制度，坚持资金个人缴纳为主，集体补助为辅，国家予以政策扶持。

在城镇，国务院于 1991 年发布《国务院关于企业职工养老保险制度改革的决定》。根据该决定，养老保险费用由国家、企业和个人三方共同负担，实行社会统筹，企业职工从单位养老迈向社会养老，由此开启了机关事业单位与企业单位养老"双轨制"的进程。

3）新时期卫生法制建设

汪建荣（2009）等将 1990 年作为我国改革开放至 21 世纪卫生立法历程的节点。其中，1978~1990 年这一阶段的卫生立法重点在公共卫生和药品领域。公共卫生立法主要围绕 1949 年以后建立的五大公共卫生领域。药品立法涉及的内容除一般药品外，还包括麻醉药品、医疗用毒性药品、精神药品和放射性药品等特殊药品。此时的立法初步构建了卫生法框架，行政法规和部门规章发挥了对法律的执行和补充作用（表 1-3）。

表 1-3　改革开放初期卫生领域立法进程

效力级别	法律名称	发布机构	生效时间
法律	《中华人民共和国食品卫生法（试行）》	全国人大常委会	1983-07-01
	《中华人民共和国药品管理法》	全国人大常委会	1985-07-01
	《中华人民共和国传染病防治法》	全国人大常委会	1989-09-01
行政法规	《药政管理条例（试行）》	国务院	1978-07-30
	《中华人民共和国食品卫生管理条例》	国务院	1979-08-28
	《麻醉药品管理办法》	国务院	1987-11-28
部门规章	《中华人民共和国急性传染病管理条例》	卫生部	1978-09-20
	《妇幼卫生工作条例》	卫生部	1986-04-20

2. 评价

改革开放初期，经济体制及利益、政企关系与监管手段的转变都使本时期带有浓厚的混合过渡色彩。这一时期的放权改革有效地增加了医疗卫生服务供给。在城市，到 20 世纪 90 年代中期的短短十多年间，医疗卫生机构在机构、人员和病床的数量以及医疗装备、技术力量方面达到的规模是 20 世纪 50 年代到 70 年代的 20 多年发展规模的总和（李玲等，2008）；农村养老保障制度的发展为农村老人生命健康提供了一定的保障，使其生命质量得到了一定提升。1949 年以来，前30 年医疗卫生事业发展的出发点均紧紧围绕人民健康权的保障，但在改革开放后

"摸着石头过河"的改革过程中，改革目的不明确，造成了经济学与伦理学的脱离，造成了公共卫生事业与医疗卫生事业的困境。这一时期的经验说明了单纯市场导向的医疗卫生体制是不符合人民群众根本利益的，且表明了卫生领域改革总目标与总体规划设置的重要性与必要性。

（二）1993~2002 年

1. 主要做法与特征

1）医疗卫生体制改革

在 1993 年 5 月召开的全国医政工作会议上，卫生部副部长殷大奎明确表示反对市场化，要求多顾及医疗的大众属性和起码的社会公平，统一认识，防止片面追求经济收益而忽视社会效益倾向。

1997 年 1 月，中共中央、国务院作为医疗卫生决策的中枢，出台了《中共中央、国务院关于卫生改革与发展的决定》，明确提出了在医疗领域要改革城镇职工医疗保障制度、改革卫生管理体制、积极发展社区卫生服务、改革卫生机构运行机制等决策思路。

国务院办公厅于 2000 年 2 月转发国务院经济体制改革办公室、卫生部等八部委《关于城镇医药卫生体制改革的指导意见》，文件确定了实行医药分开核算等几项原则。

2）城镇职工医疗保险制度的确立

1992 年，深圳在全国率先开展了职工医疗保险制度改革，随后的 1994 年，国家经济体制改革委员会（简称国家体改委）、财政部、劳动部、卫生部共同制定了《关于职工医疗制度改革的试点意见》，并在镇江、九江两市进行了试点。1996 年，国务院办公厅转发了国家体改委等四部委《关于职工医疗保障制度改革扩大试点的意见》，进行更大范围的试点。

1998 年 12 月，国务院召开了全国医疗保险制度改革工作会议，会议发布了《国务院关于建立城镇职工基本医疗保险制度的决定》，明确了医疗保险制度改革的任务、原则和政策框架，要求在全国建立覆盖全体城镇职工的医疗保险制度。自此，我国城镇职工医疗保险制度正式确立，我国医疗保险制度进入了全面发展的阶段。

3）卫生法制进一步发展

1997 年，中共十五大报告首次明确提出"依法治国"，"建设社会主义法治国家"[1]的战略目标，依法治国成为治国理政基本方略，法治国家成为中国政治

---

① 高举邓小平理论伟大旗帜，把建设有中国特色社会主义事业全面推向二十一世纪——在中国共产党第十五次全国代表大会上的报告. http://www.most.gov.cn/jgdj/xxyd/zlzx/200905/t20090518_69740.htm，2006-12-22.

文明和法治建设的基本目标。涉及国家、市场、社会和个人的医药卫生服务是具有高专业服务和高生命价值特点的领域，具备一定特殊性。20 世纪 90 年代以来，以《中华人民共和国母婴保健法》《中华人民共和国执业医师法》为代表的法律法规层级较以前提升，强化了对医疗秩序的维护，结束了医疗活动管理规范层次较低的被动局面，也为患者权利保护提供了具体的法律依据，包容性较强，有较好的适用性（表 1-4）。

表 1-4　20 世纪 90 年代末至 21 世纪初卫生领域立法进程

效力级别	法律名称	发布机构	生效时间
法律	《中华人民共和国红十字会法》	全国人大常委会	1993-10-31
	《中华人民共和国母婴保健法》	全国人大常委会	1995-06-01
	《中华人民共和国食品卫生法》	全国人大常委会	1995-10-30
	《中华人民共和国献血法》	全国人大常委会	1998-10-01
	《中华人民共和国执业医师法》	全国人大常委会	1999-05-01
	《中华人民共和国职业病防治法》	全国人大常委会	2002-05-01
部门规章	《职业病危害事故调查处理办法》	卫生部	2002-05-01
	《中华人民共和国传染病防治法实施办法》	卫生部	1991-12-06

2. 评价

这一时期卫生领域立法强化了法律的层级与地位，并弥补了多方面的空白，开创了新时期法治建设的新局面。21 世纪初，"三个代表"重要思想形成，医务社会工作相关的理论、政策、实务等各项研究也逐渐兴起，医务社工实务逐步开展，全民参与的理念得到了初步体现。

（三）2003~2008 年

2003 年"非典"疫情暴发，公共卫生体系的反应性集中反映了改革开放以来我国医疗卫生体制尤其是公共卫生体制积累的危机。王绍光（2003）指出，改革开放以来中国卫生工作存在两种迷信，即对经济增长的迷信和对市场的迷信，从而导致政府失职和市场失灵。医疗卫生事业从福利性事业逐渐转向市场化、商品化，政府在医疗卫生领域的价值基础、性质、服务范围与内容，筹资模式与补偿机制，卫生行政管理等诸多领域的职能都大幅降低，公共卫生服务领域由"财政全额拨款事业单位"转为自收自支、自负盈亏，公共卫生体制面临稳定性挑战。有报告显示，2002 年全国卫生总费用 5 872.84 亿元，其中医院总费用占 67.68%，公共卫生机构费用仅占 6.29%（杜乐勋，2008）。但所幸，政府对"非典"疫情暴发做出了及时有效的应对，并在公共卫生服务体系和公共卫生政策框架建设中取得显著成就。

1. 主要做法与特征

1) 人权地位与公共卫生服务体系的建设

随着思想解放和政治观念的更新，20 世纪末至 21 世纪初，人权观念开始进入党和政府官方的政治话语体系。2003 年，胡锦涛总书记提出了"科学发展观"这一重大战略思想，要求坚持以人为本，把实现好、维护好、发展好最广大人民的根本利益作为党和国家一切工作的出发点和落脚点，尊重人民主体地位，保障人民各项权益，促进人的全面发展，做到发展为了人民、发展依靠人民、发展成果由人民共享。他还在主持第十六届中共中央政治局第三十五次集体学习时强调，"人人享有基本卫生保健服务，人民群众健康水平不断提高，是人民生活质量改善的重要标志，是全面建设小康社会、推进社会主义现代化建设的重要目标。在经济发展的基础上不断提高人民群众健康水平，是实现人民共享改革发展成果的重要体现，是促进社会和谐的重要举措，是党和政府义不容辞的责任"[①]。党的十七大指出，"健康是人全面发展的基础，关系千家万户幸福"[②]，需"建立基本医疗卫生制度，提高全民健康水平"[②]。

"非典"暴发以来，我国初步建立了现代公共卫生政策框架与公共卫生服务体系，主要反映在加强服务机构与组织建设、建立筹资模式与补偿机制、人员培训与素质提高、服务范围扩大、服务内容增多、服务体系和公共卫生政策框架日趋完善等方面。公共卫生服务开始与公共服务和社会服务相联系，与临床医学和医疗服务相配合，并与运输、媒体等多部门相沟通。这实质上体现了政府职能、健康责任的转变及社会福利水平的提高。国家也逐渐将艾滋病等重大传染病纳入议题，并提出"四免一关怀"政策。2003 年及之后，我国针对传染病颁布的法律主要有《中华人民共和国传染病防治法》《突发公共卫生事件应急条例》《疫苗流通和预防接种管理条例》《突发公共卫生事件与传染病疫情监测信息报告管理办法》和《疫苗储存和运输管理规范》等，同时各地结合本地区实际情况纷纷出台针对传染病防治的相关制度，如广州市人民政府颁布的《广州市政府信息公开规定》。

在 2007 年中国科协年会上，卫生部部长陈竺提出了"健康护小康，小康看健康"的三步走战略——"健康中国 2020"战略，并于 2008 年初正式决定予以启动。他在陇南视察地震灾情时明确要求甘肃可以在全国率先制定"健康中国 2020"

---

① 胡锦涛强调建设覆盖城乡居民的基本卫生保健制度. http://www.gov.cn/test/2007-10/10/content_773173.htm，2007-10-10.

② 胡锦涛. 高举中国特色社会主义伟大旗帜　为夺取全面建设小康社会新胜利而奋斗——在中国共产党第十七次全国代表大会上的报告. http://paper.people.com.cn/rmrb/html/2007-10/25/content_27198418.htm，2007-10-25.

的地方性战略规划,以为将来全国省级层面的展开提供可借鉴的经验模式。"健康中国 2020"战略是卫生系统贯彻落实全面建设小康社会新要求的重要举措之一,是以提高人民群众健康为目标,以解决危害城乡居民健康的主要问题为重点,坚持预防为主、中西医并重、防治结合的原则,采用适宜技术,以政府为主导,动员全社会参与,切实加强对影响国民健康的重大和长远卫生问题的有效干预,确保到 2020 年实现人人享有基本医疗卫生服务的重大战略目标。

2)信息公开(制度)的建设

徐寅峰等(2005)利用演化博弈理论探究了信息公开在突发公共卫生事件扩散与处理的各阶段中的影响,设计了有限期终止的动态模型,指出政府部门在保证情报预警、指挥决策、专家咨询、应急救援等应急系统的各个组成部分的信息获取通畅及有效引导舆论、公开有关疫情和防治措施等方面的重要性。

以广东、北京为例,第一例确诊的"非典"病人于 2002 年 11 月 16 日出现在佛山,其后谣言开始大面积无序传播,但 2003 年 2 月 11 日有关信息才通过权威媒体得以公布;而北京的疫情截至 4 月 20 日才得以全面、准确公开,信息流动被不自然地扭曲,信息公开渠道严重阻滞。随着信息逐渐透明,市民对政府的依赖度与信任感才逐渐回升(曹丽萍,2003)。地方政府通过地方性规定,国家政府通过立法将科学发布突发事件信息纳入法制化管理轨道,如《中华人民共和国传染病防治法》规定了国务院卫生行政主管部门负责通报和公布疫情的责任,《突发公共卫生事件应急条例》对信息公开做出了明确的规定,要求国家建立突发事件应急报告制度、举报制度和信息发布制度。任何单位和个人不得自行或授意他人隐瞒、缓报或谎报。

除传染病防治领域外,这一阶段的卫生立法更多开始创新,结合公共卫生体系的重建把实现预防为主、保障医疗安全视为统领卫生法律制度建设的基本取向,强调基于公平效率原则的医疗卫生与卫生监督体系的建设,使患者健康权利法制化,明确政府履行健康保障和促进社会公平的系列责任。表 1-5 为 2003~2008 年年医疗卫生领域立法进程。

表 1-5　2003~2008 年医疗卫生领域立法进程

效力级别	法律名称	发布机构	生效时间
法律	《中华人民共和国传染病防治法》	全国人大常委会	2004-12-01(修订)
行政法规	《突发公共卫生事件应急条例》	国务院	2003-05-09
	《艾滋病防治条例》	国务院	2006-03-01
	《血吸虫病防治条例》	国务院	2006-05-01
	《国务院关于加强食品等产品安全监督管理的特别规定》	国务院	2007-07-26
	《护士条例》	国务院	2008-05-12
	《乳品质量安全监督管理条例》	国务院	2008-10-09

3）医疗保障体系进一步发展

2003 年 1 月 16 日，国务院办公厅转发卫生部、财政部和农业部《关于建立新型农村合作医疗制度的意见》，医疗卫生决策转向淡忘了 20 年的农民医疗保障。2003 年，新型农村合作医疗（简称新农合）制度试点工作在全国陆续展开。2006 年卫生部等下发《卫生部等 7 部委关于加快推进新型农村合作医疗试点工作的通知》，文件中强调，要解决看病难、就医难的问题，需要加快农村医疗卫生体系建设，建立健全农村合作医疗制度。2007 年 1 月，在西安召开的第四次全国新农合工作会议标志着新农合制度建设进入全面推进阶段。财政补助政策进一步完善，中央和地方财政补助标准逐年提高，统筹补偿政策继续规范，定点医疗机构监管不断加强，信息化建设持续提速，基金管理制度逐步健全。2008 年 6 月底，我国提前两年实现了新农合制度全覆盖的目标，中国在 8 亿农民中建立了以政府投入为主的新农合制度。

在此期间，城镇基本医疗保障建设也迅速铺开。2003 年的第三次国家卫生服务调查表明，在地级以上城市，42.8%的被调查者参加社会医疗保障，其中 30.4%参加了城镇职工医疗保险，8.6%享有公费和劳保医疗，3.8%参加了其他社会医疗保障。结果表明，有将近一半的人未能加入基本医疗保险，参保者主要是一些单位经济效益比较好的职工。为此 2007 年底，中国开启了"城镇居民医疗保险"的新探索。新工作的开展在一定程度上弥补了我国医疗卫生体制覆盖不健全的制度缺陷，真正意义上的全民覆盖是有效地保证所有居民病有所医。首批试点如沈阳、郑州、成都等大城市，以及无锡、上饶等部分中等城市纷纷开展城镇居民基本医疗保险制度建设，试点覆盖范围包括不属于城镇职工基本医疗保险的学生、儿童和非从业人员，进一步扩大了基本医保的覆盖面。

4）卫生管理的全民参与

这一时期疾病伤害的预防和控制、社区卫生服务、危机应对等内容显著增多，医疗卫生服务压力逐渐增大，临床和康复治疗活动等都需要社会工作的参与。各种不同类型的社会工作者对健康问题都有不同程度的介入——家庭服务社工通过咨询、社区照顾与人文关怀来减少疾病、残疾、伤害等所致的家庭危机；而医务社工则采用咨询、财物帮助等方法解决医院、诊所患者的社会心理问题（花菊香，2007），以不同单位不同层次的服务满足不同消费者的身心需求。同时，人们的生活观念逐步改变，卫生意识逐渐提高，开始养成良好的生活卫生习惯，在很大程度上遏制了各种疾病的发生与传播。

2. 评价

自"非典"暴发以来，医疗卫生领域改革进入调整阶段，政府开始重新思考卫生事业的定位与目标。卫生体系的三个基本目标分别是医保的覆盖、医疗卫生服务的公平和效率及医疗卫生服务质量的提升。该时期我国卫生体系中的主要矛盾已不再是供给不足，而是公平与配置效率。为解决此问题，"强化政府责任"重新成为医疗卫生改革的指导思想，且自改革开放开始偏离的"预防为主"的道路在这一时期也得到了一定程度的纠正。公开征求关于深化医药卫生体制改革的意见，使这一时期形成了通过探索民主决策途径来提高决策质量的医疗卫生决策新亮点。政府大幅度提高了对公共卫生和基层医疗卫生服务的投入，推广了新农合和城镇居民基本医疗保险，全社会参与健康建设的理念在此时通过社会工作的形式初见雏形，新时期经济、学术等方面的发展均为进一步推进改革做了物质、思想和理论上的准备。

三、发展期的中国健康战略（2009~2014 年）

此阶段我国正处于工业化、城市化快速发展的时期，人口老龄化进程加快，面临的健康问题日趋复杂。一方面，随着人们生活环境、生活方式的转变，职业损害、食品药品安全、饮用水的安全等问题严重影响着人们的生活；另一方面，卫生事业的发展不平衡、不协调、不可持续的问题日趋显著，人们正面临着"看病难""看病贵"的双重难题。如何解决上述问题，同时如何在国民经济发展中发挥卫生事业的作用，这不仅是对我国卫生事业发展的新的要求，也是难得的机遇与挑战。该时期，我国将规划与发展的重点立足于健康，对整个卫生体系进行系统设计，明确了"人人享有基本医疗卫生服务"的总目标，在恢复医疗机构"公益性"、提高卫生服务的公平性和可及性的同时，转变卫生服务模式，由中华人民共和国成立以来朴素的"预防为主"及改革开放以来的"以疾病治疗为中心"转向"以健康促进为中心"。

（一）主要做法与特征

1. 健康权的确定

2009 年，《中共中央 国务院关于深化医药卫生体制改革的意见》提出，"坚持以人为本，把维护人民健康权益放在第一位。坚持医药卫生事业为人民健康服务的宗旨，以保障人民健康为中心，以人人享有基本医疗卫生服务为根本出发点和落脚点，从改革方案设计、卫生制度建立到服务体系建设都要遵循公益性的原则，把基本医疗卫生制度作为公共产品向全民提供，着力解决群众反映强烈的突出问题，努力实现全体人民病有所医"①。

国务院新闻办公室发布的《国家人权行动计划（2009—2010 年）》和《国家人权行动计划（2012—2015 年）》中正式把工作权利、基本生活水准权利、社会保障权利、健康权利、受教育权利、文化权利、环境权利等作为第一部分"经济、社会和文化权利保障"的内容，提出切实把保障人民的生存权、发展权放在保障人权的首要位置。采取积极措施，切实保障和改善民生，着力解决关系群众切身利益的问题，提高经济、社会和文化权利保障水平，努力使发展成果惠及全体人民。我国著名生命伦理学专家邱仁宗（1979）认为，在伦理学和法律上确认公民的健康权利，是卫生事业发展史上的重要概念转换。

2. 医疗卫生服务领域的变革

1）公立医院改革

公立医院与基层医疗卫生机构是医疗服务的前沿，也是解决居民"看病难""看病贵"问题的首要抓手。在公立医院的改革中，首要取消了"以药养医"的情况。通过完善公立医院补偿机制，落实政府投入政策，以破除"以药补医"机制为关键环节，推进医药分开，理顺医疗服务价格，恢复医院的公益性。在基层医疗卫生机构中，改革基层医疗机构的补偿机制，通过"收支两条线"的方式保障基层医疗机构的正常运转和医务人员的基本收入，并使其将工作重心从疾病治疗转向健康管理；提高基层医疗机构的服务能力，尤其强调全科医生的培养，并逐步试点建立"家庭医生"制度；在能力提高的基础上，落实"分级诊疗"制度，尽量使患者"首诊在基层"，使基层医疗机构扮演"健康守门人"的角色，引导患者有序就医。

2）基本公共卫生服务的均等化

针对我国卫生资源存在的配置不合理、使用效率不高、卫生资源投入不均、城乡分配之间存在着差异等问题，2009 年出台的《中共中央 国务院关于深化医药卫生体制改革的意见》提出要"为群众提供安全、有效、方便、价廉的医疗卫生服务"，并正式开展了一系列推进公共卫生服务均等化的实际行动。

3）公共卫生服务内容项目化管理

国家和各地区针对主要传染病、慢性病、地方病、职业病等重大疾病和严重威胁妇女、儿童等重点人群的健康问题，以及突发公共卫生事件预防和处置需要，制定和实施重大公共卫生服务项目，主要包括建立居民健康档案、健康教育、预防接种、传染病防治、儿童保健、孕产妇保健、老年人保健、慢性病管理、重性

---

① 中共中央 国务院关于深化医药卫生体制改革的意见. http://www.gov.cn/test/2009-04/08/content_1280069.htm, 2009-04-08.

精神疾病管理等 9 大类 22 项国家基本公共卫生服务项目。同时，出台了《国家基本公共卫生服务规范》，对社区的基层公共卫生服务人员进行培训，加强以健康档案为基础的信息系统建设，提高公共卫生服务的工作效率和管理能力，根据城乡基层医疗卫生机构的服务能力和条件，完善了健康管理的制度与规范。

4）公共卫生服务系统建设

在坚持城乡统筹发展、增加财政投入的前提下，建立和完善县乡村三级医疗卫生服务网和城市医疗卫生服务网，通过"公共卫生服务券"、政府购买公共卫生服务和收支两条线管理下的基本公共卫生服务补偿等三种模式对公共卫生服务进行补偿与投入。通过将各地的基本公共卫生服务经费与绩效考核挂钩，调动基层公共卫生服务人员的工作积极性，确保资金真正地利用到公共卫生服务中。

除了我国传统的公共卫生服务模式，即基层卫生服务人员在机构中等待居民在机构就医，还出现了两种新型的公共卫生服务模式。一是家庭医生签约制度，这一制度主要出现在北京、上海、杭州、重庆等发达城市，是以全科医生为核心，建立社区医师团队，实行分片包干，通过合约的形式建立长期联系，为居民提供基本医疗与公共卫生服务。二是健康教育与慢性病管理模式，出现在上海、江苏、克拉玛依、武汉等地区。通过建设"健康教育小屋""关爱家园"等设施，为居民提供预防、保健、康复、医疗和心理咨询等服务。各地建立起以服务对象为中心的健康管理信息系统，以健康档案为载体，与免疫接种、妇幼保健机构及医院的电子病历联系起来，建设一个安全、全面、个体化的居民健康档案信息系统，实现居民、医生和管理人员的信息共享，实现对居民的安全、高效、有质量、可持续性的健康管理。

3. 建立国家基本药物制度

我国是全球化学原料的生产和出口大国之一，也是全球最大的药物制剂生产国。但是我国依然面临着青霉素、鱼肝油酸钠等基本药物供应短缺的问题，居民获得安全、经济的基本药物难度大，药品费用占居民医疗卫生费用支出的绝大部分，尤其对于慢性病患者来说，极大的药费负担是造成居民因病致贫、因病返贫的主要原因之一，所以我国急需相应的制度保证基本药物的供应。2009 年 8 月 18 日，卫生部、国家发展和改革委员会（简称国家发改委）等联合发布了《关于建立国家基本药物制度的实施意见》《国家基本药物目录管理办法（暂行）》和《国家基本药物目录（基层医疗卫生机构配备使用部分）》（2009 版），这标志着我国建立国家基本药物制度工作正式实施。基本药物是适应我国基本医疗卫生需求、剂型适宜、价格合理、能够保障供应、公众可公平获得的药品。基本药物制度主要先由基层医疗机构开始执行，国家将基本药物全部纳入基本医疗保障药品目录，其报销比例明显高于非基本药物，通过降低个人自付比例，用经济手段引导广大群众首先使用基本药物。自制度实施以来，公民医药费用负担得到有效缓解，基本药物的可及性得到一定改善，公民基本用药需求得到了一定保障。

4. 建立健全全民医疗保障制度

2009 年，《中共中央　国务院关于深化医药卫生体制改革的意见》出台，该意见指出，要"建立覆盖城乡居民的基本医疗保障体系"[①]。我国至此已初步形成以职工医保、城镇居民医保、新农合为主体，以其他多种形式医疗保险和商业健康保险为补充，以城乡医疗救助为兜底的中国特色医疗保障制度体系，织起了世界上最大的医疗保障安全网。从世界卫生组织（World Health Organization，WHO）提出的评估医保制度的三个维度（人口覆盖率、人均补偿率、服务内容）来看，我国正朝着"全民医保"的方向不断迈进。

（二）评价

客观来说，我国新医改的改革目标和改革方向是正确的，所采用的方针和战略也基本合理，该时期"公平和效率"的健康发展战略进一步促进了全民医保体系的发展，建立起尽可能满足广大居民的医疗服务需求的医疗健康保障体系。但是从实际情况来看，新医改的结果并不乐观，尽管新医改不断强调要"强基层""保基本""建机制"，但目前来说基层医疗卫生机构并没有真正地强起来。数据显示，基层医疗机构和社会办医的绝对体量在增加，但相比医院体量的增加更加缓慢，医院的发展占据主导优势；在现有体制之下基层医疗机构的能力增长需要时间，但是随着人们健康需求的解放，基层医疗卫生机构无法满足患者的就医需求，"看病难""看病贵"的问题依然未得到解决。这一时期对健康公平的"程序公平"在不断探索中，在接下来的卫生建设中对健康公平的追求还必须考虑其与整体社会安排之间的联系。

四、全面推进期的中国健康战略（2015 年至今）

（一）背景

2015 年我国人均预期寿命已达 76.34 岁，婴儿死亡率、5 岁以下儿童死亡率、

---

① 中共中央　国务院关于深化医药卫生体制改革的意见. http://www.gov.cn/test/2009-04/08/content_1280069.htm, 2009-04-08.

孕产妇死亡率分别下降到 8.1‰、10.7‰和 20.1/10 万，总体上优于中高收入国家的平均水平，为全面建成小康社会奠定了重要基础。同时，工业化、城镇化、人口老龄化、疾病谱变化、生态环境及生活方式变化等，也给维护和促进健康带来一系列新的挑战，健康服务供给总体不足与需求不断增长之间的矛盾依然突出，健康领域发展与经济社会发展的协调性有待增强，需要从国家战略层面统筹解决关系健康的重大和长远问题。

2015 年 10 月 29 日，中国共产党第十八届中央委员会第五次全体会议通过会议公报。公报提出推进"健康中国"建设，将"健康中国"建设战略上升为国家战略。2016 年 8 月，习近平在全国卫生与健康大会上指出，"要把人民健康放在优先发展的战略地位"[①]，要"树立大卫生、大健康的观念，把以治病为中心转变为以人民健康为中心"[①]，并提出了"以基层为重点，以改革创新为动力，预防为主，中西医并重，把健康融入所有政策，人民共建共享"[①]的新时期卫生工作方针。其中，大健康理念的构建如图 1-1 所示。

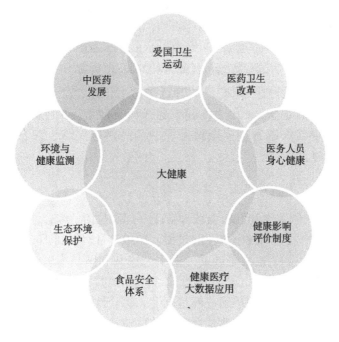

图 1-1　大健康理念的构建

2016 年 10 月，由中共中央政治局审议通过的《"健康中国 2030"规划纲要》

发布，勾画出打造健康中国的美好蓝图。这一部署标志着"健康中国"建设的顶层设计基本形成。统计显示，仅2016年一年，党中央、国务院共部署10个方面50项重点医改任务，印发实施健康相关重要政策文件20余个。其中，建立现代医院管理制度、推进家庭医生签约服务、改革完善药品生产流通使用政策、鼓励药品医疗器械创新等"健康中国"建设急需突破的难点、焦点就是中央全面深化改革领导小组的集中关注点和着力点。全国卫生与健康大会召开后不到一年时间，中央全面深化改革领导小组已6次研究与健康中国相关的议题。中央全面深化改革领导小组召开的全部38次会议中，有11次与医疗改革相关。

（二）主要做法与特征

1. 确定并推行五项基本医疗卫生制度

2016年8月，中国召开了21世纪以来的首次全国卫生与健康大会。习近平出席会议并强调，"没有全民健康，就没有全面小康。要把人民健康放在优先发展的战略地位，以普及健康生活、优化健康服务、完善健康保障、建设健康环境、发展健康产业为重点，加快推进健康中国建设，努力全方位、全周期保障人民健康，为实现'两个一百年'奋斗目标、实现中华民族伟大复兴的中国梦打下坚实健康基础"[1]。习近平总书记还在大会上提出，要"树立大卫生、大健康的观念"[1]和"将健康融入所有政策"[1]的发展理念，着力抓好分级诊疗、现代医院管理、全民医保、药品供应保障、综合监管五项基本医疗卫生制度建设。

2. 组织起草我国医疗卫生与健康促进法

长期以来，我国卫生和健康领域都缺乏一部高位阶、综合性、系统的"母法"来统领和规范我国卫生和健康事业的发展。2019年12月28日，第十三届全国人大常委会第十五次会议表决通过了《中华人民共和国基本医疗卫生与健康促进法》，该法将自2020年6月1日起施行。《中华人民共和国基本医疗卫生与健康促进法》是我国卫生与健康领域第一部基础性、综合性的法律，确认了宪法意义上的健康权，明确了医疗卫生事业是社会公益事业，明确了中国特色的基本医疗卫生制度和医疗卫生事业的发展方向，将医疗改革中一些有效的、好的举措上升为法律规定。

---

[1] 全国卫生与健康大会19日至20日在京召开. http://www.gov.cn/xinwen/2016-08/20/content_5101024.htm，2016-08-20.

3. 进行国家卫生和健康相关机构改革

随着健康需求的变化和社会环境的发展，我国政府相关职能部门也在新时期做了一定的调整。2018年3月，中共中央印发了《深化党和国家机构改革方案》，在医疗领域新组建成立国家卫生健康委员会和国家医疗保障局。

1）国家卫生健康委员会的成立

国家卫生健康委员会是将国家卫生和计划生育委员会（简称国家卫计委）、国务院深化医药卫生体制改革领导小组办公室、全国老龄工作委员会办公室的职责，工业和信息化部牵头的《烟草控制框架公约》履约工作职责及国家安全生产监督管理总局的职业安全健康监督管理职责等进行整合，组建的国务院组成部门。其主要职责是组织拟订国民健康政策，协调推进深化医药卫生体制改革，组织制定国家基本药物制度，监督管理公共卫生、医疗服务和卫生应急，负责计划生育管理和服务工作，拟订应对人口老龄化、医养结合政策措施等。此次改革，一是"大部制"改革的深刻体现，以明确权责，避免推诿扯皮；二是意在超越部门利益，致力于协调推进改革；三是面对加剧的老龄化和医疗负担而建立的始于基层的"大健康"和医养结合策略。此次改革真正体现了"健康中国"的战略目标和"把以治病为中心转变到以人民健康为中心"的发展要求。

2）国家医疗保障局的成立

从国家治理现代化的要求来看，承担社会医疗保险服务这一公共服务职能的医保机构拥有三个职能：询价、购买和服务监管，但就此来看，自20世纪以来的医保制度被诟病已久，而国家医疗保障局的成立则为十九大明确提出的"社会治理新格局"奠定了基础。首先，三大政府医疗保险管理职能和医疗救助职能合而为一，形成合力，为统筹推进三医联动、简化支付流程、有效控制公立医院医疗费用不合理增长奠定了基础，也为引导分级诊疗及建立未来统一的全民医疗保险制度奠定了基础。其次，整合此前分别归属人力资源和社会保障部的城镇职工和城镇居民基本医疗保险、生育保险职责，国家卫计委的新型农村合作医疗职责，国家发改委的药品和医疗服务价格管理职责，民政部的医疗救助职责，统一为拟定医疗保险、生育保险、医疗救助等医疗保障制度的政策、规划、标准并组织实施，监督管理相关医疗保障基金，完善国家异地就医管理和费用结算平台，组织制定和调整药品、医疗服务价格和收费标准，制定药品和医用耗材的招标采购政策并监督实施，监督管理纳入医保支出范围内的医疗服务行为和医疗费用等。

（三）评价

健康中国是维护全民健康的整体性思维方式，以健康优先为核心，旨在解决当前健康领域的突出矛盾和问题，其最终目标是构建一个健康友好型社会。健康友好型经济发展模式、社会发展模式、文化价值观、科技创新体系、服务体系是健康友好型社会的基本要素，也是建设健康友好型社会的基本途径和措施（李滔和王秀峰，2016）。我国首部有关医疗卫生与健康的核心法律正式产生，弥补了几十年来卫生领域基础法律的空白；健康战略真正上升到大健康、大卫生的层面，打造健康人群、健康环境和健康社会来实现整个卫生系统协同发展，达成三大目标，以使整个人群获得持续和公平的健康环境。

第二节　健康战略的实施经验和发展问题分析

一、全球健康战略发展状况和趋势

健康的内涵及健康社会化的探索随着生产社会化而发展。19 世纪起，英国和德国等国家便相继确立和承担起维护公民健康的责任，第二次世界大战后，公共卫生问题和国家对实现公民健康权的积极责任更受到社会普遍关注（赵福昌，2013）。1948 年，联合国《世界人权宣言》正式确立健康权为基本人权；1977 年，WHO 在世界卫生大会上提出"2000 年人人享有卫生保健"的全球战略目标；1978 年，《阿拉木图宣言》明确指出，初级卫生保健是实现"2000 年人人享有卫生保健"目标的关键和基本途径，并明确政府对国民健康负有责任；1986 年，世界第一届健康促进大会通过的《渥太华宪章》首次完整地阐述了"健康促进"的定义、行动原则及发展方向，并直接推动了健康社区、健康城市、健康国家等发展战略的提出与实践；1998 年，WHO 第 51 届世界卫生大会提出"21 世纪人人享有卫生保健"全球战略，并将与贫困做斗争、全方位促进健康、各部门联合行动、卫生可持续发展作为四项战略性行动方针（陆如山，1998）。

2000 年，《联合国千年宣言》提出了 8 项千年发展目标（millennium development goals，MDG），标志性地将卫生和健康置于全球议程的核心。2013 年的第 66 届世界卫生大会提出了 WHO 的第十二个工作总规划，提出了推进全民健康覆盖，卫生相关 MDG，应对非传染性疾病和精神卫生、暴力和伤害以及残疾的挑战，实施《国际卫生条例》，增加获得基本、高质量、可负担的医疗产品，处理健康问题的社会、经济和环境决定因素，将其作为减少国家内部和国家之间卫生不公平的手段，提出了 WHO 参与的有可能对卫生产生影响的其他部门和论坛的治理进程，提出了以全球目标形式塑造政治议程，强调了国家合作的重要性（世界卫生组织，2013）。2015 年，联合国可持续发展峰会上通过了《2030 年可持续发展议程》，进一步将"确保健康的生活方式，促进各年龄段人群的福祉"列为可持续发展目标（sustainable development goals，SDG）之一，这是继 MDG 之后，对世界各国保障人民健康福祉提出的新要求。2016 年第 69 届世界卫生大会聚焦 2030 年可持续发展议程和卫生应急议题，达成了关于预防暴力、儿童期肥胖、空气污染等 20 余项决议（罗发菊和张亚丽，2016）。

2016 年 11 月 21 日，第九届全球健康促进大会在上海召开，这次大会聚集的国际、国家和地方机构领导力使其成为最近几年最重要的卫生健康领域重大事件之一，并发表了《2030 可持续发展中的健康促进上海宣言》，正式提出健康和福祉在联合国 2030 年发展议程及其可持续发展目标中的核心位置，强调了以城市和社区为平台，跨部门跨地区、全球全社会参与，提高健康素养的人民赋权，实现健康治理与健康促进，同时强调保护妇女、流动人口和受到环境危机等影响的人们的权利。在此次大会召开后，保护弱势人群、惠及全民的健康公平理念，以及包括社会环境、经济发展状况和政治体制在内的可持续发展要求下的"大健康"逐渐成为国际社会的共识。

以上发展情况都表明，全球卫生健康体系已进入快速发展期，政府在保障和增进国民健康方面，既要依靠医疗卫生工作本身的"小处方"，更要依靠社会治理的"大处方"。只有推进政策融合，建立跨部门合作机制，动员全社会共同参与，才能真正实现全民健康。国家健康战略是基于国家健康观、发展现状与目标的全局策略与行动纲领，需要多学科共建、多部门协作。当前已有很多国家系统地研究、制定并实施了系列国民健康战略，下面将以美国、英国和日本等国家作为国家健康战略的典型进行总结和分析。

二、国外主要国家国民健康战略的经验

（一）美国

美国政府对健康的关注始于对突发公共卫生事件与疾病的应对，直到 20 世纪 70 年代，卫生费用问题的日益凸显及健康影响因素认知的深化促使其探索新的健康策略，即转向疾病预防与健康促进。自 1980 年美国首次颁布《健康公民计划 1990》即正式启动国家健康战略以来，便以十年为周期陆续推出"健康国民"

（Healthy People）计划，用以指导、维护与改善全民健康的实践。具体健康国民战略进程见表1-6。

表 1-6　美国健康国民战略发展历程

年份	名称	目标	重点领域	负责与领导
1980	《健康国民 1990》	通过预防来改善人群生活质量与健康水平	计划生育、妇幼保健、免疫接种、高血压控制、性传播疾病健康服务；毒物控制、职业安全与健康、意外伤害防控、社区供水氟化问题、传染病防控、戒烟、酗酒与药物滥用、营养、体育锻炼、压力调适	HHS（Health and Human Services，卫生与福利部）
1991	《健康国民 2000》	延长国民健康寿命年；减少人群的健康不公平现象；所有美国人都可获得预防保健服务	**心理健康及心理障碍、暴力及虐待、学校和社区健康教育；环境卫生、食药安全、口腔卫生；心脏病和中风、癌症、糖尿病和慢性致残性疾病、HIV（human immunodeficiency virus，人体免疫缺陷病毒）感染、临床预防服务；监督	HHS 领导，多方合作，责任共担
2000	《健康国民 2010》	延长国民健康寿命年并提高国民生活质量；消除健康不平等现象	**高质量服务可获得性、关节炎、骨质疏松症及慢性腰背疾病、慢性肾病、残疾与继发性疾病、健康传播、医疗产品安全、公共卫生基础设施建设、呼吸系统疾病、视力与听力	HHS 领导，多方合作，责任共担
2010	《健康国民 2020》	实现高质量生活，延长寿命，免于可预防的疾病、残疾、外伤及过早死亡的痛苦；消除差距，改善所有群体健康；建立并维持能促进全民身体健康的社会和物质环境；提倡优质生活、健康发展，推广各年龄阶段的健康行为	*听觉等感官或沟通障碍、视力、健康传播与健康信息技术、营养和体重状况 **青少年健康、血液疾病和血液安全、痴呆（包括老年痴呆症）、中小学龄儿童、基因组学、全球健康、医疗保健相关感染、与健康相关的生活质量和福利、同性恋、双性恋和变性人健康、老年人、睡眠健康、健康问题社会决定因素	成立 FIW（Federal Interagency Workgroup，联邦机构间工作组，成员来自HHS、农业部、教育部等多家部门）

*指修改领域，**指新增领域

从《健康国民 1990》到 2010 年 10 月正式颁布的《健康国民 2020》，美国健康建设的目标逐渐从改善人民健康质量和生活水平逐渐扩展、上升到了"消除健康不公平"，行动的重点领域也从 15 个逐渐扩大到了 42 个。历次健康国民计划均包括 10 年内的总体目标、优先领域、可测量的具体指标及负责的部门等内容，每次变化均能反映美国健康问题的变化，体现美国健康战略重心的转移。尤其《健康国民 2020》是在收集选取了来自广大政府官员、行业专家、2 000 多家机构及超过 8 000 条美国民众的建议后制定的，更能反映政府从国民期望和合理需求出发解决健康问题、实现健康目标的愿望。

《健康国民 2020》在《健康国民 2010》的基础上增加了 14 个优先领域，并划分了若干特殊人群，即早期（0~8 岁）和中期（6~12 岁）儿童，青少年（10~24

岁），同性恋、双性恋和变性人及老年人。从《健康国民 2020》针对更高优先领域（即公共威胁大）的健康问题遴选的 12 个优先领域的 26 个主要健康指标（leading health indicators，LHIs）来看，其相对于《健康国民 2010》，减少了免疫优先领域，增加了临床预防服务、妇幼健康、口腔健康和健康社会因素 4 个优先领域，进一步体现了对预防的重视。同时，30 年间的 4 个计划对内容的关注范围也逐渐扩展，如将身体健康扩展到睡眠，将营养扩展到"营养和体重状况"，逐渐注意"基因组学""健康信息化技术"等先进技术的运用，并首次在《健康国民 2020》中提出了"全球健康"的目标。

《健康国民 2020》的实施由美国疾病预防和健康促进办公室统一协调，卫生与公共服务部协同管理，此外，还专设了由卫生部、农业部、教育部、住房和城乡建设部、内务部、环保局等多个政府部门组成的工作组。美国还十分注重与民间和非卫生组织的合作，如 FIW 还鼓励私人财团的参与，在《国民身体活动计划》的制定中，除疾病防御中心外，还有身体活动研究机构和一些非营利实体代表的参与。实施框架包括动员（mobilize）、评估（assess）、计划（plan）、实施（implement）和追踪（track）五个步骤，方便计划、评价与监控干预。

（二）英国

在欧洲，英国政府于 2001 年 3 月启动了"获得健康——国家长远发展战略"的研究计划，其核心目标是改善国内卫生服务系统绩效，缩小与其他发达国家在卫生服务系统绩效方面的差距，在对国家卫生服务体系未来 20 年发展趋势系统分析的基础上，从卫生资源、人力、信息和技术等方面提出了"健康英国"的战略计划。2010 年，英国发布了"健康生活，健康国民：英国的公共卫生战略"；2013年，印发了《英国公共卫生成果框架 2013—2016》，明确了提高预期健康寿命、缩小不同社区之间预期健康寿命差异的公共卫生服务目标，为保护和促进全生命周期健康、减少健康不平等奠定了基础（王昊等，2018）。

表 1-7 为英国国家健康战略发展历程。

表 1-7　英国国家健康战略发展历程

年份	名称	重点
2001	"获得健康——国家长远发展战略"研究	改善国内卫生服务系统绩效
2004	"选择健康"白皮书	公共选择权、三项原则及优先行动领域
2006	《我们的健康，我们的关心，我们的意见——公共服务新指南》白皮书	提供整体和持续性的卫生保健服务
2007	"我们的 NHS，我们的未来"研究	提出 NHS 改革与发展的挑战和方向
2010	"健康生活，健康国民：英国的公共卫生战略"	促进全生命周期健康，减少健康不公平

（三）日本

日本政府在 1978 年和 1988 年两次制定增进全体国民健康计划的基础上，于 21 世纪初提出了"21 世纪国民健康增进运动"（简称"健康日本 21"）。该战略计划是在日本厚生劳动省主持下，经过该项目的计划委员会、策划委员会、地方听证会和地方专题研讨会广泛讨论、反复论证后才确定下来的。"健康日本 21"提出了战略的基本理念与方针、健康目标、国家和地方支付的作用、具体指标和评价标准等。其目标体系共由 9 个方面 70 个目标构成，主要是基于对未来疾病谱和社会人口结构变化的展望，以控制慢性疾病、延长国民健康寿命、提高生活质量为目标，以现有健康状况为基础，参照外国经验而出台的健康战略。它针对伴随高龄化相关疾病的高发情况，特别是对护理人员需求的增加，提出相应的对策，强调延长"健康寿命"；还提出全民健康运动的理念，提出国家、地方政府、社会团体和个人共同参与健康建设；强调社会相关部门的相互协作，改善为实现"健康日本 21"所需的环境条件；力图通过改变不良生活习惯、增进健康、预防疾病等一级预防对策，实现减少过早死亡、缩短护理时期、提高生活质量的目的。

表 1-8 为日本国家健康战略发展历程。

表 1-8　日本国家健康战略发展历程

年份	名称	重点
1964	"国民健康、体质增进"计划	增强体力
1978	第一次国民健康增进战略	重点人群、全生命周期
1988	第二次国民健康增进战略	健康文化都市
2000	"健康日本 21"	以个体选择为基础的健康模式
2015	"日本医疗保健 2035 行动计划"	适用于全人群

（四）对推进中国健康战略的启示

国家健康战略是一项因地制宜的，涉及物质基础建设、卫生体系完善、国民思想理念转变等多方面的行动体系，因此需要持续动态更新。笔者在总结分析中发现，美国、日本、英国等国的健康战略均具有稳定的发展周期，是根据该时期本国卫生与健康领域的主要问题和矛盾制定的，且与本国发展状况与实现能力相适应，并进行了灵活的调整。

我国幅员辽阔，城市众多，人口基数远大于上述国家，因此数据的采集及一些目标的实现可能难度较大，健康战略的制定与实现需要中央放权加以监督，围绕人民健康权利的实现，将"大健康"理念、"健康融入所有政策"的方针贯彻到各地，各地在中央决定的主要指标体系之下遴选具有区域特色的、该时期重点的、有价值且便于测量的健康建设指标体系，并不断整合数据与信息，完善卫生信息系统与相应的监测网络以提供物质平台，形成政府领导下全社会共建共享健康的局面。

三、国内健康战略先行地区的探索经验

（一）国内健康战略先行地区的探索背景

WHO 于 1994 年提出"健康城市"的定义，并提出了 10 条标准，除为市民提供清洁安全的环境、保障基本生活要求外，还对市民在社区、社会中的活动、健康与政治权利做出了展望。我国爱国卫生运动也逐渐对卫生城市和文明城市的建设进行探索。2008 年，为积极应对我国主要健康问题和挑战，推动卫生事业全面协调可持续发展，在科学总结中华人民共和国成立以来我国卫生改革发展历史经验的基础上，卫生部启动了"健康中国 2020"战略研究。该战略以提高人民群众健康为目标，以解决危害城乡居民健康的主要问题为重点，坚持预防为主、中西医并重、防治结合的原则，采用适宜技术，以政府为主导，动员全社会参与，切实加强对影响国民健康的重大和长远卫生问题的有效干预，确保到 2020 年实现人人享有基本医疗卫生服务的重大战略目标。经济驱动下的人口流动使城镇居民逐渐成为我国人口的主体，并且随着经济体制改革，中央政府将政治经济权力下放到城市，城市也拥有了能动性和能被支配的相对充足的资源（Yang et al.，2010），有利于健康中国战略以城市建设为落脚点，发挥本地治理的最大效能。

2016 年 7 月，经国务院批准，全国爱国卫生运动委员会印发了《关于开展健康城市健康村镇建设的指导意见》，倡导通过完善城市的规划、建设和管理，改进自然环境、社会环境和健康服务，全面普及健康生活方式，通过建设环境宜居、社会和谐、人群健康、服务便捷、富有活力的健康城市、健康村镇，实现城乡建设与人的健康协调发展。自此，各地开始纷纷将地方健康战略纳入政府工作报告，依据全国目标因地制宜地制定了当地的健康战略及行动计划。下面将以北京、上海、湖北、杭州等直辖市、省市为例，总结和分析我国国内健康战略先行地区的探索经验。

（二）各健康城市指标体系

《"健康中国 2030"规划纲要》中提出的健康中国建设指标主要覆盖健康水

平、健康生活、健康服务与保障、健康环境和健康产业五个领域，也代表着健康促进责任的落实逐渐从卫生部门扩展到了政府其他部门与社会。

健康城市指标体系的设置本质是基于宏观的组织目标、定位现状，找出自身优势与不足，从而完善目标实现的路径。然而城市的某些健康特征是地域性的，相应地，健康战略和指标体系的构建也须因地制宜，但依然需要遵循具有国际公信力、能反映建设效果、可量化比较的特征（于海宁等，2012）。

通过整理分析发现，各地健康战略的指标体系在健康水平、健康生活、健康服务与保障、健康环境和健康产业五个领域有许多共同之处（表1-9）。例如，在健康水平领域，各地区健康战略均对地区人均期望寿命、婴儿死亡率、5岁以下儿童死亡率、孕产妇死亡率、城乡居民达到《国民体质测定标准》合格以上的人数比例等指标做出了要求；在健康生活方面，各地均要求了人均体育场地面积、居民健康素养水平、经常参加体育锻炼人数；在健康服务与保障方面，重大慢性病过早死亡率、每千常住人口执业（助理）医师数、个人卫生支出占卫生总费用的比重等指标被明确提出；在健康环境方面，各地都针对建成区绿地面积/率、主（重）要食品、药品抽检合格率、地级及以上城市空气质量优良天数比率、地表水质量达到或好于Ⅲ类水体比例进行了要求；在健康产业方面，各地都主要对健康服务业总规模提出了要求。另外，通过各地的健康战略还能发现各城市或地区根据地方特色和发展重点增添了一些个性指标，如上海的健康城市战略指标体系是以家庭医生签约服务为基础的健康人群目标的设置，北京更重视特殊人群与中医药服务的推广，而杭州注重智慧医疗与医保改革的健康服务以及健康文化与健康社会的构建理念。由于湖北省出台的文件是行动计划而非规划文件，因此相应的指标体系未能体现。

表1-9　各城市健康战略指标体系设置比较

指标类别	评价维度	具体指标	指标类别	城市	具体指标
共性指标	健康水平	人均期望寿命、婴儿死亡率、5岁以下儿童死亡率、孕产妇死亡率、城乡居民达到《国民体质测定标准》合格以上的人数比例	个性指标	上海	人均健康预期寿命、参加健康自我管理小组的人数、常见恶性肿瘤诊断时早期比例、每千常住人口注册护士数、每千常住人口全科医师数、受污染地块及耕地安全利用率
	健康生活	人均体育场地面积、居民健康素养水平、经常参加体育锻炼人数		北京	成人吸烟率、严重精神障碍患者接受社区康复服务率、中医药健康服务覆盖人群、森林覆盖率、PM$_{2.5}$年均浓度、全市公厕达标率、绿色出行比例、市政供水合格率、城乡污水处理率、生活垃圾无害化处理率、每千户籍老年人养老机构床位数

续表

指标类别	评价维度	具体指标	指标类别	城市	具体指标
共性指标	健康服务与保障	重大慢性病过早死亡率、每千常住人口执业（助理）医师数、个人卫生支出占卫生总费用的比重	个性指标	杭州	法定报告传染病发病率(甲乙类)、县域内就诊率、智慧医疗覆盖率、城乡居民规范化电子健康档案建档率、责任医生城乡居民规范签约率、城乡居民和城镇职工基本医疗保险政策范围内住院补偿率、每千名老年人口拥有社会养老床位数、生活垃圾无害化处理率、农村生活垃圾分类覆盖率与减量处理率、国家卫生乡镇创建率 *注册志愿者人数占常住人口比例 *城市阅读指数
	健康环境	建成区绿地面积/率、主（重）要食品、药品抽检合格率、地级及以上城市空气质量优良天数比率、地表水水质量达到或好于Ⅲ类水体比例		湖北	—
	健康产业	健康服务业总规模			

*指新设置维度

2018 年，全国爱国卫生运动委员会办公室（简称全国爱卫办）牵头并委托中国健康教育中心、复旦大学、中国社会科学院 3 家单位，按照《国务院关于进一步加强新时期爱国卫生工作的意见》和《关于开展健康城市健康村镇建设的指导意见》中提出的建立适合我国国情的健康城市建设指标和评价体系的要求，研究制定了《全国健康城市评价指标体系（2018 版）》。该版健康城市评价指标体系紧扣我国健康城市建设的目标和任务，对应"健康环境"、"健康社会"、"健康服务"、"健康人群"和"健康文化" 5 个建设领域，着眼于我国城市发展中的主要健康问题及其影响因素，科学评价健康城市发展水平，为健康城市发展提供导向。

全国爱卫办将委托第三方专业机构，每年对全国所有国家卫生城市开展评价工作，构建健康城市指数（healthy city index，HCI），分析评价各城市健康城市建设的工作进展，促进各地及时发现工作中的薄弱环节，不断改进健康城市建设的工作质量，推动健康城市建设良性发展。

（三）典型分析：城市健康战略发展状况

1. 上海市健康战略发展情况

自 2003 年以来，上海市健康促进工作围绕健康城市建设、国家卫生城区创建、初级卫生保健、重大疾病防控及重点人群卫生保健等开展并取得了一定成效。面对人口结构和人群疾病谱转变带来的新挑战，上海市出台并实施了《上海市健康促进规划（2011—2020年）》。上海市健康相关指标建设达成度较好，具体情况如表1-10所示。

表1-10　《上海市健康促进规划（2011—2020年）》主要任务指标完成情况

指标	目标值	评估值	达标状况
人均期望寿命（岁）	≥82	82.75	√
婴儿死亡率（‰）	≤7	4.58	√
5岁以下儿童死亡率（‰）	≤8	6.15	√
孕产妇死亡率（/10万）	≤15	6.66	√
每千常住人口执业（助理）医师数（人）	2.25~2.3	2.61	√
每千常住人口注册护士数（人）	2.7~3	3.12	√
建成区绿化覆盖率（%）	38.5	38.5	√
全年环境空气质量达到优、良的天数（%）	90左右	94.8	√
与人民生活密切相关的主要食品安全风险监测平均合格率（%）	95以上	97	√
药品质量监督性抽检总体合格率（%）	97	97.6	√

资料来源：《上海市人民政府关于印发〈上海市卫生改革与发展"十二五"规划〉的通知》（沪府发〔2012〕17号）、《上海市人民政府关于印发上海市环境保护和生态建设"十二五"规划的通知》（沪府发〔2012〕27号）、《上海市人民政府关于印发上海市食品药品安全"十二五"规划的通知》（沪府发〔2012〕40号）

2017年，上海市编制和出台了《"健康上海2030"规划纲要》。该规划突出地体现了健康发展理念的转变：围绕"健康"主题，更加重视"全面"，将健康融入所有政策，关注影响健康的各种因素；更加重视"参与"，从"治病"转向"防病"，鼓励民众共建共享；更加重视"公平"，关注全人群、全周期健康，提升服务质量与保障水平。该纲要指出，到2020年，城市公共政策充分体现健康理念，建立与上海经济社会发展水平相适应、与城市功能定位相匹配、以市民健康为中心的整合型健康服务体系，健康基本公共服务更加优质均衡。到2030年，健康融入所有政策，形成比较完善的全民健康服务体系、制度体系、治理体系，实现健康治理能力现代化。

2. 湖北省健康战略发展情况

2011年，湖北省积极响应国家号召，制定了《"健康湖北"全民行动计划（2011~2015年）》，旨在深入贯彻落实"健康中国"战略和全面建设小康社会新要求，全面实施《全民健身条例》和《湖北省爱国卫生条例》，服务全省"两圈一带"发展战略，全面深化医药卫生体制改革，提高群众健康意识和自我保健能力，倡导有益健康的行为习惯和生活方式，预防和减少疾病的发生。湖北省较早树立了"大健康、大卫生"的发展观念，通过"健康湖北"全民行动计划的实施，取得了以下成效。第一，明确了公共卫生服务体系的职能、目标和任务，优化人员和设备配置，探索整合公共卫生服务资源的有效形式。第二，完善了重大疾病防控体系和突发公共卫生事件应急机制，加强对严重威胁人民健康的传染病、慢性病、地方病、职业病和出生缺陷等疾病的监测与预防控制。第三，调动了社区卫生服务中心、乡镇卫生院等基层的工作积极性。第四，进一步建立健全了疾病预防控制、健康教育、妇幼保健、精神卫生、应急救治、采供血、卫生监督和计划生育等专业公共卫生服务网络，提高公共卫生服务和突发公共卫生事件应急处置能力，促进城乡居民逐步享有均等化的基本公共卫生服务。第五，加强健康促进与教育。充分利用各种媒体，加强健康、医药卫生知识的传播，倡导健康文明的生活方式，促进公众合理营养，提高群众的健康意识和自我保健能力。第六，加强了卫生监督服务。大力促进环境卫生、食品卫生、职业卫生、学校卫生，以及农民工等流动人口卫生工作。具体评估情况如表 1-11 所示，其中居民体质达标率、绿化率等尚未达到预期目标。

表 1-11　《"健康湖北"全民行动计划（2011~2015 年）》主要任务指标完成情况

指标	目标值	评估值	达标状况
人均期望寿命（岁）	≥76.5	76.5	√
婴儿死亡率（‰）	<9	6.36	√
孕产妇死亡率（/10 万）	<17	10.23	√
城市居民健康知识知晓率（%）	≥75	79.90	√
农村居民健康知识知晓率（%）	≥70	75.96	√
城市居民健康行为形成率（%）	≥65	73.56	√
农村居民健康行为形成率（%）	≥60	66.44	√
中小学生健康知识知晓率（%）	≥90	90.22	√
中小学生健康行为形成率（%）	≥70	83.45	√
人均体育设施面积（平方米）	≥1.6	1.67	√
社会体育指导员数量（名/1500 人）	1	2.7	√
居民体质达标率（%）	≥90	88.38	×
本地生产的农产品抽检合格率（%）	≥95	99.00	√
外省调进的农产品抽检合格率（%）	≥90	98.67	√
食品质量总体抽查合格率（%）	≥85	91.78	√
以乡镇为单位国家扩大免疫规划疫苗接种率(%)	≥95	95.03	√
城市生活垃圾无害化处理率（%）	≥76	97.53	√

续表

指标	目标值	评估值	达标状况
城市生活污水处理率（%）	≥80	89.61	√
城市未达到管理规范标准的农贸市场数（%）	减少 50	减少 64	√
农村生活垃圾处理率（%）	提高 10	提高 70	√
农村生活污水处理率（%）	提高 10	提高 18	√
农村生活饮用水水质卫生合格率（%）	提高 15	提高 7	×
农村卫生厕所普及率（%）	提高 10	提高 11	√
省级卫生城市、县城覆盖率（%）	≥70	68.5	×
建成区绿化覆盖率（%）	≥39.5	37.6	×
绿地率（%）	≥35.4	34.7	×
人均公园绿地面积（平方米）	≥10.7	10.5	×
全年环境空气质量达到优、良的天数（%）	≥85	76	×

3. 杭州市健康发展战略实施情况

杭州市作为 2007 年全国 10 个建设健康城市试点城市之一，是国内健康城市建设的先行城市之一。十多年来，健康杭州建设围绕"人人享有基本养老保障、基本医疗保障、15 分钟卫生服务圈、15 分钟体育健身圈、安全食品、洁净饮水、清新空气"的总体目标，进行了"培育健康人群、优化健康服务、营造健康文化、保护健康环境、发展健康产业"的建设任务，开展了一系列健康城市建设的实践和探索。

《健康杭州"十二五"规划》的评估情况如表 1-12 所示。通过"健康杭州"的建设，2015 年，杭州市全年空气质量优良天数比例为 66.3%，细颗粒物浓度 57 微克/米^3。市控断面 I—III 类水质比例为 85.1%，县以上集中式饮水水源地水质合格率达 100%，城市生活污水处理率达 94.28%。人均公园绿地面积达 10.5 平方米，人均体育设施用地面积达 1.67 平方米，基本实现 15 分钟体育健身圈和 15 分钟卫生服务圈，城乡居民基本医疗和养老保障分别已达 98%、97%以上，基本做到"老有所养、病有所医"。全市人均期望寿命已达 81.85 岁，婴儿死亡率和孕产妇死亡率分别下降到 2.32‰和 6.94/10 万，国民体质监测合格率达 93%，总体上已经达到发达国家平均水平。

表 1-12　《健康杭州"十二五"规划》主要任务指标完成情况

指标	目标值	评估值	达标状况
人均期望寿命（岁）	80	81.85	√
婴儿死亡率（‰）	<5	2.32	√

续表

指标	目标值	评估值	达标状况
孕产妇死亡率（/10万）	<8	6.94	√
国民体质监测合格率（%）	90	93	√
人均体育设施用地面积（平方米）	1.8	1.67	×
城乡居民健康档案建档率（%）	90	90	√
每千名老人拥有医疗机构床位数（张）	4	4	√
居民体质达标率（%）	≥90	88.38	×
食品质量总体抽查合格率（%）	≥90	96.54	√
城市生活垃圾无害化处理率（%）	100	100	√
城市生活污水处理率（%）	≥95	94.28	×
人均公园绿地面积（平方米）	≥16	10.5	×
全年空气质量优良天数比例（%）	90	66.3	×
县以上集中式饮水水源地水质合格率（%）	100	100	√
市控断面Ⅰ~Ⅲ类水质比例	80	85.1	√

随着"健康中国"建设战略的提出，杭州市将"建设惠及城乡居民的健康杭州"写入《杭州市国民经济和社会发展第十三个五年规划纲要》，明确提出以保障和促进人的健康为宗旨，围绕"将健康融入所有政策"的理念，全面推进健康杭州建设，切实提高广大群众的健康素养和健康水平，打造"健康中国示范区"。2016年，杭州市在全国卫生与健康大会召开之后也召开了浙江省卫生与健康大会。2017年，出台了《健康杭州考核办法（试行）》。2018年，出台了《"健康杭州2030"规划纲要》和《2018年健康杭州建设考核实施方案（试行）》等。

四、健康中国建设面临的关键问题分析

（一）死亡谱、疾病谱和居民健康状况方面

2016年，我国人口死亡率为7.09‰；新生儿死亡率为4.9‰，其中城市为2.9‰，农村为5.7‰；婴儿死亡率为7.5‰，其中城市为4.2‰，农村为9.0‰；5岁以下儿童死亡率为10.2‰，其中城市为5.2‰，农村为12.4‰；孕产妇死亡率为19.9/10万，其中城市为19.5/10万，农村为20.0/10万；2015年我国人口

平均预期寿命为 76.34 岁，其中男性为 73.64 岁，女性为 79.43 岁（国家卫生和计划生育委员会，2016）。对于传染病发病情况，报告发病率与死亡率前三位分别为病毒性肝炎（92.15/10 万）、肺结核（59.27/10 万）、梅毒（35.63/10 万）与艾滋病（1.35/10 万）、肺结核（0.25/10 万）、狂犬病和病毒性肝炎（0.04/10 万）。城市居民主要死因前三位分别为恶性肿瘤、心脏病和脑血管疾病，农村居民主要死因前三位分别为脑血管疾病、恶性肿瘤和心脏病，即城乡居民主要死因前三位均为慢性病，且数据显示城乡因慢性病死亡占总死亡人数的比例分别高达 85.3% 和 79.5%。

2018 年 4 月，健康管理蓝皮书《中国健康管理与健康产业发展报告（2018）》发布，该蓝皮书指出，我国慢性病发病人数在 3 亿人左右，其中 65 岁以下人群慢性病负担占 50%，且慢性病呈现年轻化趋势。分析我国体检人群主要慢性病的流行情况，结果显示，全国体检人群罹患的主要慢性病为高血压（94.24‰）、脂肪肝（62.78‰）、血脂异常（38.64‰）、糖尿病（34.02‰）及慢性胃炎或胃溃疡（29.27‰），男性慢性病患病率显著高于女性[①]。《美国医学会杂志》刊登的一项调查结果显示，2013 年我国糖尿病成人患病率为 10.9%，糖尿病前期的比率约为 35.7%（Wang et al.，2017）。2017 年国家癌症中心发布《2017 中国肿瘤登记年报》（2013 年数据），中国癌症病人数量庞大，占全球癌症病人的 40%，癌症新发人数较 2012 年增长 3%。按类型看，我国肺癌发病率和死亡率在癌症中均属第一；按地区看，癌症发病率在不同城市规模中呈 U 形分布，即中等城市癌症发病率最低，小城市男性和大城市女性发病风险最高，但癌症死亡率与城市规模呈正相关（图 1-2、图 1-3）。

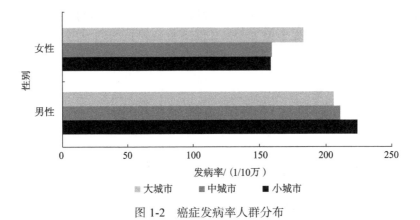

图 1-2　癌症发病率人群分布

---

① 中国家庭健康大数据报告（2018）. https://wenku.baidu.com/view/683e53a2250c844769eae009581b6bd97f19bc9c. html，2019-01-22.

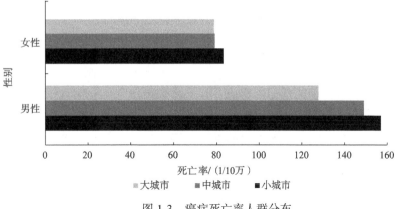

图 1-3　癌症死亡率人群分布

　　2015 年，《中国居民营养与慢性病状况报告（2015 年）》发布。报告显示，我国居民身高体重均有明显增长，儿童青少年增幅更为明显，其中农村增幅（男 4.1 厘米、4.7 千克，女 3.5 厘米、3.4 千克）高于城市（男 2.3 厘米、3.6 千克，女 1.8 厘米、2.1 千克），在一定程度上说明了我国营养改善工作所取得的成效，但在贫困农村地区，消瘦作为儿童青少年主要营养不良问题依旧存在。农村 60 岁及以上老年人营养不良率为 8.1%，也须加强重视。

　　《新英格兰医学杂志》的一项研究显示，2015 年全球范围内共有约 1.077 亿个儿童和 6.037 亿个成人为肥胖患者，肥胖总体患病率分别为 5.0% 和 12.0%。按 WHO 标准，我国 20 岁及以上成年人和儿童超重（25.0 千克/米 ^{2} ≤BMI①<28.0 千克/米 ^{2}）和肥胖（BMI≥30.0 千克/米 ^{2}）年龄标化患病率如表 1-13 所示。我国超重和肥胖标准分别为 24.0 千克/米 ^{2} ≤BMI<28.0 千克/米 ^{2} 和 BMI≥28.0 千克/米 ^{2}，慢性病报告显示，2012 年我国 18 岁及以上成年人超重率已达 30.1%、肥胖率达 11.9%，较 2002 年分别上升 32.0% 和 67.6%；6~17 岁儿童青少年超重率为 9.6%、肥胖率为 6.4%，与 2002 年相比，超重率增加 1 倍，肥胖率增加 2 倍。以上数据说明我国超重与肥胖发病趋势较严重，因此依据我国实际情况，目前超重与肥胖率将远高于此。

表 1-13　2015 年我国成人和儿童超重和肥胖年龄标化患病率

人群	性别	超重率	肥胖率
成人（≥20 岁）	男	25.71%（25.37%~26.05%）	5.02%（4.8%~5.26%）
	女	22.78%（22.51%~23.07%）	5.51%（5.31%~5.73%）
儿童（2~19 岁）	男	12.34%（11.76%~12.92%）	5.91%（5.36%~6.46%）
	女	9.82%（9.46%~10.23%）	4.24%（3.81%~4.69%）

① BMI：body mass index，体重指数。

（二）食品药品安全问题

1. 食品安全

食品安全涉及国民健康与安全，其关注度一直排在公共卫生领域前列。党的十九大报告明确提出实施食品安全战略，让人民吃得放心。2019年5月，《中共中央 国务院关于深化改革加强食品安全工作的意见》发布。这是党中央着眼党和国家事业全局，对食品安全工作作出的重大部署，是决胜全面建成小康社会、全面建设社会主义现代化国家的重大任务。发达国家经验表明，一国公共安全状况总体上随着经济社会发展呈倒U形变化趋势，且不同阶段问题类型各异，具体到食品安全问题则表现为随恩格尔系数变化先恶化后好转的趋势，且拐点出现在恩格尔系数为30%时（陈晓华，2011）。2017年全国居民恩格尔系数为29.39%，正式进入富足区间，尽管食品安全形势总体平稳（2016年国家总体食品监督抽检合格率为96.8%，且2010年以来一直稳定保持在95.0%以上），但根据《中国食品安全发展报告(2018)》，公众对食品安全的满意度分别为64.26%(2012年)、52.12%（2014年）、54.55%（2016年）、58.03%（2017年）和60.8%（2018年），虽然开始呈现出回升的态势，但总体上仍处于较为低迷的状态。落后生产、化学污染、假冒伪劣、非法添加及新型食品问题等多种具有时期特征的问题依然广泛并存。出现这种情况主要是受频发的重大食品事件、社会舆论环境与公众非理性心理和行为等多方面的综合影响。

根据中国消费者协会发布的数据，2016年各类商品消费者的投诉量中食品类位居第六位，达到26 979件，较2015年上升了24.53%。其涉及问题有食品污染、食品添加剂等，所涉环节有生产加工、销售、监管等。陈世奇（2017）对1996~2017年国内爆发的重大食品安全事件进行了整理，这些重大事件主要集中在粮油、奶、肉等方面，然而根据韩杨等（2014）的研究，"销售信誉""安全事件"对于此类食品消费恰有较显著的影响。互联网经济催生的新业态下的食品问题也对食品安全管控提出了新的挑战。

为加强食品安全监管，国家相关部门就食品行业整体及若干食品种类与食品生产经营中的特殊环节出台了相关法律法规。现行法律法规如表1-14所示。

表1-14　食品安全管理现行法律法规

效力级别	法律名称	发布机构	生效时间
法律	《中华人民共和国进出口商品检验法》	全国人大常委会	1989-08-01 *2002-10-01 *2013-06-29 *2018-12-29
	《中华人民共和国产品质量法》	全国人大常委会	1993-09-01 *2000-09-01 *2009-08-27 *2018-12-29

续表

效力级别	法律名称	发布机构	生效时间
法律	《中华人民共和国食品安全法》	全国人大常委会	2009-06-01 *2015-10-01 *2018-12-29
行政法规	《食盐专营办法》	国务院	1996-05-27 *2013-12-07 *2017-12-26
	《中华人民共和国农药管理条例》	国务院	1997-05-08 *2001-11-29 *2017-06-01
	《生猪屠宰管理条例》	国务院	1998-01-01 2008-08-01 *2011-01-08 *2016-02-06
	《农业转基因生物安全管理条例》	国务院	2001-05-23 *2011-01-08 *2017-10-07
	《粮食流通管理条例》	国务院	2004-05-26 *2013-07-18 *2016-02-06
	《国务院关于加强食品等产品安全监督管理的特别规定》	国务院	2007-07-26
	《中华人民共和国食品安全法实施条例》	国务院	2009-07-20 *2016-02-06 *2019-12-01
部门规章	《餐饮业食品卫生管理办法》	卫生部	2000-06-01
	《食品添加剂卫生管理办法》	卫生部	2002-07-01
	《食品生产加工企业质量安全监督管理办法》	国家质量监督检验检疫总局	2003-07-18
	《出入境口岸食品卫生监督管理规定》	国家质量监督检验检疫总局	2006-04-01
	《食品召回管理规定》	国家质量监督检验检疫总局	2007-08-27
	《食品添加剂新品种管理办法》	卫生部	2010-03-30
	《餐饮服务许可管理办法》	卫生部	2010-05-01
	《餐饮服务食品安全监督管理办法》	卫生部	2010-05-01
	《食品添加剂生产监督管理规定》	国家质量监督检验检疫总局	2010-06-01
	《食品检验机构资质认定管理办法》	国家质量监督检验检疫总局	2010-11-01 *2015-10-01
	《进出口食品安全管理办法》	国家质量监督检验检疫总局	2012-03-01
	《进出口乳品检验检疫监督管理办法》	国家质量监督检验检疫总局	2013-05-01
	《新食品原料安全性审查管理办法》	国家卫计委	2013-10-01 *2017-12-26
	《食品安全抽样检验管理办法》	国家食品药品监督管理总局	2015-02-01 *2019-10-01
	《食品召回管理办法》	国家食品药品监督管理总局	2015-09-01
	《食品生产许可管理办法》	国家食品药品监督管理总局	2015-10-01 *2020-03-01
	《食品经营许可管理办法》	国家食品药品监督管理总局	2015-10-01 *2017-11-17
	《食用农产品市场销售质量安全监督管理办法》	国家食品药品监督管理总局	2016-03-01

续表

效力级别	法律名称	发布机构	生效时间
部门规章	《特殊医学用途配方食品注册管理办法》	国家食品药品监督管理总局	2016-07-01
	《保健食品注册与备案管理办法》	国家食品药品监督管理总局	2016-07-01
	《进出境粮食检验检疫监督管理办法》	国家质量监督检验检疫总局	2016-07-01
	《婴幼儿配方乳粉产品配方注册管理办法》	国家食品药品监督管理总局	2016-10-01
部门规范性文件	《集贸市场食品卫生管理规范》	卫生部	2003-05-01
	《散装食品卫生管理规范》	卫生部	2004-01-01

*表示修订后生效时间；无星号的为初次发布生效时间，下同

食品安全状况不令人满意，受多元因素影响，主要为环境本底、生产状况和监管体系三方面不达标，即土壤、水质等环境污染，零散和粗放的生产模式及产业素质低，监督方式及能力的局限等。在现代社会共治理念的发展下，包括行业自律、媒体舆论、消费者参与等其他社会角色的综合关系网络对于实现公共利益（在食品领域则表现为食品安全）也越发重要。

食品安全除实体性外还包含消费者的感知与期望，因此相较于广泛运用的信息不对称理论，还有若干学者探讨了广义虚拟经济在食品安全领域的运用价值，提出了探索体验、品牌等非物质因素在食品安全环境下对消费者行为与宏观市场管理的影响的展望。

2. 药品安全

药品安全包括药品质量合格和用药安全。国际上通常用三个指标来衡量一国药品安全状况，即药品抽检合格率、百万人口药品不良反应报告数和查处药品案件涉案金额与医药工业总产值之比（胡颖廉，2013）。根据《国家药品抽检年报（2019）》的数据结果，2019年共抽检制剂产品14 269批次，其中不符合规定57批次，制剂产品合格率为99.6%，总体质量处于较高水平。抽检数据显示，经营环节出现不符合规定情况高于生产、使用环节，提示药品经营企业要注意检查产品包装密封，完善药品贮存、运输环节的温湿度控制体系，重点关注须冷藏、避光贮存的药品；药品生产企业应加强过程管理，严格控制口服溶液剂等剂型品种的生产工艺关键步骤，提高工艺的稳定性和无菌保障能力。

（1）药品安全立法现状。

为加强药品质量与用药安全管理，国家相关部门也制定了相关法律法规，如表1-15所示。

表 1-15 药品安全管理现行法律法规

效力级别	法律名称	发布机构	生效时间
法律	《中华人民共和国药品管理法》	全国人大常委会	1985-07-01 *2001-12-01 *2013-12-28 *2015-04-24 *2019-12-01
行政法规	《中药品种保护条例》	国务院	1993-01-01 *2018-09-18
	《中华人民共和国药品管理法实施条例》	国务院	2002-09-15 *2016-02-06 *2019-03-02
	《麻醉药品和精神药品管理条例》	国务院	2005-11-01 *2013-12-07 *2016-02-06
部门规章	《处方药与非处方药分类管理办法（试行）》	国家药品监督管理局	2000-01-01
	《医疗机构制剂配制质量管理规范（试行）》	国家药品监督管理局	2001-03-13
	《中药材生产质量管理规范（试行）》	国家药品监督管理局	2002-06-01
	《药物临床试验质量管理规范》	国家食品药品监督管理总局	2003-09-01
	《药品进口管理办法》	国家食品药品监督管理局、海关总署；卫生部、海关总署	2004-01-01 *2012-08-24
	《药品经营许可证管理办法》	国家食品药品监督管理总局	2004-04-01 *2017-11-17
	《互联网药品信息服务管理办法》	国家食品药品监督管理总局	2004-07-08 *2017-11-17
	《直接接触药品的包装材料和容器管理办法》	国家食品药品监督管理总局	2004-07-20
	《药品生产监督管理办法》	国家食品药品监督管理总局	2004-08-05 *2017-11-17 *2020-07-01
	《医疗机构制剂配制监督管理办法（试行）》	国家食品药品监督管理总局	2005-06-01
	《医疗机构制剂注册管理办法（试行）》	国家食品药品监督管理总局	2005-08-01
	《进口药材管理办法（试行）》	国家食品药品监督管理总局	2006-02-01
	《药品说明书和标签管理规定》	国家食品药品监督管理总局	2006-06-01
	《药品流通监督管理办法》	国家食品药品监督管理总局	2007-05-01
	《药品注册管理办法》	国家食品药品监督管理总局；国家市场监督管理总局	2007-10-01 *2020-07-01
	《药品召回管理办法》	国家食品药品监督管理总局	2007-12-10
	《药品类易制毒化学品管理办法》	卫生部	2010-05-01
	《药品生产质量管理规范（2010 年修订）》	卫生部	2011-03-01
	《药品不良反应报告和监测管理办法》	卫生部	2011-07-01
	《蛋白同化制剂和肽类激素进出口管理办法》	国家食品药品监督管理总局、海关总署、国家体育总局	2014-12-01 *2017-11-17
	《药品经营质量管理规范（2016 修正）》	国家食品药品监督管理总局	2016-07-13
	《生物制品批签发管理办法》	国家食品药品监督管理总局	2018-02-01

续表

效力级别	法律名称	发布机构	生效时间
部门规章	《进口药材管理办法》	国家市场监督管理总局	2020-01-01
	《药品、医疗器械、保健食品、特殊医学用途配方食品广告审查管理暂行办法》	国家市场监督管理总局	2020-03-01

*表示修订后生效时间

（2）药品安全监督管理状况。

国家利用抽检这一手段严查严打药品问题，并积极利用技术挖掘抽检数据并加强信息公开。一是对国家药品抽检发现的不合格药品根据情况立即查封扣押，暂停销售使用，要求企业主动召回以控制风险，要求相关企业暂停涉事品种生产，排查原因以督整改，并对涉事单位依法进行查处。二是打击违法违规生产，如药检机构通过探索性研究，在沉香化气丸、清热解毒片、炎可宁片的部分样品中发现违法违规生产线索并查实，收回其药品 GMP（Good Manufacturing Practices，生产质量管理规范）证书，并进一步立案调查以打击部分企业的安全质量侥幸心理。三是防范系统性或区域性风险。对发现存在系统性或区域性风险的，通过组织开展飞行检查、专项检查等一系列措施，从源头保证用药安全和有效。四是以"药品质量提示函"的形式，将生产工艺、处方、原辅料、包装材料、说明书等方面可能存在的一般性问题反馈给企业，寓服务于监管，指导药品生产企业不断提高药品质量，并通过专家研判、多部门联席会、约谈企业、风险会商、跟踪检查等方式加强对企业的服务和指导。五是通过通告警示公众用药风险，同时针对问题部署要求，树立监管部门的权威。六是提高社会共治水平。2016 年，国家食品药品监督管理总局在官网正式上线了国家药品抽检信息查询数据库，方便社会各界查询国家药品抽检信息。该数据库涵盖了 2016 年以来国家食品药品监督管理总局发布的包括已通告药品的产品名、标示生产企业名、检验依据和结果等在内的药品抽检信息。国家食品药品监督管理总局还搭建了统一的全国药品抽检信息发布平台，同步发布省级药品抽检结果，实现了全国药品抽检信息的互联互通，方便公众快速、便捷地查询相关信息。

（三）职业环境

1. 我国职业环境现状

1）职业安全与职业病

《中华人民共和国职业病防治法》将职业病定义为"企业、事业单位和个体经济组织等用人单位的劳动者在职业活动中，因接触粉尘、放射性物质和其他有毒、有害物质等因素而引起的疾病"。从国家发布的 2009~2015 年的全国职业病报告数据来看，我国每年报告的新发职业病病例数基本超过 2 万例，且在波动增长，但实际上由于职业健康监护率较低，职业病的实际发生要远大于此。且在职业病人群中，以农民工受损最为严重。职业性尘肺病始终是头号职业病（占比超过 85%）；急慢性职业中毒、职业性肿瘤等疾病的报告病例数呈下降趋势；耳鼻喉口腔疾病（尤其是噪声聋）报告病例数呈增加趋势，且在 2015 年的报告中其顺序被提至了第三顺位，政府重视程度可见一斑。具体情况如表 1-16 所示。

表 1-16　2009~2015 年我国新发职业病病例数及占比情况　单位：例

年份	尘肺病	职业中毒		职业性肿瘤	耳鼻喉口腔疾病	其他	小计
		急性	慢性				
2009	14 495（80.0%）	552（3.0%）	1 082（6.0%）	63（0.3%）	424（2.3%）	1 512（8.3%）	18 128
2010	23 812（87.4%）	617（2.3%）	1 417（5.2%）	80（0.3%）	347（1.3%）	967（3.5%）	27 240
2011	26 401（88.4%）	590（2.0%）	1 541（5.2%）	92（0.3%）	532（1.8%）	723（2.4%）	29 879
2012	24 206（88.3%）	601（2.2%）	1 040（3.8%）	95（0.3%）	639（2.3%）	839（3.1%）	27 420
2013	23 152（87.7%）	637（2.4%）	904（3.4%）	88（0.3%）	716（2.7%）	896（3.4%）	26 393
2014	26 873（89.7%）	486（1.6%）	795（2.7%）	119（0.4%）	880（2.9%）	819（2.7%）	29 972
2015	26 081（89.4%）	383（1.3%）	548（1.9%）	81（0.3%）	1 276（4.4%）	811（2.8%）	29 180
合计	165 020（87.7%）	3 866（2.1%）	7 327（3.9%）	618（0.3%）	4 814（2.6%）	6 567（3.5%）	188 212

注：括号内数据为所占比例

而从行业分布看，若干年来报告职业病病例分布行业主要固定在煤炭开采和洗选业、有色金属矿采选业，除此之外，随着产业变化，不同时期也会分布在冶金、铁道、机械、辅助开采等行业。值得注意的是，2014 年后，煤炭行业报告的新病例数较之前明显下降，具体情况如表 1-17 所示。

表 1-17　2009~2015 年我国新发职业病所在重点行业及病例数　单位：例

年份	重点行业		
	煤炭	有色金属	其他
2009	7 501（41.4%）	1 691（9.3%）	冶金 1 267（7.0%）
2010	13 968（51.3%）	2 258（8.3%）	铁道 2 575（9.5%）
2011	15 421（51.6%）	2 695（9.0%）	铁道 2 889（9.7%）
2012	13 399（48.9%）	2 686（9.8%）	铁道 2 706（9.9%）
2013	15 078（57.1%）	2 399（9.1%）	机械 983（3.7%）
2014	11 396（38.0%）	4 408（14.7%）	辅助开采 2 935（9.8%）
2015	11 625（39.8%）	3 116（10.7%）	辅助开采 3 069（10.5%）

注：括号内数据为所占比例

2）职业亚健康状态

亚健康是我国职业人群面临的重大问题。《中国企业员工职场健康白皮书2018》指出，所有一线城市企业员工体检的检出病症中乳腺增生检出率最高，超重、血脂异常的情况也较为突出，可能与一线城市节奏快、工作压力大、工作时间长、应酬多等客观因素有关。该白皮书指出，加班日渐成为企业员工常态，肩颈腰椎问题和抑郁焦虑情绪已成为职场的主要亚健康状态，还有大量研究也表明，职业人群除身体健康的威胁外也面临着抑郁、人际关系敏感、职业倦怠等心理问题。虽然各学者的调查结果有一定差异，但总体来说职业环境对职业人群的心理健康，进而对身体健康及工作单位的持续发展都存在一定影响，主要代表人群有医务人员、教师、公务员、企业职员等。对于企业职员，尤其在知识密集型行业（如IT、金融等领域），员工离职率一直较高，这与员工工作压力大、工作倦怠情绪密切相关，其工作压力主要集中于工作本身、人际关系、组织发展与变革及自我发展层面，而工作倦怠则更多表现为情绪衰竭、消极怠工和低成就感。

2. 职业健康管理的立法现状

针对职业安全与若干高危职业病的管理，我国陆续出台了相应法律法规，如表1-18所示。

表1-18　职业健康管理现行法律法规

效力级别	法律名称	发布机构	生效时间
法律	《中华人民共和国劳动法》	全国人大常委会	1995-01-01 *2009-08-27 *2018-12-29
	《中华人民共和国职业病防治法》	全国人大常委会	2002-05-01 *2011-12-31 *2016-07-02 *2017-11-05 *2018-12-29
	《中华人民共和国安全生产法》	全国人大常委会	2002-11-01 *2009-08-27 *2014-12-01
	《中华人民共和国放射性污染防治法》	全国人大常委会	2003-10-01
行政法规	《中华人民共和国尘肺病防治条例》	国务院	1987-12-03
	《使用有毒物品作业场所劳动保护条例》	国务院	2002-05-12
	《放射性同位素与射线装置安全和防护条例》	国务院	2005-12-01 *2014-07-29 *2019-03-02
部门规章	《国家职业卫生标准管理办法》	卫生部	2002-05-01
	《放射诊疗管理规定》	卫生部	2006-03-01 *2016-01-19
	《放射工作人员职业健康管理办法》	卫生部	2007-11-01

续表

效力级别	法律名称	发布机构	生效时间
部门规章	《工作场所职业卫生监督管理规定》	国家安全生产监督管理总局	2012-06-01
	《职业病危害项目申报办法》	国家安全生产监督管理总局	2012-06-01
	《职业卫生技术服务机构监督管理暂行办法》	国家安全生产监督管理总局	2012-07-01 *2015-07-01
	《职业病诊断与鉴定管理办法》	卫生部	2013-04-10
	《煤矿作业场所职业病危害防治规定》	国家安全生产监督管理总局	2015-04-01
	《职业健康检查管理办法》	国家卫计委	2015-05-01
	《建设项目职业病防护设施"三同时"监督管理办法》	国家安全生产监督管理总局	2017-05-01
规范性文件	《用人单位职业病危害因素定期检测管理规范》	国家安全监管总局办公厅	2015-02-28
	《职业卫生技术服务档案管理规范》	国家安全监管总局办公厅	2015-09-14
	《职业卫生技术服务机构实验室布局与管理规范》	国家安全监管总局办公厅	2015-09-14

*表示修订后生效时间

3. 职业健康管理的状况

我国职业健康管理水平不断加强。2018年,《中华人民共和国职业病防治法》进行修改。国家大力开展重点领域尘毒危害专项治理,对粉尘危害严重的石英砂加工、石棉开采及制品制造、金矿开采、水泥制造、石材加工、陶瓷生产和耐火材料制造等行业领域组织开展集中整治,督促企业加大投入力度,改进生产工艺,完善防护设施,加强个体防护。工作场所作业环境和条件得到初步改善。

职业病的防治需要政府财政支持、用人单位投入、职业卫生专业技术人员的数量与素质、基础设施的配置及网络建设情况等有形投入的支撑,尤以政府财政投入与用人单位的自身投入为关键。张乐(2014)对职业病防治体系的绩效指标设置了相应权重,其中"用人单位职业卫生投入占GDP比重"的权重最大。职业卫生技术服务的数量和质量也起了重要作用。用人单位的活动自觉性,即行业自律在职业病防治中起了关键作用。

然而赋权理论也为促进工作场所的健康提供了一种新思路,即通过提供资源及培养知识和能力,使职工个人能够进行自我照顾与行为改变,从而维护自身健康与人格尊严(李霜等,2012)。

（四）烟草使用

1. 烟草使用状况

烟草使用对人类健康和社会经济等各方面的不良影响已无须赘述，但必须指出的是，我国的烟草使用情况依然不容乐观。根据《"健康中国 2020"战略研究报告》，我国拥有超 3 亿人的世界上最大吸烟者绝对数群体，且卷烟产销量、吸烟人数均呈持续高比例增长趋势，是世界上最大的烟草生产国与消费国。吸烟导致的死亡人数约达 120 万人，超过艾滋病、结核病、交通事故及自杀死亡人数的总和，占全部死亡人数的 12%。

（1）吸烟情况。调查显示，2018 年我国 15 岁及以上人群现在吸烟率为 26.6%，相比于女性的低吸烟水平（2.1%），男性吸烟率高达 50.5%。现在吸卷烟者日平均吸机制卷烟 16.0 支，较 2015 年增加 1 支；每日吸卷烟者中，日平均吸烟量则达到 17.9 支。虽然与既往调查结果相比，吸烟率呈现下降趋势，但与实现控烟目标（2030 年 15 岁及以上人群吸烟率下降至 20%）仍有较大差距。

（2）二手烟暴露。二手烟暴露情况有所改善，与 2010 年相比，工作场所、公共场所、公共交通工具及家中，尤其是政府大楼、医疗机构和中小学校看到有人吸烟的比例（即二手烟暴露）均有所下降。公众，甚至包括吸烟者，对室内公共场所和工作场所全面禁烟的支持度都很高。

（3）控烟教育。调查显示，媒体控烟信息受众群体显著扩大，对二手烟危害认识显著提高，但公众对吸烟危害的正确认识 5 年间没有变化。例如，知晓吸烟导致其他疾病（卒中、心肌梗死和勃起障碍）的比例较低，对低焦油卷烟危害性的正确认知比例依然很低。

2. 烟草管理的政策与措施

为遏制烟草危害，切实保护人民健康，我国于 2003 年签署并批准了《世界卫生组织烟草控制框架公约》（简称《烟草控制框架公约》)，并制定了系列法律法规与重要文件。我国现行的烟草使用及管理方面的法律法规如表 1-19 所示。

表 1-19　我国现行的烟草使用及管理方面的法律法规

效力级别	法律名称	发布机构	生效时间
国际公约	《世界卫生组织烟草控制框架公约》	世界卫生大会	2003-05-21
法律	《中华人民共和国烟草专卖法》	全国人大常委会	1992-01-01 *2009-08-27 *2013-12-28 *2015-04-24

续表

效力级别	法律名称	发布机构	生效时间
法律	《中华人民共和国未成年人保护法》	全国人大常委会	1992-01-01 *2007-06-01 *2013-01-01
	《中华人民共和国广告法》	全国人大常委会	1995-02-01 *2015-09-01 *2018-10-26
行政法规	《中华人民共和国烟草专卖法实施条例》	国务院	1997-07-03 *2013-07-18 *2016-02-06
部门规章	《公共场所卫生管理条例实施细则》	卫生部	2011-05-01 *2016-01-19 *2017-12-26
	《互联网广告管理暂行办法》	国家工商行政管理总局	2016-09-01

*表示修订后生效时间

　　虽然目前我国的烟草管理工作已取得一定成效，但以 2015 年为例，其实际降低吸烟率、提升戒烟意愿与戒烟成功率的情况均与"健康中国 2020"提出的战略目标有较大差距，"健康中国 2030"继续提出了将人群吸烟率降低到 20% 的目标。从购买力层面看，2015 年，我国第 2 次提高了卷烟消费税，目前烟税率为零售价的 56%（WHO 建议水平为 75%），但由于通货膨胀和居民收入的增加，中国居民卷烟购买力实际上连续 20 年持续增加。对于禁止烟草广告，我国广告法已有了较明确的规定，但在烟草赞助等具有间接宣传作用方面存在空缺；对于包装警示的有效性，有研究表明中国烟盒警示作用极小，中国居民有关烟草使用危害的认知几乎是全球最低的（Yang et al.，2010）。控烟实际效果不如预期可能与工业和信息化部烟草利益牵动监管水平与效率有关。姜垣等（2018）利用 SimSmoke 模型预测了有效实施各项控烟政策后的吸烟情况（表 1-20）。

表 1-20　SimSmoke 模型下预测的中国 15~85 岁男性吸烟率

控烟政策	1996 年	2010 年	2015 年	2020 年	2030 年
维持 2010 年控烟履约现状	59.8%	52.3%	51.3%	50.9%	49.0%
烟税率为零售价的 75%	—	—	—	45.4%	43.9%
全面无烟环境立法	—	—	—	46.0%	44.5%
全面禁止烟草广告、促销和赞助	—	—	—	48.9%	47.4%
强有力的控烟宣传活动	—	—	—	49.1%	47.6%
烟草包装健康警示	—	—	—	49.7%	48.3%
防止向未成年人销售烟草	—	—	—	50.2%	48.6%
提供戒烟服务	—	—	—	49.0%	47.5%
综合以上控烟措施	—	—	—	34.6%	32.4%

　　随着国家卫计委向国家卫生健康委员会的转变，工业和信息化部牵头的《烟

草控制框架公约》履约工作职能也交由国家卫生健康委员会履行，标志着烟草行业管理、监督、生产的职责正式分离。继续推进税价联动，深入开展控烟宣传教育（如美国的"Tips"大众传媒控烟活动）和烟草广告管理，明确图文并茂、大而清晰的烟草包装盒警示，推动全国和地方无烟环境立法、强化监督执法，实现工作场所和公共场所的全面禁烟，加强戒烟门诊、药物治疗等多方法干预，助力于控烟目标的实现。

（五）生活方式

1. 现状

2017 年死亡负担前 10 位的危险因素分别为高血压、吸烟、钠摄入过多、室外颗粒污染、高血糖、高胆固醇、高 BMI、谷类摄入不足、水果摄入不足、饮酒。其中若干与生活方式相关的因素同时被证明为糖尿病、心脑血管疾病、高血压、癌症等众多慢性非传染性疾病的危险因素。

1）饮食方面

慢性病报告显示，2012 年我国居民每人每天平均能量和蛋白质摄入量较充足，优质蛋白比重有所增加；碳水化合物摄入量为 300.8 克，脂肪摄入量为 79.9 克；居民膳食中谷类、果蔬、豆奶、鱼虾、调味品等消费呈下降趋势；以维生素 ABC 和钙、锌为代表的各类营养素摄入不足；食用油和动物性食物，特别是脂肪含量较高的猪肉摄入量增加，说明减盐等健康生活方式倡导行动取得一定成效，但膳食结构不合理问题较严重（表 1-21）。6 岁以上居民一日三餐比例为88.9%，城市高于农村，在外就餐比例为 35.5%（城市 42.2%，农村 28.5%），较 2002 年明显升高。

表 1-21　2012 年居民基本饮食及营养情况
（a）每日能量及主要营养素摄入情况（15~49 岁）

项目	能量	蛋白质	脂肪	碳水化合物	膳食纤维	VA	VB$_1$	VB$_2$	VC	VE	K	Na	Ca	Fe	Zn	Cu	Se
	兆焦/千卡	克	克	克	克	REµg	毫克	毫克	毫克	毫克	克	克	毫克	毫克	毫克	毫克	微克
2012年	9.08/2 172	64.5	79.9	300.8	10.8	443.5	0.9	0.8	80.4	35.9	1.62	5.70	366.1	21.5	10.7	1.9	44.6
2002年	9.42/2 251	65.9	76.3	321.2	12.0	469.2	1.0	0.8	88.4	35.6	1.70	6.27	388.8	23.2	11.3	2.2	39.9
RNI（M）	9.41/2 250	65.0			25.0*	800.0	1.4	1.4	100.0	14.0*	2.00*	1.50*	800.0	12.0	12.5	0.8	60.0
RNI（F）	7.53/1 800	55.0			25.0*	700.0	1.2	1.2	100.0	14.0*	2.00*	1.50*	800.0	20.0	7.5	0.8	60.0

*表示适宜摄入量

注：RNI 表示推荐摄入量；RE 表示视黄醇当量；M 表示男性；F 表示女性

（b）食物摄入情况　　　　　　　　　　　　单位：克/天

年份	米类	面类	其他谷类	薯类	杂豆类	大豆及制品	蔬菜	水果	坚果
2012	177.7	142.8	16.8	35.8	3.3	10.9	269.4	40.7	3.81
2002	204.7	135.3	25.3	49.1	3.6	14.6	276.2	45.0	3.8

年份	猪肉	其他畜肉	内脏	禽肉	奶类	蛋类	鱼虾类	植物油	动物油
2012	64.3	8.2	2.5	14.7	24.7	24.3	23.7	37.3	4.8
2002	50.8	9.2	4.7	13.9	26.5	23.7	29.6	32.9	8.7

年份	糕点类	糖/淀粉	烹调盐	酱类	酱油	味精鸡精	饮料	其他	腌菜
2012	7.4	6.4	10.5	1.2	7.9	3.8	14.4	8.0	3.9
2002	9.2	4.4	12.0	1.5	8.9	—	—	18.0	10.2

2）体育锻炼方面

健康管理蓝皮书《中国健康管理与健康产业发展报告（2018）》显示，全国有35.9%的人不参与体育锻炼，成人经常锻炼率仅为18.7%。在参与锻炼的人群中仅有24%的人每周锻炼的时间达标。

3）居住方式方面

由于当代家庭类型的变化，人们的居住方式也发生了改变。居住家庭的类型（独居、与夫妇居住、与儿女居住等）对老年人的健康尤其是心理健康状况有影响。靳永爱等（2017）发现，独居老年人抑郁倾向得分最高；社区环境（如老年活动场所、健身设施、文化图书室等）的建设对老年人，尤其是独居老年人的抑郁倾向有改善作用。这对从家庭和社会两方面提升老年人生活质量有重要意义。

4）健康素养方面

我国居民健康素养监测结果显示，2018年中国居民健康素养水平为17.06%，较2008年的6.48%增长了10.58个百分点，较2015年的10.25%提高了6.81个百分点，继续保持稳定上升态势。知识、行为、技能三方面素养均有提升，基本知识和理念素养水平提升幅度最大。2018年基本知识和理念素养达到30.52%，比2017年提升4.70个百分点；健康生活方式与行为素养水平为17.04%，较2017年提升2.74个百分点；基本技能素养水平为18.68%，较2017年提升2.30个百分点。从地区分布来看，东部地区为22.07%，中部地区为13.51%，西部地区为13.23%。其中，东部地区增长了3.36个百分点，中部地区增长了1.96个百分点，西部地区增长了3.35个百分点，西部提升速度高于东部和中部。但必须看到，我国居民健康素养水平总体仍然较低，城乡、地区、人群间发展不均衡，人民群众对各类健康问题的认识水平不均衡；健康生活方式与行为素养提升较慢。

2. 政策与措施实施现状

大量研究论证了生活方式与社会经济的关系，并提出了众多具有代表性的理论，如个体层面的健康信念（Hochbaum，1958）、压力应对、风险认知等观点，结构层面的社区机会、社会资本（Mohan et al.，2005）等解释，以及综合层面的健康生活方式再生产（Cockerham and Scambler，2010）及地位束缚和生活方式转型（王甫勤，2017）等理论。因此，生活方式可总结为一种由个人经历等内化的态度与行为模式及社会提供机会共同组建的行为系统。健康生活方式（即保健因素）可以是居民通过商品交换（包括收费教育、投入运动等）与利用公共产品（如公园、绿道等）等带来的直接或间接的效用，前者由于市场经济下财富等资源分配而具有不公平性，其改善依赖于长期的社会分配优化机制建设，后者则由于可以通过公共资源投入和健康管理体系建设而在可预期时间内更具价值。王甫勤（2017）利用 CGSS2010 的数据研究发现，中国社会经济阶层与健康生活方式的关系并非单一线性，而是呈现发达国家与发展中国家的混合特征。

按照德国心理学家 Schwarzer 提出的健康行动过程取向（health action process approach，HAPA）模型，政府和社会可以在居民健康行动的动机形成、管理计划制订与行为固定中做出干预。

1）政策支持

"十二五"时期，我国健康促进与教育事业取得明显成效；"十三五"时期，健康促进与教育工作面临着新形势、新任务。全国卫生与健康大会确立了新时期卫生与健康工作方针，强调要倡导健康文明的生活方式，建立健全健康教育体系，提升全民健康素养。《"健康中国 2030"规划纲要》提出，到 2030 年，全民健康素养大幅提高，健康生活方式得到全面普及，有利于健康的生产生活环境基本形成。《关于加强健康促进与教育的指导意见》要求推进"把健康融入所有政策"、创造健康支持性环境、培养自主自律的健康行为、营造健康社会氛围、加强健康促进与教育体系建设，提出到 2020 年全国居民健康素养水平要达到 20%。

以全民健身运动为例，自全民健身事业提升为国家战略以来，各地各级政府陆续把全民健身工作纳入规划、财政预算与政府报告中；自 2009 年《全民健身条例》颁布，全国已有 16 个省份和 10 个较大市制定了全民健身地方性法规，31 个省（自治区、直辖市）制定完成省级《全民健身实施计划》。从 2009 年起，国家将每年的 8 月 8 日定为"全民健身日"。

2）公共设施建设

公共产品作为市场经济不均衡分配的补充具有现实意义，健康支持性环境的建设尤其是基本城市布局的合理规划和公共产品的开发与建设是不同经济地位人群公平地享有健康获得机会的物质保障，其中社区建设具有重要意义。研究证明，混合的土地使用方式、完整舒适的街道系统和良好的公共交通系统将促进社区居民进行体能活动；公共开放空间如公园、广场的合理布局可以让社区居民有机会进行更多的休闲和运动活动。因此，城市到社区积极的规划设计将通过改善环境来促进社区居民养成健康的生活方式，提高社区人口的整体健康水平，社区也应相应地保证公共资源（公共设施、开放空间和公园等）的可达性、便捷性和均好性。2011~2014 年，全国已建成全民健身活动中心 3 405 个，社区多功能运动场 9 447 个，体育公园 2 366 个，健身广场 24 879 个，户外营地 878 个，室外健身器材 169 万件。各市（地）、县（区）、街道（乡、镇）、社区（行政村）普遍建有体育场地，配有健身设施。截至 2015 年底，全国经常参加体育锻炼的人数比例达到 33.9%，人均体育场地面积达到 1.57 平方米，县级及以上地区体育总会平均覆盖率达到 72%，各级各类青少年体育俱乐部达到 7 147 个，全民健身站点达到平均每万人 3 个，社会化全民健身组织网络基本形成。

3）环境浸润

积极且具有教育意义的环境在健康行为的动机形成过程中有重要意义。国家充分利用电视、广播、报纸及网络等传媒手段引导并鼓励全民健康生活方式的社会氛围的形成。社区在建立良好的健康文化、树立正确的健康价值取向、引导和鼓励居民养成健康的生活方式中也起到了越来越大的作用。国家每年举办"中国环境与健康宣传周"活动，发布《中国公民环境与健康素养（试行）》《"同呼吸、共奋斗"公民行为准则》，通过基本公共卫生服务健康教育、健康素养促进行动、"健康中国行"、"中医中药中国行"、重大卫生主题宣传日等项目和活动，开展健康宣传教育。城乡居民健康素养水平由 2008 年的 6.48% 上升至 2019 年的 19.17%。

2016 年，国务院医改办等七部委联合发布《关于推进家庭医生签约服务的指导意见》，旨在转变医疗卫生服务模式、推动医疗卫生工作重心下移、资源下沉，维护群众长期连续健康，为基层首诊、分级诊疗制度奠基。家庭医生作为基层医疗卫生服务体系的重要部分，除了提供基本医疗和公共卫生服务外，协同居（村）委进行健康教育也是其重要工作之一。通过积极定期的健康教育提升居民的风险认知，把握健康管理计划与实施，从而固定健康行为并逐渐将其内化为健康理念。

4）社会支持网络

社会支持网络是社会资本的基础，社会信任镶嵌于社会网络关系之中从而促进社会资本的积累。李伟民和梁玉成（2002）阐述了中国特征的特殊信任、普遍信任，并从人际信任上升到社会和制度信任。近年来政府在社区健康促进和家庭医生签约服务方面的努力可以视作通过建设社会支持网络促进健康的手段。

家庭医生通过委托代理方式在基层为居民提供连续的、责任式的服务，实际上通过权利义务的规范，经过连续且合理的服务利用与交往，可将这种源于制度与体制建设的、责任与工具式的关系价值拓展深化为真正的、内化的情感型的信任。在上海等地建立的慢性病自我管理小组则是通过整合爱卫办、基层医疗卫生机构、居（村）委等多方资源，由在同一利益相关团体中有共同健康需求的慢性病患者或为病人共同参与健康教育、管理计划等活动而组成的群众自治团体。由于公益性质，其成本较其他健康俱乐部（如健身、减肥等）低，但成员间同样可以相互交换健康信息、传递健康行为，共同做出实施健康行为的决策并相互监督。虽然团体成员日常社会角色不同但具有共同的需求或目的，并共享居住者这一身份，同时团体又因具有一定层级而具有组织特性，既方便管理又能互帮互助。至2017 年，上海市慢性病自我管理小组已实现街道、居（村）委全覆盖，累计建成2.6 万个，先后有逾 42 万名社区居民参与活动并带动辐射受益，促进健康行为的向好变化，促进慢性病相关指标与其风险的控制水平提升。事实上在当今"大健康"观念下社会信任也是一种健康人际关系的体现，能进一步提升居民心理和社会适应性层面的健康。

参 考 文 献

曹丽萍. 2003. 从"非典"谈突发公共卫生事件信息公开. 中国公共卫生，19（7）：1-2.

陈世奇. 2017. 我国食品安全现状、问题及对策研究. 山东化工，46（7）：97-100.

陈晓华. 2011. 完善农产品质量安全监管的思路和举措. 行政管理改革，（6）：14-19.

杜乐勋. 2008. 我国卫生总费用流向的概略分析和政策建议. 中国卫生经济，27（1）：19-20.

宫正. 2011. 新中国中医方针政策的历史考察. 中共中央党校博士学位论文.

国家卫生和计划生育委员会. 2016. 中国卫生和计划生育统计年鉴 2016. 北京：中国协和医科大学出版社.

韩杨，曹斌，陈建先，等. 2014. 中国消费者对食品质量安全信息需求差异分析——来自 1573 个消费者的数据检验. 中国软科学，（2）：32-45.

胡颖廉. 2013. 监管和市场：我国药品安全的现状、挑战及对策. 中国卫生政策研究，6（7）：38-44.

胡钟烨. 2013. 新中国初期卫生防疫立法研究（1949 年-1965 年）. 西南政法大学硕士学位论文.

花菊香. 2007. 科际整合——公共卫生与社会工作专业关系的探讨. 中国卫生事业管理，23（3）：197-199.

姜垣，刘黎香，杨焱，等. 2018. 健康中国 2030 控烟的必由之路. 中国慢性病预防与控制，26（4）：241-244.

靳永爱，周峰，翟振武. 2017. 居住方式对老年人心理健康的影响——社区环境的调节作用. 人口学刊，39（3）：66-77.

李玲，江宇，陈秋霖.2008. 改革开放背景下的我国医改30年. 中国卫生经济，27（2）：5-9.

李霜，李涛，李朝林.2012. 赋权理论在工作场所健康促进领域应用现状及展望. 中国职业医学，39（2）：166-169.

李滔，王秀峰.2016. 健康中国的内涵与实现路径. 卫生经济研究，（1）：4-10.

李伟民，梁玉成.2002. 特殊信任与普遍信任：中国人信任的结构与特征. 社会学研究，（3）：11-22.

李卫平.1991. 公费、劳保医疗制度的发展及改革方向. 中国卫生经济，10（8）：4-7，46.

陆如山.1998. 21世纪世界卫生组织人人享有卫生保健的行动方针. 国外医学情报，（12）：4-6.

罗发菊，张亚丽.2016. 第69届世界卫生大会在日内瓦成功召开. 中华灾害救援医学，（7）：2-3.

邱仁宗.1979. 七十年代医学哲学综述. 广州医学辩证法讲习会.

世界卫生组织.2013-04-19. 第十二个工作总规划（草案）. http://apps.who.int/gb/ebwha/pdf_files/WHA66/A66_6-ch.pdf?ua=1.

汪建荣.2009. 30年卫生立法的发展进程. 中国卫生法制，（1）：8-9.

王甫勤.2017. 地位束缚与生活方式转型——中国各社会阶层健康生活方式潜在类别研究. 社会学研究，32（6）：117-140.

王昊，张毓辉，王秀峰.2018. 健康战略实施机制与监测评价国际经验研究. 卫生经济研究，（6）：38-40.

王绍光.2003. 中国公共卫生的危机与转机（上）//胡鞍钢. 国情报告（第6卷）. 北京：党建读物出版社：605-615.

王胜.2012. 1949~1978年农村医疗卫生制度的历史考察——以冀中深泽县为中心. 首都师范大学学报（社会科学版），（4）：21-28.

徐寅峰，马丽娟，刘德海.2005. 信息交流在公共卫生突发事件处理中作用的博弈分析. 系统工程，23（1）：21-27.

于海宁，成刚，徐进，等.2012. 我国健康城市建设指标体系比较分析. 中国卫生政策研究，5（12）：30-33.

张乐.2014. 职业病防治绩效评价及分析研究. 山东大学博士学位论文.

张卫，张瑞贤.2009-04-13. 一场全国性的中草药运动. 中国中医药报，3.

赵福昌.2013. 公民健康权及其制度保障研究. 山东大学博士学位论文.

City of New York. 2010. Active design guidelines：promoting physical activity and health in design.

Cockerham W C，Scambler G. 2010. Medical sociology and sociological theory//Cockerham W C. The New Blackwell Companion to Medical Sociology. Oxford：Wiley-Blackwell：1-26.

Hochbaum G M. 1958. Public participation in medical screening programs：a socio-psychological study. US Department of Health，Education，and Welfare，Public Health Service，Bureau of State Services，Division of Special Health Services，Tuberculosis Program.

Mohan J，Twigg L，Barnard S，et al. 2005. Social capital，geography and health：a small-area analysis for England. Social Science & Medicine，60（6）：1267-1283.

Wang L M，Gao P，Zhang M，et al. 2017. Prevalence and ethnic pattern of diabetes and prediabetes in China in 2013. The Journal of the American Medical Association，317（24）：2515-2523.

Yang J L，Hammond D，Driezen P，et al. 2010. Health knowledge and perception of risks among Chinese smokers and non-smokers：findings from the Wave 1 ITC China Survey. Tobacco Control，19（Suppl 2）：i18-i23.

第二章 健康中国建设的
概念模型构建

第一节 五大发展理念支撑健康中国建设的理论阐述

　　健康是促进人全面发展的必然要求；人民健康是实现民族昌盛和国家富强的重要基础。习近平总书记强调："没有全民健康，就没有全面小康。"①2015 年，中共十八届五中全会把推进健康中国建设提升到了国家战略的新高度。基于以人民为中心的执政观，大会还明确提出必须牢固树立并切实贯彻"创新、协调、绿色、开放、共享"的发展理念。这五大发展理念是中国共产党顺应时代发展潮流，深刻洞悉并总结中外发展经验和教训的智慧结晶，也是对中国特色社会主义发展新阶段、新特征的科学理解和精确把握，它标志着中国的发展战略思维进入了历史新阶段，也体现了我党对中国特色社会主义社会发展规律的新认识。

　　五大发展理念的提出为建设健康中国提供了新的思路，有力推动着我国卫生与健康事业的发展。2016 年 8 月，习近平总书记在全国卫生与健康大会中明确提出了"以基层为重点，以改革创新为动力，预防为主，中西医并重，将健康融入所有政策，人民共建共享"①的新时代卫生工作方针。2016 年 10 月，中共中央、国务院发布了《"健康中国 2030"规划纲要》，提出全方位、全周期维护和保障人民健康，大幅提高健康水平，显著改善健康公平，为实现"两个一百年"奋斗目标和中华民族伟大复兴的中国梦提供坚实健康基础。2017 年，党的十九大将"实施健康中国战略"提升到国家整体战略层面统筹谋划。从全面建成小康社会到基本实现现代化，再到全面建成社会主义现代化强国，健康中国战略将在每一阶段

---

① 全国卫生与健康大会 19 日至 20 日在京召开. http://www.gov.cn/xinwen/2016-08/20/content_5101024.htm, 2016-08-20.

发挥重要支撑作用（胡玉坤，2018）。

发展理念是发展行动的先导。建设健康中国，需要以正确的理念和理论为引领。五大发展理念是新时期发展思想的转型升级，体现了中国特色的制度安排，理应成为我们观察和思考健康中国战略及应对各种健康问题与挑战的理论基石。

一、创新发展是健康中国建设的第一动力

（一）健康中国建设应坚持创新发展与经济规律相适应

从经济发展规律着眼，必然要提到创新发展理念。经济发展的首要追求是效率和物质财富的积累，追求效率和积累物质财富有两种基本模式：一是主要依靠人以外的"物"来推动经济增长；二是主要依靠"人"来推动经济增长（郝岩颖，2017）。在经济发展的初级阶段，依靠"物"来推动经济增长使人类文明获得了长远发展，但是这种发展模式的代价越来越大，发展路径也越来越窄。经济发展的历史必然性，必将走向依靠"人"的发展模式，这种发展就是当前我国所倡导的创新驱动。创新是推动国家发展和民族振兴的重要手段。国家要兴旺，创新是不竭动力。随着我国经济发展步入新常态，低成本的要素投入已很难再对经济发展起到推动作用，这就需要通过创新来挖掘未来社会经济增长的新引擎。

实施创新驱动战略，核心就是要注重人力资本投资和创新人才培育，这一过程中的首要任务就是保障人民健康。拥有健康的国民，才能拥有实现创新的不竭动力与能力。党和国家历来高度重视人民健康。自改革开放以来，我国卫生与健康事业取得了突破性发展，城乡环境面貌显著改善，医疗卫生服务体系日益健全，居民总体健康水平持续提高。但随着工业化和城镇化进程加快，我国人口老龄化、生态环境恶化、生活方式和疾病谱变化等问题日益突出，维护和促进人民健康仍然面临一系列新的挑战，如果不能有效解决这些发展障碍，势必会影响人民健康，制约创新驱动战略的实施。因此，推进健康中国建设是社会经济创新发展的基本保障和内在要求。

创新也是健康中国建设的第一动力。全面推进卫生与健康领域创新，才能为健康中国建设提供有力支撑，将健康优势转变为发展优势。当前我国已构建起世界上规模最大的基本医疗保障体系，医药卫生体制改革进一步深化和推进，但是医疗卫生服务体制和运行机制尚无法完全适应群众健康需求，医疗服务供需不平衡，群众看病难、看病贵的问题依然突出。另外，我国医学科技基础相对薄弱，原始创新能

力和水平亟待提高。解决这些问题，迫切需要良好的顶层设计，强化前瞻性布局，把发展基点聚焦创新，形成促进创新的体制环境，不断推进基础理论、基本制度、核心科技等多方面的创新和融合，让创新贯穿健康中国建设的全过程。

（二）创新发展理念在健康中国建设中的实践应用

建设健康中国，必须坚持创新发展。

一是医疗保障制度创新。中国是一个处于转型期的发展中人口大国，要实现基本医疗服务全覆盖，就必须在医疗保障制度方面做出创新。目前，城镇职工基本医疗保险、城镇居民基本医疗保险和新型农村合作医疗已在政策层面覆盖全民，但由于制度设计的差异性和行政管理的区域属性，医疗保障体系在运行过程中暴露出诸多问题，无论是从效率还是从公平的角度衡量，都会给未来医疗保障事业的发展带来深远的负面影响（顾昕，2017）。为适应健康中国战略需求，亟须在基本医疗保障体系中面向所有参保者建立统一的管理制度，并基于创新动力促进医疗保障制度向更全面、更高水平的健康保障制度转型和发展。

二是医药技术创新。医药产业是支撑卫生与健康事业发展的重要基础。改革开放以来，我国医药产业取得了长足发展，产业规模迅速扩大，供给能力显著提高，但多数国产药物、医疗设备仍以中低端和仿制为主，在关键领域缺乏自主研发的核心技术成为制约我国医药产业健康快速发展的重要原因。为此，必须大力推动医药技术的创新，加强专利药、新型制剂、高端医疗器械等的自主研发能力，加快医疗器械转型升级，提高具有自主知识产权的医疗设备、医用材料的国际竞争力。同时要完善质量标准体系，提升质量控制技术水平，实现药品、医疗器械的质量标准与国际接轨[①]。

三是医疗服务模式创新。近几年，家庭医生、医防结合、三医联动等医疗服务新概念不断推陈出新，提示医疗服务供给模式亟待从疾病治疗转向疾病预防和健康促进，从短期管理转向长期照护。因此，如何适应患者需求，创新医疗服务供给模式将成为提升医疗服务质量的关键因素。要以患者需求为导向，不断完善家庭医生签约服务，建立健全分级诊疗制度；深化"互联网+健康医疗"服务，促进和规范健康医疗大数据应用。建立信息共享、互联互通机制，推进疾病的防、治、管整体融合发展；完善医疗联合体、医院集团等多种分工协作模式，以提高服务体系的整体绩效[①]。

四是发展理念创新。健康既是发展目的，又是发展源泉。把促进健康和以健康促发展作为国家战略，已成为世界各国推动发展的必然选择。"健康中国"是在

---

① 《"健康中国 2030"规划纲要》发布 附全文. http://health.people.com.cn/n1/2016/1216/c408914-28955776-2.html，2016-12-16.

"四个全面"战略布局的引领下，为维护全民健康而提出的创新型发展理念，是一个由科学的医学观、健康观、卫生观等构建的创新思想体系，其核心是健康优先，实质是要求政府、社会和个人都要树立健康优先的发展理念，目标是实现全民健康、构建健康友好型社会（李滔和王秀峰，2016）。

二、协调发展是健康中国建设的内在要求

（一）健康中国建设坚持协调发展与社会规律相适应

从社会发展规律着眼，必然要提到协调发展理念。社会发展既要注重发展活力，又要注重发展各个方面的平衡与和谐；如果缺乏活力，发展将止步不前，如果失去平衡，发展的健康性将无从谈起。实现平衡与和谐的根本途径就是注重发展各方面的协调性，用协调发展实现平衡与和谐（郝岩颖，2017）。

经过长期努力，我国开辟了一条符合国情的卫生与健康发展之路。然而诸多不协调因素集中显现，严重制约"全民健康覆盖"目标的实现。其一，人口健康与经济发展不协调。尽管我国经济快速发展，但随之出现的一系列环境问题已严重威胁到人类的生产与生活，人口老龄化、食品安全、社会压力等问题也在日益侵蚀着人类的健康。其二，城乡区域发展不平衡。进入 21 世纪以来，我国卫生事业总体快速发展，但依然存在卫生资源分配不公平、不同人群主要健康指标差距过大的问题。其三，跨部门合作、联动失衡。尽管要求"将健康融入所有政策"，但一些部门仍简单追求其政策效益，而忽略因政策对公众健康造成的不良影响。为保障我国卫生事业发展的健康性，如期实现健康中国的战略目标，必须树立协调发展理念，从全局的高度统筹发展。

协调发展理念，着眼于发展的整体性，强调发展的平衡性、协调性和可持续性，是建设健康中国的内在要求。"健康中国"的事业不仅关系到医疗卫生这一个行业和部门，而且关系到许多非卫生部门（胡玉坤，2018）；不仅涉及完善医疗卫生服务，还关系到建设宜居家园、促进体育锻炼、保障食品安全等多个方面。因此，必须加强各部门各行业的沟通协作，形成促进健康的强大合力，才能解决我国发展中存在的城乡、区域、部门间不协调问题，才能不断缩小健康差距，进而实现全民健康覆盖。

（二）协调发展理念在健康中国建设中的实践应用

建设健康中国，"协调"是必要条件，需要加强政策对话，搭建合作平台。

一是城乡协调发展。当前城乡在医疗设施、医务人员配备及医疗保障水平等方面均存在较大的差距。据统计，2015 年我国城乡居民人均医疗保健支出额分别为 1 300 元和 850 元，农村人均卫生费用仅是城市的 65%（前瞻产业研究院，2016），但农村婴儿死亡率、5 岁以下儿童死亡率等关键健康指标是城市的两倍还多（俞琴，2016）。没有健康农村，就没有健康中国，全民健康也将无从谈起。必须完善城乡发展一体化体制机制，推动城镇公共服务向农村延伸，在资源投入和政策上重点向农村倾斜，不断缩小城乡健康差距。

二是区域协调发展。受自然环境、经济发展状况及政府重视程度等多方面因素的影响，不同地区的医疗卫生投入和条件存在很大差异，导致各地区居民健康水平的差距显著。研究表明，中国人均寿命长度呈现出自沿海向内陆递减的规律（严九元，2015），2013 年东西部地区人均预期寿命相差近 10 岁。因此，实施健康中国战略既需要加强对欠发达地区的建设，更需要扭转我国卫生财政等方面过度地方分权的状况，发挥中央、省级政府统筹作用，塑造要素有序自由流动、基本公共服务均等化的区域协调发展新格局。

三是防与治协调发展。预防是最经济、最有效的健康策略。研究发现，预防和治疗之间存在着 1∶10 的比例，即在预防上投资 1 元，治疗上就能节省 10 元。中华人民共和国成立之初，疾病预防就被摆在重要的位置，但长期以来我国重治疗、轻预防的势头尚未得到根本性扭转，过度依赖高科技治疗的现象依然突出。建设健康中国需要真正落实"预防为主"的方针，坚持防治结合，因病施策，继续扩大实施国家免疫规划，从而有效防控各类重大疾病。

四是医疗卫生服务体系内部的整合。国务院深化医药卫生体制改革领导小组专家咨询委员会委员李玲（2017）指出，"医改的核心是改革治理体系，要落实政府办医责任，协调好领导、保障、监督、管理等各方面的责任，整合医药卫生各个子系统，把我们政治制度的优势发挥出来。这包括对医药卫生制度的整体设计、区域医疗资源的规划、医保资金的有效使用、公立医院运行的监管等等"。目前，我国医疗卫生领域尚缺乏更高层面的统筹，治理权限分割过大导致各项制度无法有效衔接，因此，迫切需要加强顶层设计，打破健康政策碎片化局面，以提升医疗卫生领域治理体系的协同性。

五是卫生部门与非卫生部门的协同发展。影响健康的经济、社会和环境因素错综繁杂，许多健康问题的根源是卫生部门所无法掌控的，如吸烟、酗酒、缺乏体育锻炼等慢性非传染性疾病的危险因素，环境污染、食品安全、突发交通事故等非疾病类的公共危险因素等（胡玉坤，2018）。因此，必须将健康融入所有政策，建立健全跨部门协调合作机制。当前，我国已在烟草控制、健康老龄化及环境治理等方面迈出了协同合作的关键一步。

三、绿色发展是健康中国建设的必要条件

（一）健康中国建设应坚持绿色发展与自然规律相适应

从自然规律着眼，必然要提到绿色发展理念。自然发展规律是指人和人类社会应在尊重自然、顺应自然、保护自然的前提下实现发展，这样的发展才是遵循自然本性的发展，也是真正可持续的发展。以牺牲自然环境为代价的发展，不仅破坏了人类赖以生存的环境，还会威胁到人的身心健康（郝岩颖，2017）。历史的经验教训表明，发展必须要遵循自然规律，任何凌驾于自然法则之上的发展都必然会遭到自然的报复。西方国家提出的新发展观及中国提出的科学发展观，目的都是防止在发展进程中因破坏生态环境而付出代价。

传统观念认为，经济社会发展与环境污染大体呈"倒 U 形"曲线，因此先污染后治理被视为发展进程中一种不可避免的发展方式。基于这种认知偏差，我国长期依靠大量的物质投入来驱动经济增长，已经造成资源、环境的严重透支，这种生态危机不仅仅体现在自然环境的保护中，更多的是呈现在居民的生活与健康之中。中国要实现可持续发展，就必须要遵循自然规律，注重节约资源与保护环境，其中的关键内容就是人与自然和谐共生。人类归根结底也是自然界的一部分，从这一视角来看，保护自然环境就是保护人类自身。

"绿色"是实现健康中国的基本保障。据世界卫生组织报告，与健康相关的决定因素中，遗传因素占比 15%，环境因素占比 17%，医疗卫生服务占比 8%，个人生活方式占比 60%。由此可见，生活环境和生活方式是影响个体健康的最主要因素（陈秋霖，2015）。一方面，良好的生活环境是保障人民健康的基本前提。中国是一个生态脆弱的国家，自然灾害频发、气候异常、环境（大气、土壤、水）污染等给人们身心健康带来的长短期不良影响不断显现；违法添加或滥用化学品、毒大米、地沟油等假冒伪劣食品和药品的出现也在加重人类疾病和死亡负担。另一方面，健康的生活方式是促进个体健康的必要条件。粗放式经济模式下，经济增长与人类健康之间的悖论关系日渐凸显，人口健康问题非但没有随着经济增长而消失，反而因为生活水平的提高平添了许多新疾病。吸烟酗酒、高盐高糖高脂饮食、缺乏锻炼等不良生活方式普遍存在，加剧了疾病谱由急性传染性疾病向慢性非传染性疾病的转变。据统计，我国居民慢性病死亡人数占总死亡人数的比例高达 86.6%，造成的疾病负担占总疾病负担的 70%以上，已成为影响经济社会发展的重大公共卫生问题（中华人民共和国国家卫生健康委员会，2017）。因此，落实健康中国战略，必须秉承绿色发展理念，注重打造绿色的生活环境，普及绿色的生活方式。

（二）绿色发展理念在健康中国建设中的实践应用

建设健康中国，必须坚持绿色发展理念。

一是打造绿色的生活环境，竭力促进以健康为中心的生态文明建设，实施山水林田湖生态保护和修复工程，加快推进国土绿化，深入开展大气、土壤、水污染防治行动，切实解决影响人民健康的突出环境问题。推进美丽中国建设，"构建科学合理的城市化格局、农业发展格局、生态安全格局和自然岸线格局"①，实现"美丽中国"与"健康中国"协同建设。政府部门应加大环境监管力度，大力推进清洁生产，加速生产企业的绿色转型，着力发展循环型生态经济。

二是倡导绿色低碳的生活方式，实现生活方式和消费模式向勤俭节约、绿色低碳的方向转变，最大限度地节约资源，减少污染。例如，通过科技创新推动绿色发展，为居民提供更多更好的节能产品；加强居民生活垃圾分类；循环利用生活用水；提倡绿色消费，拒绝过度包装；自觉选择绿色出行方式，减少汽车尾气排放，减轻交通运输负担等，将绿色从自然界扩展到人们生产生活的方方面面，实现人与环境和谐共处。

三是打造绿色的卫生服务体系，以绿色发展理念推动不可持续的传统医疗模式向以人为本的绿色医疗模式转型，实现医防结合和医养结合；积极引导和支持健康产业快速发展，推进健康产业供给侧结构性改革，为人民提供优质的健康产品和健康服务。另外，医疗卫生服务行为也应"绿色化"，尽可能减少过度治疗，避免医源性损伤，实现医患之间的和谐相处、良性互动。

四、开放发展是健康中国建设的必由之路

（一）健康中国建设坚持开放发展与历史规律相适应

从世界历史发展规律着眼，必然要提到开放发展理念。任何一个国家的发展与强大都离不开开放。古代中国的汉朝以"丝绸之路"名扬天下，"殊方异物，四面而至"；古罗马商队远涉亚洲、欧洲、非洲大陆，出现了"条条大路通罗马"的盛况；日本通过明治维新效仿西方并扩大开放，最终走向强盛之途；俄国彼得一世通过改革开放，使俄国从一个闭塞落后的小国跻身于欧洲列强的行列（高虎城，2013）。如今，中国在实现社会主义现代化和中华民族伟大复兴的"中国梦"的进程中始终坚持开放，将国家发展置于更广阔的国际空间来谋划，以期实现互利共赢。

---

① 坚持绿色发展推进美丽中国建设. https://www.sohu.com/a/44130989_115422，2015-11-25.

习近平总书记指出，"中国越发展，就越开放，中国开放的大门不可能关闭"[①]，对外开放不是权宜之计，而是国家繁荣发展的必由之路。坚持开放，必须统筹好国际国内两个市场、两种资源，实现内外联动的发展。就卫生与健康领域而言，从国际看，随着全球化的日益深化，任何一个国家的卫生问题都有可能成为全球问题，一个新发传染病，小到能让一个国家停下所有发展工作，大到能让全球进入防御状态（陈秋霖，2015）。因此，需要各国携手共同应对发展问题和全球健康进程中的各种挑战。"健康中国"与全球健康密不可分。长期以来，中国积极投身于世界卫生组织框架下的全球卫生治理，全方位推进人口健康领域的开放与合作，以高水平开放来推动高质量发展。从国内看，当前我国医疗卫生体制改革已进入攻坚期，国民对健康服务的需求更加多样化，为适应人民日益增长的多元化健康需求，必须进一步加大开放力度，推动跨部门、跨领域的合作，以开放促改革、促创新、促发展。

（二）开放发展在健康中国建设中的实践应用

开放是建设健康中国的必由之路。

一是扩大对外开放，深度融入全球健康体系，推进"一带一路"的健康服务业建设与国际接轨；积极参与全球卫生治理和公共产品供给，不断提升中国在健康领域的国际影响力。学习借鉴发达国家的相关经验，制定实施有中国特色的卫生健康战略，同时积极贡献我国在卫生和健康领域的理念与实践经验，努力推进双向开放。积极承担国际责任和义务，加强中医药的国际交流与合作；加强南南合作，继续向其他国家和地区提供卫生发展援助，做全球健康的推动者。

二是扩大对内开放，进一步优化政策环境，破除社会力量进入医疗领域的不合理限制和隐性壁垒，促进社会办医，以满足民众多层次、多样化的健康需求；充分调动社会力量的积极性和创造性，不仅是在医药领域，在健康服务业的上下游，包括康复、养老、旅游等方面，都应加大开放力度，部门间要秉承开放融合的态度相互学习，以期实现合作共赢。

五、共享发展是健康中国建设的本质要求

（一）健康中国建设坚持共享发展与社会主义规律相适应

从社会主义建设规律、中国共产党执政规律着眼，必然要提到共享发展理念。

---

① 习近平会见 21 世纪理事会北京会议外方代表. http://jhsjk.people.cn/article/23413755，2013-11-03.

社会主义的基本原则和根本价值取向是实现共同富裕、实现每个人自由而全面的发展；中国共产党的本质是立党为公，执政为民，始终把全心全意为人民服务作为根本宗旨。由此可见，中国共产党领导的中国特色社会主义所讲的共享，是以人民为中心的共享（郝岩颖，2017）。

无论改革还是发展，都只是手段，改善民生、满足人民对美好生活的向往才是目的（王淑荣和许力双，2016）。社会经济的不平等投射在卫生与健康领域具体表现在医疗资源配置、医疗保障和健康结局等的差距和不公平方面。不同地区、不同人群之间在健康状况和健康指标上存在巨大的差异。在人均医疗费用、医患比例和床位数等方面也存在显著的地区及城乡差异。为使医改成果惠及全体人民，亟待补齐这些"短板"。健康中国关于"全人类全生命周期"的提法本身就体现了对健康公平的关注，它要求每个社会成员（不论其年龄、性别、种族、收入、社会地位）都有公平的机会获得尽可能高的健康水平。"全民健康覆盖"也意味着在建设健康中国的道路上不能让任何一个人"掉队"。

（二）共享发展理念在健康中国建设中的实践应用

共享是建设健康中国的本质要求。习近平总书记强调"全面建成小康社会，一个不能少；共同富裕路上，一个不能掉队"①。建设健康中国，最终目标就是要实现人人享有健康。一是要实现全民健康覆盖，完善基本医疗卫生制度，推进医疗保障向健康保障转型，强化健康经济风险保护，不断完善医疗卫生服务体系，提高服务的可及性、公平性和服务质量；二是要显著改善健康公平，重点改善妇女儿童、老年人、残疾人、低收入人群等重点人群的健康问题，不断缩小健康差异。另外，建设健康中国，离不开共建共享，共建是共享的前提和基础。个人作为自身健康的第一责任人，个人行为和生活方式是影响其健康的重要因素，如果继续放任吸烟、酗酒等不健康生活行为，即使拥有良好的医疗保障，也无法实现人人健康。因此，建设健康中国必须做到人人参与、人人尽力，无数个体"小健康"的积累，才能铸就"健康中国"的宏伟蓝图。

对中国而言，以五大发展理念引领健康与卫生事业是一个崭新的课题。以十九大报告的贯彻与落实为契机，深入思考为何以及如何应用新发展理念推进健康中国建设，的确具有非凡的意义。健康中国战略目标的实现是一项长期的系统工程。为了兑现"永远把人民对美好生活的向往作为奋斗目标"（中共中央宣传部，2019）的庄严承诺，新时代呼唤我们要实事求是，做出符合时代要求、符合人民需求的战略抉择。在一个拥有 13 亿人口的大国，要"一个都不能少"地精准满足

---

① 习近平：新时代要有新气象更要有新作为 中国人民生活一定会一年更比一年好. http://www.gov.cn/zhuanti/2017-10/25/content_5234396.htm，2017-10-25.

全民健康需求，任务之复杂、挑战之艰巨不言而喻。这就注定了我们必须以创新性努力、协调性工作，砥砺奋进，永远走在可持续发展的道路上，闯出一条符合中国国情、具有中国特色的卫生与健康发展之路。

第二节　健康中国建设的概念模型

一、健康中国建设的内涵

推进健康中国建设，是全面建成小康社会、基本实现社会主义现代化的重要基础。因此，基于我国当前健康事业发展现状，结合《"健康中国 2030"规划纲要》内容，可以将健康中国建设的内涵概括为健康优先、全民健康覆盖、将健康融入所有政策及共建共享四个方面。

（一）健康优先

国家拥有强大综合国力和可持续发展能力的前提和基础是拥有健康的国民，健康既是发展目的，又是发展源泉，把促进健康和以健康促发展作为国家战略，已成为世界各国推动发展的必由之路。2016 年 8 月，习近平总书记在全国卫生与健康大会上提出健康优先战略，即要把人民健康放在优先发展的战略地位。《"健康中国 2030"规划纲要》中把"健康优先"作为推进健康中国建设需要遵循的首要原则。党的十九大报告明确提出"实施健康中国战略"，"要完善国民健康政策，为人民群众提供全方位全周期健康服务"[1]。

健康优先即把健康摆在优先发展的战略地位，并将促进健康的理念融入公共政策制定实施的全过程，加快形成健康的生活方式、优良的生态环境和良好的经济社会发展模式，实现健康与经济社会的协调发展。因此，唯有坚持"健康优先"的原则，才能加快推进健康中国建设。

建设健康中国，根本目的是实现全民健康，首要原则在于坚持健康优先。一是坚持健康优先的发展战略。各级部门要把健康摆在经济社会发展的优先地位，

---

[1] 习近平：决胜全面建成小康社会　夺取新时代中国特色社会主义伟大胜利——在中国共产党第十九次全国代表大会上的报告. http://jhsjk.people.cn/article/29613458，2017-10-27.

建立健全健康影响评估制度，完善考核、问责机制，以人民健康为中心，以基层建设为重点，以共建共享为基本路径，不断提高医疗卫生服务的质量和水平。二是要明确健康优先的卫生工作方针。随着经济社会发展，人类疾病谱已从急性传染性疾病向慢性非传染性疾病转变，因此需要不断扩充完善健康内涵并改进卫生工作方针，形成大卫生、大健康的理念，建立健全健康教育体系，推动医疗、医保、医药三医联动，促进健康事业和健康产业的有机结合及全民健身和全民健康的深度融合，从而不断提升国民的健康素养（袁甘一，2018）。

因此，在宏观上加强健康优先的顶层设计，健全健康优先的政策支撑，微观上培养健康优先的生活方式，需要统筹社会、行业和个人三个层面，将健康优先融入生产生活和工作的全过程，从而推动社会人人参与、人人尽力，形成促进健康的强大力量。

（二）全民健康覆盖

健康公平是社会发展的重要目标，全民健康覆盖则是健康公平的终极体现。2005年第58届世界卫生大会首次提出了"全民健康覆盖"的概念，即人人都应公平地获得医疗卫生服务，同时不会因支付医疗卫生服务费用而造成经济困难。衡量"全民健康覆盖"的实现程度主要有三个维度，即覆盖的人群、覆盖的基本医疗卫生服务和疾病经济风险保护能力，其目标分别是覆盖全民，即全体国民公平享有基本健康权益；医疗卫生服务覆盖范围实现从疾病预防到临终关怀的全过程；居民个人自付水平降低到15%~20%，提供有效的风险保护（宋大平，2017）。

我国为解决人民群众日益突出的"看病难，看病贵"的问题，从2009年开始实施新医改政策，不断全面深化医药卫生体制改革，根本目的就在于实现"全民健康覆盖"。政府通过制定并实施一系列政策措施，在实现全民健康覆盖目标的道路上取得了很大的进步。截至目前，我国医保覆盖率为98%，基本实现医保的全民覆盖。但要真正实现全民健康覆盖依然面临许多挑战，医疗卫生资源的不合理配置，医疗卫生服务的可及性与政府可负担得起的卫生支出之间的平衡问题等亟待解决。《"健康中国2030"规划纲要》明确提出，"把健康摆在优先发展的战略地位，立足国情，将促进健康的理念融入公共政策制定实施的全过程"。我国将继续把深化医疗改革作为前进动力，把建立优质高效的医疗卫生服务体系作为工作重点，从而为国民提供全方位全周期的健康服务，不断推进全民健康覆盖的实现。

实施健康中国战略、实现全民健康覆盖的目标，就是要实现医疗卫生资源、卫生服务和保障制度公平享有。在医保方面，推进城镇职工医疗保险、城镇居民医疗保险和新农合制度的整合统一，推进医保支付方式的改革，开展按人头付费与按病种付费相结合的新型、多元化的医保支付方式，从而有效控制医疗费用的过快增长。在医疗方面，着力提升基层医疗卫生服务能力。坚持"强基层"原则，即通过加强对基层医疗卫生机构"人、财、物"的投入，引导优质医疗资源与人力资源下沉，从而优化医疗卫生资源配置，提升基层医疗卫生机构的初级卫生保健服务能力，进而加强在整个医疗卫生服务体系中的地位和作用。坚持全民医保"保基本"的制度性功能和基础性作用不变，建成多层次的医疗保障体系（王东进，2016），即通过巩固完善全民医保制度，建立健全基本医疗卫生制度、分级诊疗制度、现代医院管理制度、药品供应保障制度及综合管理监督制度（王东进，2017），形成健康保障制度的有机体系，从而全方位全周期地保障人民健康。

（三）将健康融入所有政策

"将健康融入所有政策"是国际社会积极倡导的理念和健康策略。2013年，第八届全球健康促进大会围绕"将健康融入所有政策"这一主题对《赫尔辛基宣言》进行了修改，并阐明了相关概念和实施路径。2016年，全国卫生与健康大会中习近平总书记把"将健康融入所有政策"[①]作为新时期卫生与健康工作的六项方针之一。《"健康中国2030"规划纲要》中明确将其作为体制机制改革的重要内容之一，并要求"加强各部门各行业的沟通协作，形成促进健康的合力"[②]。

"将健康融入所有政策"是一项跨部门的公共政策，在各项政策的制定和实施过程中，需要系统地衡量决策对健康的影响，并通过寻求部门之间的合作，建立相关机制避免有害影响，改善人群健康、实现健康公平（胡善联，2018）。影响人类健康的因素广泛存在于社会、环境和经济等各方面，人群健康不仅受到卫生部门及其卫生政策的影响，同时受到其他部门制定的相关政策的影响，因此，政府各级部门在做任何决策前都要系统评估其决策对人群可能产生的健康影响，不能以牺牲健康为代价，并通过各部门的协同合作，制定出科学合理的公共政策，进而改善人群健康。

健康是全人类的共同福祉，"将健康融入所有政策"是建设健康中国的基本方略。加快推进健康中国建设三步走的战略目标，更需要各部门的共同努力和全社会的广泛参与。《"健康中国2030"规划纲要》提出普及健康生活、优化健康服务、完善健康保障、建设健康环境及发展健康产业五项任务，因此要实现健康中国的

---

① 全国卫生与健康大会19日至20日在京召开. http://www.gov.cn/xinwen/2016-08/20/content_5101024.htm，2016-08-20.

② 《"健康中国2030"规划纲要》发布 附全文. http://health.people.com.cn/n1/2016/1216/c408914-28955776-2.html，2016-12-16.

发展目标，需要卫生部门、社会保障部门、环境部门、教育部门等的通力合作，把促进健康的理念融入各部门制定并实施公共政策的全过程。

以加快推进健康中国建设为目标，以卫生与健康工作新方针为指导，以维护和保障人民健康为根本，建立"将健康融入所有政策"的长效机制，创造健康支持性环境，普及健康生活方式，提高居民健康素养；建立公共政策健康评价制度，系统评估各项政策对人群健康的影响，健全监督机制，从而形成良好的健康管理机制。

（四）共建共享

在 2016 年全国卫生与健康大会上，习近平总书记总结概括了"以基层为重点，以改革创新为动力，预防为主，中西医并重，将健康融入所有政策，人民共建共享"[①]的卫生与健康工作新方针。

健康中国需要全民共建共享。健康中国战略是基于政府、市场和个人三方组织基础，为实现共同的健康战略目标而形成的有内在联系、分工有序、目标明确的系统化制度体系（陈竺，2014）。从健康事业发展的横向看，它包括普及健康生活、优化健康服务、完善健康保障、建设健康环境、发展健康产业等；从人的一生健康管理的纵向看，它包括全方位、全周期保障人民健康的体制机制建设，包括从幼儿保健管理到建立长期照护保险计划，从社会宣传到建立健全健康促进与教育体系等（郑秉文，2017）。因此，建设健康中国，关键是要树立大卫生、大健康观念，号召人人参与、人人尽力，实现人人享有。

将共建共享作为建设健康中国的基本路径，是贯彻落实"共享是中国特色社会主义的本质要求"和"发展为了人民、发展依靠人民、发展成果由人民共享"的具体体现。建设健康中国离不开共建共享。一方面，共建是共享的前提和基础。建设健康中国，要坚持政府主导与调动社会、个人的积极性相结合，从供给侧和需求侧两端发力，统筹社会、行业和个人三个层面[②]，形成促进健康的强大力量。政府层面，要发挥组织和引导作用，以人民需求为导向，不断完善制度安排，全面深化医药卫生体制改革，努力实现全民健康覆盖；社会层面，要促进全社会积极参与，加强跨部门协作，将健康融入所有政策，形成多层次、多元化的社会共治格局；个体层面，要强化个人健康责任，提高居民健康素养，引导塑造健康的生活方式，塑造自主自律的健康行为。当每个人都拥有健康体魄时，才能支撑起一个充满力量的健

---

① 全国卫生与健康大会 19 日至 20 日在京召开. http://www.gov.cn/xinwen/2016-08/20/content_5101024.htm，2016-08-20.

② 确保健康中国战略规划如期实现. http://news.sina.com.cn/o/2016-10-27/doc-ifxxaeqk5774759.shtml，2016-10-27.

康中国。另一方面，人人共享健康红利是建设健康中国的根本目的，健康是人全面发展的基础，保障人民健康，实现人人享有健康，是党对人民做出的庄严承诺。实现基本医疗卫生服务全覆盖，是人民共享改革发展成果的应有之义；彻底消除因病致贫、因病返贫，是实现全面脱贫的重要任务。

二、健康中国建设的实现路径

建设健康中国，关键是要树立大健康、大卫生观，《"健康中国 2030"规划纲要》紧紧围绕健康相关影响因素，按照从内部到外部、从主体到环境的顺序，依次针对个人生活行为方式、医疗卫生服务与保障、生产生活环境等健康影响因素（马晓伟，2017），提出了"普及健康生活、优化健康服务、完善健康保障、建设健康环境、发展健康产业"五个方面的战略任务。

（一）普及健康生活

健康生活是促进健康的源头，也是建设健康中国的切入点。生活方式的转变是经济发展、社会进步的必然，给人们生活带来精彩的同时，也带来了一系列健康问题。据统计，我国成年人中每 10 人中就有 1 名糖尿病患者、每 4 人中就有 1 名高血压患者，因生活方式不健康导致的死亡占我国总死亡率的 87%。

每个人都是自身健康的第一责任人，《"健康中国 2030"规划纲要》把"共建共享"作为建设健康中国的基本路径，就是号召全体中国人都要参与进来，从点滴做起，从自身做起。要加强健康教育，特别是对高危人群生活方式的指导与干预，积极开展"三减三健"（减油、减盐、减糖，健康体重、健康骨骼、健康口腔）活动，实现以县（市、区）为单位全覆盖；加大学校教育力度，把健康教育视为各阶段素质教育的重要内容，以中小学为重点，推进学校健康教育体制机制建设。要强化个人健康责任意识，全面普及膳食营养知识，制定适合不同人群的膳食指南，推进健康饮食文化建设；深入开展控烟宣传教育，全面推进控烟履约，大力推动无烟环境建设；加强限酒健康教育，控制过量饮酒；加大全民心理健康科普宣传力度，提升心理健康素养；减少不安全性行为和毒品危害，引导群众形成合理膳食、戒烟限酒、心理健康的科学生活方式，塑造自主自律、符合自身特点的健康行为。广泛开展全民健身运动，确保基本体育设施面向全社会开放，坚定不移地实施全民健身计划，推动全民健身生活化；加强体医融合和非医疗健康干预，发布针对不同人群、不同环境、不同身体状况的健身指南，指导全民科学健身，发挥健身在慢性病预防、康复等方面的积极作用。

（二）优化健康服务

优化健康服务是建设健康中国的必然要求。2015 年，我国人均 GDP（gross domestic product，国内生产总值）已接近 5 万元（马晓伟，2017）。伴随收入水平的提高，中国居民消费呈现出一系列转变。从注重"数量"的满足转向追求"质量"的提升，从有形物质产品消费转向无形服务消费，同时对服务质量和服务环境也提出了更高层次的要求。在这种形势下，推进健康中国建设就必须紧紧围绕人民需求，既要注重增加服务供给，又要注重提升服务质量和服务水平。

针对当前我国医疗卫生服务现状，《"健康中国 2030"规划纲要》明确提出从以下四个方面来优化健康服务。第一，强化覆盖全民的公共卫生服务，如防治重大疾病、完善计划生育服务管理、推进基本公共卫生服务均等化。第二，提供优质高效的医疗服务，如完善医疗卫生服务体系、创新医疗卫生服务供给模式、提升医疗服务水平和质量。第三，充分发挥中医药独特优势，如提高中医药服务能力、发展中医养生保健治未病服务、推进中医药继承创新。第四，加强重点人群健康服务，如提高妇幼健康水平、促进健康老龄化、维护残疾人健康。

（三）完善健康保障

健康保障是民生保障体系的重要组成部分，也是健康中国战略的重要支撑。相较于现行的医疗保障制度，健康保障制度是更全面、更高水平的保障。一方面，健康保障的内容更加丰富，不仅涉及疾病预防、健康促进、健康教育、健康维持等，还可延伸到心理-精神健康、社会功能健康等内容。另一方面，关注点更加广泛，不仅关注卫生服务的内容与形式，而且关注服务的可及性、有效性与公平性；不仅着眼于国民个体的健康，全程参与疾病的预防、治疗和康复，而且关注经济风险保障，防止因病致贫、因病返贫（张研和张亮，2018）。

为更好地适应健康中国战略需求，进一步提升国民健康水平，我国应加强卫生体制的顶层设计，突出健康优先的战略地位，完善健康相关法律体系，加强跨部门间健康政策的有机融合，以提高健康政策的互补性与高效性；不断完善医疗保障体系，构建以基本医疗保障为主体、多种其他形式的保险为补充的多层次医疗保障体系，实现全民医保体系的成熟定型；健全医保管理服务体系，严格落实医疗保险基金预算管理，全面推进医保支付方式改革，解除群众就医的后顾之忧；积极发展商业健康保险，落实税收等优惠政策，鼓励企业、个人积极参与商业健康保险和多种形式的补充保险。药品供应保障方面，进一步深化医药流通体制改革，建设遍及城乡的现代化医药流通网络，提高对基层和边远地区的药品供给能力；

完善现行的国家基本药物政策，推动特殊人群基本药物保障；坚持药物分类管理，健全药品价格形成机制，协调价格、医保、采购等政策的制度衔接，完善药品价格信息的监测及公开制度①。

（四）建设健康环境

健康环境是实现全民健康的基本前提，为夯实这一前提，首先，要建设健康的自然环境，实行最严格的生态环境保护制度，切实解决影响国民健康的突出环境问题，开展大气、土壤、水的污染防治；实施工业污染源全面达标排放计划，开展工业集聚区污染专项治理；建立健全环境与健康监测、调查、风险评估制度，在发展进程中设立健康红线，对高污染、高环境风险产业一票否决。深入开展爱国卫生运动，全面整治城乡环境卫生，建设美丽宜居的家园。以建设健康城市和健康村镇为重要抓手，把健康融入城乡规划、建设、治理的全过程，促进城市与人民健康协调发展，并广泛开展健康社区、健康单位、健康家庭等的建设，提高全社会的参与程度①。

其次，要建设健康的社会环境，保障食品药品安全。一方面，加强食品安全监管，完善食品安全标准体系，实现食品安全标准与国际标准基本接轨；建立健全食品全过程追溯协作机制，严守从农田到餐桌的每一道防线，让群众吃得安心、放心；另一方面，强化药品安全监管，完善国家药品标准体系，健全从生产到消费全过程的监管格局，严惩假冒伪劣。健全公共安全体系，努力减少公共安全事件对国民健康的威胁。加强安全生产，从管控风险等级、排查安全隐患着手，切实降低重大事故的发生频次与危害后果；促进道路交通安全，既要加强公路安全隐患治理，又要提高交通参与者的综合素质；建立全球传染病疫情信息智能监测体系，主动预防、控制和应对境内外各类突发公共卫生事件①。

（五）发展健康产业

健康产业是建设健康中国的有力支撑，也是未来经济发展和社会进步的强大动力。发展健康产业，要结合当前及未来国民健康状况、人口发展趋势等的变化，促进健康产业与旅游、养老、互联网等融合发展，催生健康新产业与新模式。要进一步优化多元办医格局，优先支持非营利性医疗机构、医养结合机构、中医养生保健机构等，推进和实现非营利性民营医院与公立医院同等待遇，推动非公立医疗机构向着高水平、规模化方向发展。积极发展健身休闲运动产业，实现公共

---

① 《"健康中国2030"规划纲要》发布 附全文. http://health.people.com.cn/n1/2016/1216/c408914-28955776-2.html，2016-12-16.

健身设施面向全社会开放；加强医药技术创新，支持信息技术和科技成果向健康领域的转移与应用，不断提高自主创新能力，实现药品、医疗器械质量标准全面与国际接轨。值得注意的是，促进健康产业发展，需要区分基本和非基本需求，基本需求有了基本保障后，还应充分激发市场在非基本医疗卫生领域的活力，努力拓展高端化、个性化需求，推进健康产业供给侧结构性改革，不断满足人民日益增长的健康需求①。

三、健康中国建设的阶段性目标

《"健康中国2030"规划纲要》是推进健康中国建设的宏伟蓝图和行动纲领，明确提出了健康中国建设的"三步走"战略目标，到2020年，建立覆盖城乡居民的中国特色基本医疗卫生制度，健康素养水平持续提高，健康服务体系完善高效，基本形成内涵丰富、结构合理的健康产业体系，主要健康指标居于中高收入国家前列。到2030年，促进全民健康的制度体系更加完善，健康服务质量和健康保障水平不断提高，健康产业繁荣发展，基本实现健康公平，主要健康指标进入高收入国家行列。到2050年，建成与社会主义现代化国家相适应的健康国家①。到2030年，健康中国建设将具体表现在以下几个方面。

（一）人民健康水平持续提升

2019年，我国居民的人均预期寿命提高至77.3岁，婴儿死亡率、5岁以下儿童死亡率及孕产妇死亡率分别下降至5.6‰、7.8‰、17.8/10万。到2030年，人民身体素质进一步显著提高，人均预期寿命将达到79.0岁，婴儿死亡率、5岁以下儿童死亡率及孕产妇死亡率将分别下降至5.0‰、6.0‰、12.0/10万。城乡居民达到《国民体质测定标准》合格以上的人数比例将由2014年的89.6%提高至2030年的92.2%。

（二）主要健康危险因素得到有效控制

（1）全民健康素养大幅提高，将从现在的10%左右提升至30%左右，这意味着有近4亿人将具备获取、理解基本健康信息和服务，并做出正确的决策来维护和促进自身健康的能力；人们不再仅仅追求活下去，而是更加追求如何活得更

---

① 《"健康中国2030"规划纲要》发布 附全文. http://health.people.com.cn/n1/2016/1216/c408914-28955776-2.html，2016-12-16.

健康、更幸福。

（2）健康生活方式得到全面普及，通过健康教育等把科学权威的健康知识传递给每一位居民，鼓励居民建立膳食平衡、适当运动、戒烟限酒、心理平衡的健康行为和生活方式，实现对自身健康的科学管理，到 2030 年，居民营养知识素养将显著提高，营养缺乏疾病发生率明显下降，全国人均每日食盐摄入量降低 20%，超重、肥胖人口增长速度将明显放缓；经常参加体育锻炼的人数将从 2015 年的 3.6 亿人提高到 5.3 亿人；15 岁以上人群吸烟率降低到 20%；常见精神障碍防治和心理行为问题的识别及干预水平也将显著提高。

（3）有利于健康的生产生活环境基本形成，到 2020 年，地级及以上城市空气质量优良天数比率将超过 80%，地表水质量达到或好于 III 类水体的比例将超过 70%，2030 年持续改善，切实解决影响健康的自然环境问题。深入推进国家卫生城镇创建，到 2030 年，国家卫生城市数量将提高到全国城市总数的 50%，有条件的省（自治区、直辖市）实现全覆盖；广泛开展健康城市、健康村镇建设，把健康融入城乡规划、建设、治理的全过程，到 2030 年，建成一批健康示范城市和示范村镇。

（4）食品药品安全得到有效保障，食品安全标准体系更加完善，基本实现与国际标准接轨。加强食品安全风险监测评估，到 2030 年，实现食品安全风险监测和食源性疾病报告网络全覆盖；药品、医疗器械的审批制度将更加完善，药品安全的监管与风险评估也更加健全，到 2030 年，实现药品、医疗器械质量标准全面与国际接轨。

（5）消除一批重大疾病危害，疾病预防和健康管理得到高度重视，基本实现高血压、糖尿病患者的管理干预全覆盖，逐步将癌症、冠心病等重大慢性病的早诊早治技术纳入诊疗常规，到 2030 年，实现全人群、全生命周期的慢性病健康管理，总体癌症 5 年生存率提高 15%，重大慢性病过早死亡率相较 2015 年下降 30%。通过完善传染病监测预警机制，继续实施扩大国家免疫规划，建立健全传染病防治综合服务模式，有效遏制各种重大传染病的发生。

（三）健康服务能力大幅提升

全面建立优质高效的整合型医疗卫生服务体系和完善的全民健身公共服务体系，进一步完善健康保障体系，健康科技创新整体实力位居世界前列，健康服务质量和水平明显提高。到 2030 年，15 分钟基本医疗卫生服务圈基本形成，每千常住人口中执业（助理）医师数达到 3.0 人，注册护士数达到 4.7 人。届时，从社区诊所到三甲医院，医生与患者的比例将大幅改善，生病就医不再需要长时间等待。医疗资源实现按需分配，省域内人人都将享有所需要的、有质量的医疗服务，疑难重症不再需要到大城市的大医院寻医问诊。分级诊疗制度更加完善，形成了成熟的"基层首诊、双向转诊、上下联动、急慢分治"的合理就医秩序，常见小病不出社区就能快速就医。

（四）健康产业规模显著扩大

建立起体系完整、结构优化的健康产业体系，形成一批具有较强创新能力和国际竞争力的大型企业，成为国民经济的支柱性产业。2020 年健康服务业总规模超过 8 万亿元，2030 年将达到 16 万亿元。到那时，环境良好、技术设备先进的民营医院、健康体检机构将遍布全国；医药、医疗器械等产业的发展也将迈上一个新台阶，具有自主知识产权的新药和诊疗装备的国际市场份额将大幅提高；大健康领域将出现更多新型产业类型，人们将拥有更多个人健康管理方面的选择。

（五）促进健康的制度体系更加完善

有利于健康的政策法律法规体系进一步健全，健康领域治理体系和治理能力基本实现现代化。到 2030 年，我国的全民医保体系将成熟定型，每个人都将享有可靠的医疗保障，个人卫生支出占卫生总费用的比重将由 2015 年的 29.3% 下降至 25% 左右，不再出现因病致贫返贫的现象。同时，现代商业健康保险服务将进一步发展，商业保险赔付支出占卫生总费用的比重也显著提高。

第三节　健康中国研究现状可视化分析

自 2008 年卫生部提出"健康中国"这一概念以来，"健康中国"便受到不同学科、不同研究机构的学者的普遍关注，特别是随着健康中国建设的不断推进，学术界以"健康中国"或"健康战略"为主题，从不同视角、采用不同的研究方法进行了多方位研究，并取得了颇为丰硕的理论成果，有力推动着健康中国研究的进展。但如何从众多文献中客观全面地探寻该领域的研究热点与前沿、现阶段研究存在的空白与不足之处，目前尚缺乏该类型的文献研究。本章以中国知网（China National Knowledge Infrastructure，CNKI）为文献来源，利用信息可视化软件 CiteSpace，运用文献计量方法对该领域研究进行文献梳理，通过绘制知识图谱，对现阶段健康中国研究的现状、研究热点进行总结分析，理清其演进轨迹，为健康中国研究提供借鉴和理论支持。

一、健康中国研究现状

CiteSpace 是美国德雷克赛尔大学陈超美教授于 2004 年用 Java 语言开发的一款信息可视化软件，可用于探测和分析某个学科研究前沿的变化趋势，绘制某个学科或知识域的知识，识别研究热点和前沿方向。通过 CiteSpace Ⅴ软件可视化分析健康中国相关研究的科学知识图谱，从而全面、完整地把握该研究的前沿热点。

以 CNKI 数据库为数据源，选择文献来源类别为"期刊"，以"健康中国"或"健康战略"为主题进行高级检索，匹配方式为"精确"，发表时间为"2008~2018年"，共检索到 3 610 篇文献，删除会议通知、一稿多投、会议报告等无效记录，得到有效文献 3 460 篇，以此作为文献计量和可视化分析的最终样本。

（一）文献总量分析

为了分析健康中国的成果产出情况，笔者统计了 2008~2017 年的总发文量，逐年变化趋势如图 2-1 所示。由图 2-1 可以看出，2008~2017 年，健康中国研究的总发文量大体上呈现上升趋势。

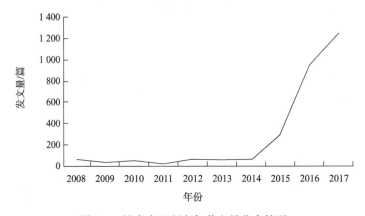

图 2-1 健康中国研究年载文量分布情况

健康中国这一概念由来已久，最早是在 2008 年由卫生部提出并组织数百名专家进行了广泛研究，形成了《"健康中国 2020"战略研究报告》，由此引发了我国学者对健康中国战略的研究。结合总发文量的增长趋势，可以看出 2008~2014 年，发文量的增长趋势较为平缓；从 2015 年开始，总发文量迅速增长，2017 年发文量超过 1 200 篇。2015 年是关键的一年，党的十八届五中全会提出推进健康中国建设的新目标；在 2016 年 8 月召开的全国卫生与健康大会上，习近平总书记就明确提出要"将健康融入所有政策，人民共建共享"①，要把人民健康放在优先发展的战略地位，"十三五"规划确定健康中国为国家战略；同年 10 月，中共中央、国务院印发《"健康中国 2030"规划纲要》，提出普及健康生活、优化健康服务、完善健康保障、建设健康环境、发展健康产业五方面的战略任务；2017 年党的十九大报告提出"实施健康中国战略"，将其纳入国家整体发展战略统筹推进，健康中国建设进入全面实施阶段。

（二）不同学科对文献的研究

"健康中国""健康战略"是一个多学科交叉的综合研究领域，不同学科和专业的视角为研究健康中国提供了丰富的理论和方法基础。如表 2-1 所示，健康中国研究文献主要学科为医药卫生方针政策与法律法规研究，其发文量为 1 430 篇，显示出该学科的核心地位，其次分别为体育（441 篇）和医学教育与医学边缘学科（283篇）等。多学科的理论视角和研究方法，使健康中国的研究视野更加广阔。

表 2-1　健康中国研究文献主要相关学科分布　　单位：篇

学科	篇数
医药卫生方针政策与法律法规研究	1 430
体育	441
医学教育与医学边缘学科	283
工业经济	249
中国政治与国际政治	163
贸易经济	161
预防医学与卫生学	160
服务业经济	114
保险	91
宏观经济管理与可持续发展	71

二、健康中国研究前沿和热点分析

（一）基于文献关键词的研究热点分析

关键词是文献内容的精炼浓缩，是研究主题的集中体现。分析论文的关键词

---

① 全国卫生与健康大会 19 日至 20 日在京召开. http://www.gov.cn/xinwen/2016-08/20/content_5101024.htm, 2016-08-20.

可梳理出某一领域的研究方向与重点，了解其研究热点。利用关键词共现技术构建健康中国的关键词共现图谱，以可视化的方式客观呈现健康中国的研究热点。其中，出现频次高和中心性高的关键词通常是研究的主题和热点。

由表 2-2 可知，关键词"健康中国"出现频次最高，"卫生与健康"、"分级诊疗"、"全民健身"和"基本医疗卫生制度"等高频关键词分别位列第二至第五位，这些高频关键词粗线条地勾勒出了健康中国研究热点的轮廓。

表 2-2　高频词和高中心度关键词（各取前 15 位）

按频次排序			按中心度排序		
频次	中心度	关键词	频次	中心度	关键词
331	0.08	健康中国	44	0.11	医改
95	0.1	卫生与健康	43	0.11	全民健康
53	0.07	分级诊疗	95	0.1	卫生与健康
51	0.09	全民健身	51	0.09	全民健身
50	0.07	基本医疗卫生制度	45	0.09	习近平总书记
47	0.04	医疗卫生体制改革	331	0.08	健康中国
47	0.03	规划纲要	45	0.08	医疗卫生服务
45	0.09	习近平总书记	53	0.07	分级诊疗
45	0.08	医疗卫生服务	50	0.07	基本医疗卫生制度
44	0.11	医改	25	0.07	医疗卫生机构
43	0.11	全民健康	5	0.07	基本医保
40	0.03	服务业	21	0.06	中国建设
36	0.01	中国	13	0.06	现代医院管理制度
33	0	创新	19	0.05	习近平
32	0.02	产业	47	0.04	医疗卫生体制改革

节点中介中心性也是衡量研究热点的指标之一，中心性越高，代表与其相联系的关键词越多，在整个关系网络图中的媒介功能越强。"医改"中心性最高，意味着它在健康中国知识网络中的媒介能力最强，是沟通其他网络要素最为重要的桥梁和纽带。"全民健康""卫生与健康""全民健身""习近平总书记""健康中国""医疗卫生服务"等的中心性次之，说明它们在整个关系网络中发挥着较大的联络和中转作用，是健康中国研究的重点。

结合高频关键词、中介中心性及关键词共现知识图谱（图 2-2），从宏观层面可推断，在健康中国研究主题中"健康中国""卫生与健康""全民健康""医改"等为热点关键词。

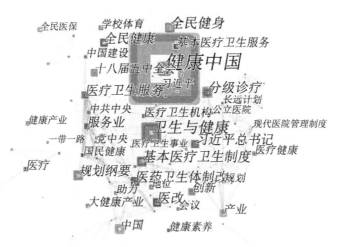

图 2-2 关键词共现知识图谱（一）

（二）基于关键词聚类的研究热点分析

利用 CiteSpace 的关键词聚类分析功能，可以揭示其内容的总体特征以及研究内容之间的内在联系等，明确该领域学术研究的发展脉络和发展方向。本章研究中，将关键词共现图谱利用谱聚类算法进行自动聚类，生成关键词聚类图谱，如图 2-3 所示。健康中国研究被划分为 8 个聚类，每个聚类都有一个明确的主题，CiteSpace Ⅴ 从该聚类的施引文献的标题和摘要中提取出现频次较高的短语作为其聚类名称。8 个聚类分别为聚类#0 卫生与健康、聚类#2 规划纲要、聚类#5 医疗健康、聚类#6 健康中国、聚类#8 疾病、聚类#10 医疗费用保险、聚类#12 医疗卫生和聚类#18 体医结合。

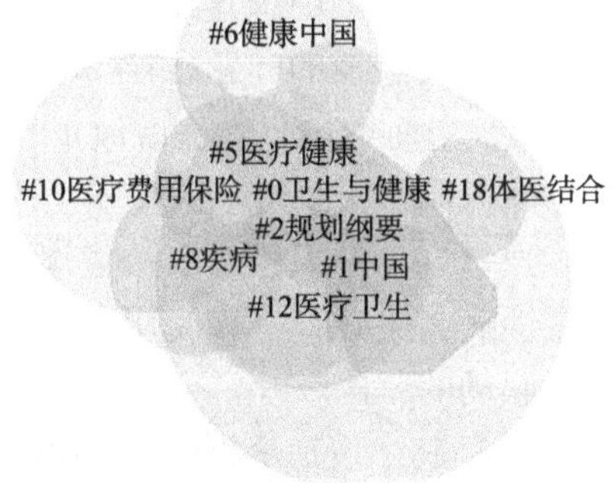

#6健康中国

#5医疗健康
#10医疗费用保险 #0卫生与健康 #18体医结合
#2规划纲要
#8疾病 #1中国
#12医疗卫生

图 2-3 关键词聚类图谱（一）

　　根据聚类中关键词的多少，CiteSpace V 分别对聚类进行了编号，聚类编号越小，则表示该聚类中的成员数量越多，研究也就越集中。本次聚类分析共得到 8 个关键词聚类，也就是有关"健康中国"的研究主题有 8 个热点领域，结合通过 LLR（log-likelihood ratio）算法得到的关键词（表 2-3），将聚类所代表的研究主题进一步进行归纳，围绕健康中国建设主要有以下几个研究方向。

表 2-3　关键词聚类相关信息（一）

聚类编号	聚类规模	聚类轮廓	平均年份	LLR 关键词
0	33	0.49	2016	卫生与健康（102.93）；基本医疗卫生服务（49.2）；医疗卫生事业（39.51）；健康中国（37.24）；基本医疗卫生制度（29.95）
2	15	0.792	2013	规划纲要（71.38）；中国共产党中央委员会（49.86）；模式转换（46.4）；研究报告（42.77）；服务业（38.52）
5	9	0.907	2015	医疗健康（41.57）；产业（35.35）；医疗服务质量（34.02）；医疗卫生行业（30.09）；资源共享（24.59）
6	9	0.934	2016	健康中国（124.63）；学校体育（72.62）；全民健身（53.87）；全民健康（44.18）；高校（42.28）；青少年（42.28）
8	7	0.961	2015	疾病（115.48）；慢性病（111.53）；慢性疾病（104.22）；中医药法（28.77）；结构性改革（23.48）
10	5	0.895	2015	医疗费用保险（137.68）；社会保险（129.89）；医疗保险（124.7）；全民医保（69.36）；医保改革（21.46）
12	5	0.959	2015	医疗卫生（57.61）；医药卫生（53.13）；思维形式（37.03）；政府工作报告（28.57）；基层医疗（23.63）
18	3	0.976	2018	体医结合（42.56）；群众体育（39.61）；体育产业（37.42）；健康中国（32.39）；发展路径（24.15）

　　注：括号内为 LLR 似然值

　　（1）医疗卫生事业发展，其中主要包括聚类#0 卫生与健康、聚类#5 医疗健康、聚类#12 医疗卫生等关于深化医药卫生体制改革和完善医疗卫生服务体系建设的研究。关键词包括基本医疗卫生服务、医疗卫生事业、医疗健康、医药卫生等，在十八届五中全会提出的推进健康中国建设战略背景下，系统总结我国医药卫生领域健康事业的发展现状以及出现的问题，继续全面深化医药卫生体制改革，不断地完善基本医疗保障制度，全面推进公立医院改革，建立现代医院管理制度，健全药品供应和质量安全保障机制，从而完善医疗卫生服务体系。全面落实《"健康中国 2030"规划纲要》，强基层、补短板，实施健康的精准扶贫，推进分级诊疗，以高血压、糖尿病等慢性病为突破口，转变服务模式，逐步实现基层首诊、双向转诊、急慢分治、上下联动的就医秩序。

　　（2）全民健身与体育运动，其中包括聚类#2 规划纲要、聚类#6 健康中国、聚类#18 体医结合，关键词主要包括规划纲要、全民健康、全民健身、体育运动等。《"健康中国 2030"规划纲要》提出，加强全民健身组织网络建设，扶持和引导基层体育社会组织发展。2016 年国务院颁布的《全民健身计划（2016—2020 年）》提出，使全民健身"成为健康中国建设的有力支撑和全面建成小康社会的国家名片"。

多篇文献以健康中国建设为背景，探讨在健康中国战略下，学校体育、群众体育的改革与发展策略，中小学及大学生的健康素养教育研究，主要强调要在学校教育阶段把学生的"健康观""运动观"建立起来，从而有力地促进我国体育教育事业的发展（卢元镇，2016），更好地推进我国实施"健康中国"的建设目标。全民健身是实现健康中国理念的重要举措，以健康为核心，政府部门通过出台与全民健身相关政策，指导全民健身各项具体内容的实施，形成政府主导、各部门协同、全社会共同参与的工作格局，即将体育运动纳入健康中国建设之中，将健康融入全民健身的政策当中。

（3）疾病与医疗保险，其中包括聚类#8疾病和聚类#10医疗费用保险，关键词包括慢性疾病、医疗费用保险、医疗保险、全民医保等。有多篇文献指出我国疾病谱已从传染性疾病向糖尿病、高血压、心脑血管疾病、肿瘤等慢性非传染性疾病转变，癌症、心血管病等慢性病占到人群死因构成的 85%，疾病负担占疾病总负担的 70%，因此，疾病风险已成为影响全民健康的主要风险。推进健康中国建设，最基本的目标就是要为全体人民提供基本医疗保障。基本医疗保险制度是我国健康保障制度的主体，包括城镇职工基本医疗保险、城镇居民基本医疗保险和新农合三大制度。全民医保是打造健康中国的基础工程，因此要加快推进城乡居民医保与城镇职工医保制度的整合，改革支付方式、建立健全重特大疾病保障制度，形成更加完善的医疗保障体系，使全民医保在维护与促进全民健康的过程中发挥越来越大的作用。

三、健康中国研究展望

自 2015 年党的十八届五中全会提出"健康中国建设"以来，"健康中国"的主题便受到了学者的广泛关注，并成为该领域的研究重点。本节通过利用文献计量的方式，对 CNKI 数据库收录的健康中国相关文献进行梳理分析，客观、直接地呈现出以健康中国为主题的研究现状，并确定健康中国建设的研究热点，可得出如下结论。

第一，深化医改、完善医疗卫生体系建设仍然是医药卫生领域的研究热点。多数文献以健康中国战略为研究背景，围绕健康中国战略的总体定位、建设规划，分析探讨全面深化医药卫生体制改革和完善医疗卫生服务体系建设的新方法新思路，以创新、协调、绿色、开放、共享五大发展理念为统领，深化改革动力，建立完善医疗卫生服务体系。

第二，全民健身、学校体育、群众体育是健康中国背景下新的研究热点。多数文献总结了我国现阶段体育事业的发展状况，对"健康中国"发展视域下的群众体育、学校体育发展展开调查与思考，在正确认识我国群众体育发展中存在的主要问题的基础上，探讨群众体育的科学发展策略，从而大力推动我国全民健身建设事业的发展，更好地推进健康中国战略目标的实现。

第三，慢性病与医疗保险也是研究热点之一。健全医疗保障体系，构建以基本医疗保障为主体、多种其他形式的保险为补充的多层次医疗保障体系，实现全民医保体系的成熟定型；健全医保可持续筹资机制，加大医保支付方式改革的力度，使全民医保在全民健康中发挥更大的作用。

根据以上结论发现，虽然当前健康中国研究取得了一些成果，但就研究的热点与趋势来看，仍然存在不足，还需要从研究的广度和深度上来拓展与深化。《"健康中国2030"规划纲要》提出健康中国建设需要发展"普及健康生活、优化健康服务、完善健康保障、建设健康环境、发展健康产业"五大战略任务。但目前多数文献主要集中于对"普及健康生活"和"完善健康保障"两方面的研究，即主要研究通过大力开展健康促进活动及广泛开展全民健身运动等来普及健康生活方式从而提升居民健康素养水平，通过实施健全医疗保障体系、推进三医联动的基本方略全面深化医改，合力建设健康中国。因此，根据以上研究热点与趋势分析结果可以看出，研究者对于"优化健康服务""建设健康环境""发展健康产业"三方面的研究相对不足，在未来的研究中，各研究者可在现有研究结果的基础上，更多地从以上三个方面探究为人民群众谋求健康福祉、建设健康中国的实现路径和方法。

本节研究使用信息可视化软件 CiteSpace V 绘制了健康中国研究现状和进展的知识图谱，通过定性和定量分析得到研究结论。但本节研究仍具有不足之处：一是数据来源主要为 CNKI，软件无法跨库处理文献，没有获取其他数据库的数据，因此在数据源方面显得不够全面。二是由于 CNKI 尚未开放文章引文数据，因此，本节研究没有进行引证分析，无法更深入研究该领域各学科知识流动规律。在未来的研究中，需要扩大数据源并改善数据预处理方法，从而更深入地了解该领域的研究现状，并提出更利于建设健康中国的策略和措施。

第四节 我国健康城市研究现状可视化分析

城市是人民生存和发展的重要载体，只有打造健康、和谐的城市，人民才能安居乐业，人民的潜能才能得到充分发挥（陈远，2018）。在过去40年中，中国城市人口从 1.72 亿人暴涨到 7.71 亿人，城市化率从 17.9%增加到 56.1%，城市化的迅速发展给我国城市发展带来人口和健康红利的同时，也给市民的健康带来巨大挑战。随之而来的环境污染、心理压力、收入差距及食品安全问题、住房交通问题、公共卫生问题等都危害着人类健康（李玲，2018）。

WHO 将健康城市定义为"一个不断创建和改进自然和社会环境、扩大社区资源，使人们在发挥生命功能和发展最大潜能方面能够互相支持的城市"（黄国武，2018）。2016 年，《"健康中国 2030"规划纲要》中提出推进健康中国建设，这是全面建成小康社会、基本实现社会主义现代化的重要基础，是全面提升中华民族健康素质、实现人民健康与经济社会协调发展的国家战略，是积极参与全球健康治理、履行 2030 年可持续发展议程国际承诺的重大举措。建设健康城市，是将城市发展和人民切身利益紧密联系在一起的主要途径。因此，要实现健康中国的目标，必须意识到城市建设在实现健康中国中的重要性，才能应对城市的快速发展所带来的健康问题，从而为人类打造健康、和谐的生活环境，推进城市的可持续发展，推动健康中国建设。

随着健康中国建设的不断推进，不同领域的学者对健康城市的研究也越来越多，分别从不同视角、采用不同的研究方法探讨在健康中国背景下健康城市建设的理论和实践，有力地推动了以"健康城市"为主题的研究进展。本节主要以 CNKI 为文献来源，利用信息可视化软件 CiteSpace、运用文献计量方法对该领域研究进行文献梳理，通过绘制知识图谱，对现阶段健康城市的研究现状、研究热点进行总结分析，并对现阶段研究存在的空白与不足之处进行客观全面的评价，从而为健康城市研究提供理论支持。

一、健康中国背景下健康城市的研究现状

本章以 CNKI 数据库为数据源，选择文献来源类别为"期刊"，以"健康城市"为主题进行高级检索，匹配方式为"精确"，发表时间为"2000~2017 年"，共检索到 890 篇文献，删除会议通知、一稿多投、会议报告等无效记录，得到有效文献 783 篇，以此作为文献计量和可视化分析的最终样本。为了分析关于"健康城市"的相关研究，统计了历年来的总发文量，逐年变化趋势如图 2-4 所示。

由图 2-4 可以看出，2000~2017 年关于健康城市的研究的发文量大体上呈上升趋势。从 2015 年开始，发文量迅速增长。2015 年是关键的一年，党的十八届五中全会提出推进健康中国建设的新目标；在《"健康中国 2030"规划纲要》中，明确提出把健康摆在优先发展的战略地位，立足国情，将促进健康的理念融入公共政策制定实施的全过程。2016 年，全国爱卫会印发了《关于开展健康城市健康

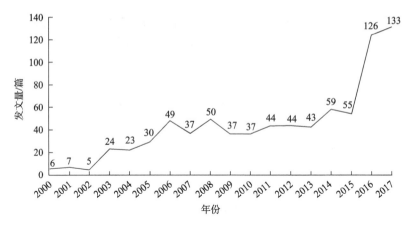

图 2-4　健康城市研究年载文量分布情况

村镇建设的指导意见》，提出我国健康城市发展的目标和方向，在全国全面启动健康城市建设。因此，各组织机构学者基于不同的视角，针对健康城市建设开展了广泛而深入的探讨与研究。

二、健康城市研究前沿和热点分析

　　1994 年，我国卫生部加入 WHO 的健康城市项目，自此以来，全国爱卫会分别选定北京东城区、上海嘉定区、海口市、重庆渝中区等作为试点开展健康城市的规划研究工作，随后苏州、大连等城市加入健康城市建设的队伍。2003 年，上海市人民政府出台《上海市建设健康城市三年行动计划（2003 年-2005 年)》，成为我国首个全面开展健康城市建设的特大型城市。2015 年 1 月，《国务院关于进一步加强新时期爱国卫生工作的意见》发布，提出要探索开展健康城市建设。2017 年，十九大报告提出实施"健康中国战略"。健康城市建设是推进健康中国建设的重要抓手，也是城市发展的必然趋势（刘继恒和徐勇，2018）。2016 年 11 月，全国爱卫办确定了北京市西城区等 38 个国家卫生城市（区）作为全国健康城市建设第一批试点地区。至此，全国范围内的健康城市建设试点工作全面展开（黄国武，2018）。

　　（一）基于文献关键词的研究热点分析

　　基于文献关键词对健康城市的研究热点进行分析，由表 2-4 可以看出，关键词"健康城市"出现频次最高，"健康促进""世界卫生组织""联合国专门机构""全球健康""可持续发展目标""健康"等关键词频次较高，这些高频关键词突出了健康城市的研究热点。

表 2-4 高频词和高中心度关键词（各取前 10 位）

按频次排序			按中心度排序		
频次	中心度	关键词	频次	中心度	关键词
429	1.2	健康城市	429	1.2	健康城市
65	0.08	健康促进	48	0.16	中华人民共和国
48	0.16	中华人民共和国	43	0.14	世界卫生组织
43	0.14	世界卫生组织	40	0.13	联合国专门机构
40	0.13	联合国专门机构	2	0.09	体育健身
29	0.01	全球健康	65	0.08	健康促进
22	0.01	可持续发展目标	4	0.07	社区居民
21	0.04	健康	18	0.06	市民健康
18	0.06	市民健康	16	0.06	上海市
17	0.01	城市规划	21	0.04	健康

节点中介中心性也是衡量研究热点的指标之一，中心性越高，代表与其相联系的关键词越多，在整个关系网络图中的媒介功能越强。"健康城市"中心性最高，"联合国专门机构""体育健身""健康促进""社区居民"等的中心性较高，说明它们在整个关系网络中发挥着较大的联络和中转作用，是健康城市研究的重点。

结合高频关键词、中介中心性及关键词共现知识图谱（图 2-5），从宏观层面可推断，在健康城市研究主题中"健康城市""健康促进""世界卫生组织""全球健康""可持续发展目标"等为热点关键词。

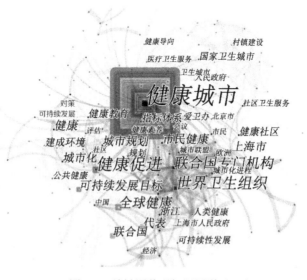

图 2-5 关键词共现知识图谱（二）

（二）基于关键词聚类的研究热点分析

利用 CiteSpace 的关键词聚类分析功能，可以揭示其内容的总体特征及研究内容之间的内在联系等，明确该领域学术研究的发展脉络和发展方向。本节研究中，将关键词共现图谱利用谱聚类算法进行自动聚类，生成关键词聚类知识图谱，如图 2-6 所示。健康城市研究被划分为 8 个聚类，每个聚类都有一个明确的主题，CiteSpace Ⅴ 从该聚类的施引文献的标题和摘要中提取出现频次较高的短语作为其聚类名称。8 个聚类分别为聚类#0 健康城市、聚类#1 世界卫生组织、聚类#2 十八届五中全会、聚类#3 经济、聚类#4 健康重庆、聚类#5 全球健康、聚类#7 社区居民、聚类#8 健康中国。

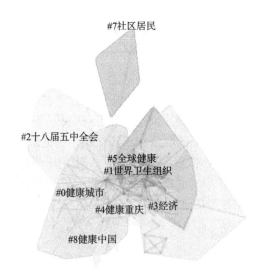

图 2-6　关键词聚类图谱（二）

根据聚类中关键词的多少，CiteSpace Ⅴ 分别对聚类进行了编号，聚类编号越小，表示该聚类中的成员数量越多，研究也就越集中。本次聚类分析共得到 8 个关键词聚类，也就是有关"健康城市"的研究涉及多个研究方面，结合通过 LLR 算法得到的关键词（表 2-5），将聚类所代表的研究主题进一步进行归纳，围绕健康城市建设主要有以下几个研究方向。

表 2-5　关键词聚类相关信息（二）

聚类编号	聚类规模	平均年份	LLR 关键词
0	54	2010	健康城市（77.39）；全球健康（38.56）；中华人民共和国（34.77）；世界卫生组织（32.49）；联合国专门机构（32.49）
1	37	2004	城市化进程（45.14）；城市病（39.17）；全球健康（34.94）；联合国（30.1）；城市联盟（29.44）；世界卫生组织（27.98）

续表

聚类编号	聚类规模	平均年份	LLR 关键词
2	27	2015	十八届五中全会（46.08）；乡镇卫生院（41.64）；国家卫生城市（39.25）；医疗卫生服务（38.96）；服务业（38.96）
3	19	2008	经济（36.61）；持续发展战略（32.04）；经济发展战略（32.04）；思维形式（27.5）
4	15	2011	健康重庆（22.67）；策略（17.74）；北京市（17.74）；市民健康（17.68）；卫生局（17.46）；指标体系（14.71）
5	11	2014	全球健康（227.66）；可持续发展目标（176.3）；联合国（156.93）；健康促进（152.57）；可持续性发展（54.75）
7	6	2007	社区居民（44.37）；科普教育（36.91）；禁止吸烟（29.48）；公共场所（28.64）；健身跑（22.07）；体育健身（22.07）
8	3	2017	健康中国（73.04）；大健康人文（54.4）；家庭健康人文（26.93）；城市健康人文（26.93）；健康评价（8.92，0.005）

注：括号内为 LLR 似然值

（1）健康城市的发展历程，其中主要包括聚类#0 健康城市、聚类#1 世界卫生组织、聚类#5 全球健康，关键词包括城市联盟、可持续发展目标、联合国等，主要关于健康城市的发展演进、我国健康城市建设取得的成就及面临的挑战、问题和对策。我国健康城市建设虽然起步较晚，且覆盖范围与欧洲等国家相比尚有所差异，但我国二十年的健康城市建设也积累了丰富的经验（范旭东，2018）。截至 2019 年底，我国已召开了 12 届中国国际健康城市市长论坛和 11 届健康中国论坛，逐步形成了不同于西方的并具有中国传统文化和中国风格的健康城市建设道路。

（2）健康中国背景下的健康城市建设，包括聚类#2 十八届五中全会、聚类#3 经济、聚类#7 社区居民、聚类#8 健康中国，关键词主要包括健康城市、指标体系、市民健康、体育健身、健康中国等。2015 年，十八届五中全会提出"推进健康中国建设，党的十九大报告提出要实施健康中国战略，《"健康中国 2030"规划纲要》也在落实之中，在全国范围内展开健康城市的试点和探索工作。各个城市坚持"以人民为发展中心"的理念，贯彻"将健康融入所有政策""人民共建共享"的工作方针（国家卫生健康委员会，2018），因地制宜地探索健康城市建设的实现路径。在国家层面设立的国家卫生健康委员会也从制度设计上保障了大健康政策的落实（李玲，2018）。

多篇文献探讨在政策的有利背景下健康城市的发展路径和健康城市建设的指标评价体系。《全国健康城市评价指标体系（2018 版）》目的在于指导各城市通过改进自然、社会环境和健康服务，全面普及健康生活方式，满足居民健康生活需求，实现城市建设与人的健康协调发展（国家卫生健康委员会，2018）。该指标体系能比较客观地反映各地区健康城市建设的进展情况，针对工作中的薄弱环节，不断调整和完善建设健康城市的工作方案，推动健康城市的可持续性发展。健康城市建设的发展应从"德、智、体、美、劳"五个维度着眼，即传承传统文化与美德，建设中国特色社会主义城市文明；建设智慧城市，提供智能服务；综合提高国民身体素质，实现健康长寿；营造自然环境美；构建和谐劳动关系，实现人民安居乐业（陈远，2018）。

三、健康城市研究展望

健康城市是 WHO 为应对快速城市化进程带来的负面影响而提出的一项全球性战略计划，也是推进"健康中国"目标的重要抓手和全面建成小康社会的重要内容（温秋月等，2018）。本章通过文献计量的方式，对 CNKI 数据库收录的 783 篇健康中国相关文献进行梳理分析，客观、直接地呈现出以健康城市为主题的研究现状，并确定健康城市建设的研究热点，文献的主要内容包括以下几个方面。

一是目前我国健康城市建设经过 20 多年的探索和发展已取得了长足进步，主要表现在以下方面：坚持"大卫生、大健康"的发展理念，通过"政府主导、部门协作、社会参与"的运行机制和"政府规划+项目推进"的建设方式（黄国武，2018），以及正面积极的宣传教育等方式不断推动着健康城市的发展。

二是我国健康城市的建设在取得成效的同时，也面临着新的挑战和任务。健康城市建设的内容涵盖了营造健康环境、优化健康服务、构建健康社会、培育健康人群和发展健康文化五方面的内容（李立明，2018）。在健康中国背景下，坚持"大卫生、大健康"、共建共享的发展理念，建设有利于健康的城市环境，包括建设安全的自然环境和宜居的生活环境。通过广泛动员形成建设合力，统筹城乡突出区域特色，通过健康城市评价体系及时总结健康城市建设的工作经验，从而发现薄弱环节促进科学发展。

三是有许多研究者对某地区建设健康城市的现状、问题及对策进行了描述，从而给其他地方的建设工作提供了相关经验。各地区在健康城市建设过程中要结合自身特点和本身具备的优势资源，创新工作模式，合理规划，建立健康城市评价体系，制定科学的阶段性目标，建设能够满足人民生活需求的健康生活环境。

健康城市建设是健康促进工作的重要组成部分，是健康融入所有政策的重要体现，通过健康城市建设可以更好地展现这一政策的长远意义和科学价值；是落实中央全面建成小康社会、建设健康中国的重要抓手。在国家政府、部门、社会和个人的共同努力下，中国健康城市建设必然成为我国健康中国建设中健康环境建设的重要组成部分，并在健康中国建设中发挥积极的作用（李立明，2018）。

根据以上结论可以发现，众多研究者从不同视角阐释了健康城市的建设作用与意义，但目前研究较多的是理论研究与探索。健康城市建设是基于每个城市的特点来不断提高和完善工作的过程，因此在未来的研究中，各研究者可在现有研究结果的基础上，针对不同地区健康城市建设的工作方案提出更多可执行的建议（范旭东，2018），真正做到以人民健康为中心，为居民打造健康和谐的生活环境。

本节研究使用信息可视化软件 CiteSpace V 对"健康城市"研究现状和进展绘制相关的知识图谱，通过定性和定量分析得到研究结论。但本节研究仍具有不足之处：一是数据来源主要为 CNKI，软件无法跨库处理文献，没有获取其他数据库的数据，因此本节研究在数据源方面显得不够全面。二是由于 CNKI 尚未开放文章引文数据，因此，本节研究没有进行引证分析，无法更深入研究该领域各学科知识流动规律。在未来的研究中，需要扩大数据源并改善数据预处理方法，从而更深入地了解该领域的研究现状，并提出更利于健康城市建设的策略和措施。

参 考 文 献

陈秋霖. 2015-11-06. 以五大发展理念指引健康中国建设. 内蒙古日报（汉），7.

陈远. 2018-07-02. 健康城市建设的五个维度. 中国人口报，3.

陈竺. 2014. 中国卫生改革发展与健康国家战略. 中华医学杂志，94（27）：2081-2085.

范旭东. 2018. "健康城市"国内外研究进展述评与建设启示. 体育科技文献通报，26（10）：28，70.

高虎城. 2013-12-09. 学习习近平讲话：中国越发展就越开放. http://theory.gmw.cn/2013-12/09/content_9742466.htm.

宫鹏，杨军，徐冰，等. 2018. 发展中国的健康城市建设理论与实践. 科学通报，63（11）：979-980.

顾昕. 2017. 中国医疗保障体系的碎片化及其治理之道. 学海，（1）：126-133.

国家卫生健康委员会. 2018. 国家卫生健康委员会介绍健康城市评价体系等情况. 人口与计划生育，（4）：7-9.

郝岩颖. 2017-06-29. 关于五大发展理念提出背景. http://www.doc88.com/p-2836356744040.html.

胡善联. 2018. 健康融入所有政策是建设"健康上海 2030"的政策保障. 上海预防医学，30（1）：7-10.

胡玉坤. 2018. 以五大发展理念引领健康中国战略的落地生根. 人口与发展，（1）：6-11.

黄国武. 2018. 健康中国背景下我国健康城市发展研究. 西北大学学报（哲学社会科学版），48（3）：74-85.

李立明. 2018. 关于开展健康城市建设的一点思考和认识. 科学通报，63（11）：988.

李玲. 2017-07-06. 医改核心是革新治理体系. http://www.qstheory.cn/society/2017-07/06/c_1121275381.htm.

李玲. 2018. 探索中国城市健康之路. 科学通报，63（11）：981-982.

李滔，王秀峰. 2016. 健康中国的内涵与实现路径. 卫生经济研究，（1）：4-10.

刘继恒，徐勇. 2018. 健康城市建设评价方法研究与实践. 公共卫生与预防医学，29（3）：9-12.

卢元镇. 2016. 全民健身：健康中国的有力支撑. 中国卫生，（9）：25-26.

马晓伟. 2017. 贯彻落实《纲要》全力推进健康中国建设. 时事报告，（3）：18-25.

前瞻产业研究院. 2016-05-11. 2006-2015 年城乡居民人均医疗保健支出情况. https://bg.qianzhan.com/report/detail/459/160511-b17af97a.html.

宋大平. 2017. 全球、区域及国家视野下的全民健康覆盖：进程与挑战. 中国卫生经济，36（5）：5-7.

王东进. 2016. 全民医保在健康中国战略中的制度性功能和基础性作用（上）. 中国医疗保险，（11）：5-8.

王东进. 2017. 理性推进三医联动，合力建设健康中国. 中国医疗保险，（1）：1-4.

王淑荣，许力双. 2016. 共享发展理念的重大意义与实践指向. 红旗文稿，（4）：14-16.

温秋月，卢东民，姜宝荣，等. 2018. 我国城市健康城市指标体系的系统评价. 中国循证医学杂志，18（6）：617-623.

严九元. 2015-11-13. 中国那么大，住哪命更长? http://www.360doc.com/content/15/1113/22/16067555_513037734.shtml.

俞琴. 2016-11-03. 国家统计局：农村 5 岁以下儿童死亡率高于城市 1.2 倍. https://www.jiemian.com/article/938513.html.

袁甘一. 2018. 健康优先的治理方略研究. 当代经济管理，40（3）：37-40.

张研，张亮. 2018. 健康中国背景下医疗保障制度向健康保障制度转型探索. 医疗保障，11（1）：2-5.

郑秉文. 2017. "健康中国"的解读：从理念精髓到中国国情——学习习近平总书记在全国卫生与健康大会上讲话的体会. 中国医疗保险，（3）：18-19.

中共中央宣传部. 2019. 习近平新时代中国特色社会主义思想学习纲要. 北京：学习出版社，人民出版社.

中华人民共和国国家卫生健康委员会. 2017-02-16. 解读《中国防治慢性病中长期规划（2017-2025 年）》. http://www.xinhuanet.com/health/2017-02/16/c_1120476282.htm.

第三章　健康中国评价指标体系 及其综合指数测量

　　在 2016 年全国卫生与健康大会上，习近平强调，健康是促进人的全面发展的必然要求，是经济社会发展的基础条件，是民族昌盛和国家富强的重要标志，也是广大人民群众的共同追求[1]。2019 年，健康中国行动推进委员会就十九大报告中提出的健康中国实施战略制定出《健康中国行动（2019—2030 年）》。随后，党的十九届四中全会通过的《中共中央关于坚持和完善中国特色社会主义制度　推进国家治理体系和治理能力现代化若干重大问题的决定》中，也提出要"强化提高人民健康水平的制度保障。坚持关注生命全周期、健康全过程，完善国民健康政策，让广大人民群众享有公平可及、系统连续的健康服务"[2]。国际上著名的管理学专家彼得·德鲁克在《管理实践》一书中提出："只有可度量，才能可操作"（德鲁克，1989）。因此要想实现"健康中国"的有效且深入推进，必须建立起合理的监测评价框架来进行持续性的评价和针对性的改进。因此，本章首先对目前"健康中国"评价的研究进行评述，了解国内外健康评价研究现状，再在整理大量文献、专家咨询和专题小组讨论的基础上构建理论版"健康中国"评价指标体系及综合指数模型，然后针对湖北省各地市州开展实证研究，收集相关资料，验证指标体系及模型的适用性，最后依据实证的评价结果，对"健康中国"的未来建设提出有价值且适用的政策建议。具体从以下六个步骤详细描述"健康中国"评价指标体系及其综合指数模型的建立：①评述"健康中国"评价研究现状；②开发"健康中国"评价体系构建的理论框架及初始评价指标；③建立理论版"健康中国"评价指标体系；④形成实操

---

　　[1] 习近平：把人民健康放在优先发展战略地位. http://www.xinhuanet.com//politics/2016-08/20/c_1119425802.htm，2016-08-20.

　　[2] 中共中央关于坚持和完善中国特色社会主义制度　推进国家治理体系和治理能力现代化若干重大问题的决定. http://www.gov.cn/zhengce/2019-11/05/content_5449023.htm，2019-11-05.

版"健康中国"评价指标体系；⑤进行实操版"健康中国"评价指标体系综合指数模型的实证研究；⑥为未来"健康中国"建设提出针对性建议。

第一节　健康中国评价研究现状

目前，关于"健康中国"的研究较多，主要分为以下五个方面（李昶达和韩跃红，2017）：①"健康中国"的概念层面，主要包括"健康中国"提出的背景、意义及其必要性。②"健康中国"的目的层面，具体描述"健康中国"战略对健康、卫生领域的促进与提升，包括医疗卫生领域的紧缺人才培养、各类人群的健康教育、疾病预防、职业健康、心理健康等。③"健康中国"的制度层面，具体是"健康中国"相关的体制机制建设，包括信息化建设、公立医院改革、分级诊疗、健康服务模式变革等。④"健康中国"的实践研究，大致介绍了各地区的"健康中国"实践策略研究，如健康甘肃建设、健康四川建设、健康湖北建设等。⑤"健康中国"的评价层面，学者孟庆跃（2016）提出监测和评价制度创新将是"健康中国"建设的方向保障，如果缺乏有效的监测和评价制度，就难以实现"健康中国"真正意义上的发展，其他著名学者如方鹏骞、刘雷和肖月等也分别从不同的角度提出了如何建立"健康中国"评价体系。总体来看，目前"健康中国"相关的研究整体处于起始阶段，基本集中于价值、意义及相关机制设计与健康实践的总结范围之内，健康中国的评价研究整体较少。下面将整理和归纳"健康中国"相关评价研究现状，并提出笔者的看法。"健康中国"相关的评价研究主要分为"健康中国"整体评价和具体层次的健康评价两个方面。

一、关于"健康中国"整体评价

刘雷（2017）从中国的基本国情出发，参考美国、日本、加拿大、欧盟等国家和地区在健康战略方面的经验，依据对可公开获取的健康统计数据的分析比对，提出"健康中国2030"的总体目标和指标体系，为《"健康中国 2030"规划纲要》的制定提供参考，提出了在明确"健康中国"建设的核心目标和三项基本任务（控制健康风险、提升健康质量、建设健康能力）的前提下，需要建立指标体系来跟踪测量国民的健康情况，评估战略规划的实施效果。其认为应依据三项基本任务来进行设立，具体分为核心指标、主要指标和普通指标三个层次，核心指标包含在主要指标之中，核心指标反映战略目标的完成情况，主要指标反映三项基本任务的完成情况，普通指标反映三项任务的普通指标的进展，涉及的指标较多且层次不够明晰，并且没有考虑实际操作的可行性。肖月等（2017）通过梳理国外国民健康战略评价研究成果，遵从导向性、代表性、可行性和可操作性、系统性等原则，围绕健康水平、个人行动和生活习惯、健康社会影响因素、疾病控制、基本医疗卫生服务、健康体系支撑、健康保障和筹资等重点领域，依据国际通用的期望寿命、健康预期寿命、妇幼死亡率、患病/发病率、营养状况等反映人口健康水平的主要指标，形成了包含健康水平、健康生活、健康服务与保障、健康环境、健康产业5个领域15个指标的健康中国2030核心指标体系。相较于以往研究，此研究的"健康中国"评价模型完整度较好，但是在具体指标设立方面也存在些许不足，其具体指标的设立较少，如健康服务业维度只有健康服务业总规模1个具体指标，对于健康服务业的评价就较为片面。陈婷和方鹏骞（2016）围绕五大发展理念，基于帕森斯结构功能主义的AGIL[①]框架形成"健康中国"评价指标体系，其分为四个维度和若干具体评价指标，其四个维度分别为健康环境、健康保障、健康人群和健康产业。其中，健康环境维度包括空气污染指数、水质监测数据、森林覆盖率、一次能源强度等具体指标，健康保障维度具体包括不平等调整后收入指数、卫生总费用占GDP比例、实际医保基金报销比例等具体指标，健康人群维度包括人均期望寿命、孕产妇死亡率、婴儿死亡率、慢性病管理、个人卫生支出占卫生总费用比例等具体指标，健康产业维度包括医疗服务、医药生产、健康管理等健康行业的运行与投资情况等具体指标，在评价模型的量化研究上提出使用熵值法进行权重确定的构想，但该研究仅停留在设想阶段，并未提出完整的指标评价体系及其相关量化研究。

除上述学者对"健康中国"评价模型的直接研究外，学界对"健康中国"主要维度的探讨总体尚处于探索阶段(李昶达和韩跃红，2017)。李滔和王秀峰（2016）将"健康中国"划分为健康环境、健康人群、健康社会与健康产业4个部分，饶克勤（2016）将"健康中国"划分成健康环境、健康国民与健康覆盖3个层面。

二、健康的不同层次的评价

"健康中国"是健康评价的宏观层面，在"健康中国"评价的框架下，还分

---

① AGIL：adaptation（适应）、goal-attainment（目标达成）、integration（整合）、latent pattern-maintenance（潜在模式维系）。

别开展了很多关于健康城市的评价，由健康城市评价又延伸出健康环境、健康人群等维度的评价。

（一）健康城市评价

健康城市相关的评价主要分成两个方面，一方面是以整个中国的健康城市建设为研究对象，测度和归纳我国健康城市的总体建设情况，如温秋月等（2018）系统梳理了中文数据库和国内政府官方网站的健康城市指标相关的文献和政府文件等，归纳了我国 24 个城市的健康城市指标体系的整体特征，指出其在内容上与国际体系内容基本一致，但也存在指标数量过多、指标诠释不一、类别划分不当等问题，为我国的其他城市制定健康城市指标和评价体系提供基线数据和借鉴。武占云等（2015）通过基于"五位一体"总体布局思想构建的城市健康发展评价指标体系，对全国 287 个地级及以上建制市的健康发展情况进行综合评价，得出中国城市健康发展的总体状况不容乐观，推动城市由亚健康向健康发展转型的任务艰巨。另一方面是运用不同的框架对不同城市的特色健康城市建设进行评价，如李金涛和王建勋（2017）按照 SPIRIT 框架，从政府主导、技术支持、跨部门合作、资源保障、项目化运作、环境和基础设施改善、健康细胞工程、信息交流 8 个方面，对杭州市建设健康城市工作运行机制进行了系统的评价和总结。黄文杰（2016）通过文献综述、定性访谈法和专家法形成了由 8 个一级指标、14 个二级指标、103 个三级指标组成的重庆市健康城市评价指标体系，8 个整体维度分别为环境指标、社会指标、健康服务、健康人群、健康场所、特色指标、民意指标、组织保障指标。

（二）维度评价

健康环境的评价包括对生态系统和居住环境的评价，如张峰（2014）从系统论方面考虑，利用因果关系理论模型 DPSIRM 模型（driving-pressure-state-impact-response-management，驱动力−压力−状态−影响−响应−管理）建立城市健康评价指标体系，将描述生态系统的健康距离模型进行改进，对大连市近十年来的人居环境健康度进行了评价研究。赵强（2012）总结国内外相关指标体系的已有研究成果，全面系统地梳理了影响社区生存和发展的各类因素，并将生态系统健康评价引入社区，创建了社区生态系统健康评价指标体系，并利用理论结合实际的研究方法，将指标体系应用到中新天津生态城的社区评价中，论证健康生态社区评价体系的合理性、可操作性和科学性。健康人群的评价主要集中于老年人等特定群体，如郑晓瑛（2000）从社会学、医学、人口学和养老保障经济学的综合角度出发，采用健康评价理论，分析已经被应用和未被应用的老年人口的生理、心理、社会适应性等方面评价指标内容的合理性，为合理表达不同社会背景的老年人口的生活自理能力（activities of daily living，ADL）和社会服务设施利用能力（instrumental activities of daily living，IADL）提出了健康状态评价原则，为中国的老年医疗保健和养老保障决策提供参考。晋菲斐等（2018）通过文献检索和专家咨询法筛选出 43 个条目，分别从健康意识和观念（16 个条目）、健康知识（21 个条目）、健康技能（3 个条目）和健康信息认知与应用（3 个条目）4 个方面对农村居民健康素养进行评价。

　　由上述"健康中国"总体评价研究现状来看，对"健康中国"整体评价模型的研究大多集中于"健康中国"的维度及定性的评价理论模型研究，对于模型的论证极少，这可能是因为自《"健康中国 2030"规划纲要》发布至今在实践层面尚处于政策落地阶段，因而评价研究本身存在相当的滞后性；对于"健康中国"的不同层次评价研究，主要集中于构建评价理论模型或者利用量表等方法进行评价，很少有将两者相互结合的研究。所以基于目前学者研究的优势，本章将以五大发展理念和 AGIL 框架为理论背景，通过文献法、专家访谈法等建立"健康中国"评价指标体系，并利用熵权 TOPSIS（technique for order preference by similarity to ideal solution，优劣距离）法构建湖北省各地市州的综合指数评价模型，进行评价指标体系的实证研究，理论结合实践，将对促进健康中国建设有显著的理论意义和现实意义。

第二节　健康中国评价体系构建的理论框架及初始指标

　　本章的健康中国评价维度的理论框架包含理念背景和社会结构功能框架。在理念背景和理论框架指导下，将健康中国建设具体分解为健康环境、健康保障、健康人群、健康产业 4 个维度。参考相关研究报告、年鉴和已有相关评价指数中的相关信息构建健康中国评价指标库。通过文献法、专题小组讨论及专家访谈法对健康中国指标体系遴选指标库的 88 项指标及 35 项原始指标进行评价，形成了健康中国评价的初步指标体系。

一、理论框架

健康中国评价维度的理论框架是基于理念背景和社会结构功能框架构建的。

（一）理论基础

1. 理念背景

健康中国评价应坚持创新、协调、绿色、开放、共享的发展理念。第一要坚持创新发展，通过理念创新、制度体制创新、发展方式创新、文化创新和科技创新，持续推进医疗卫生服务体制改革，建立健康友好型社会。第二要坚持协调发展，将健康融入所有政策，统筹城乡区域协调发展，完善分级诊疗制度建设，维护健康的公平性。第三要坚持绿色发展，打造健康社会、生态社会，构建绿色医疗卫生服务体系。第四要坚持开放发展，以开放、融合的态度推进健康服务业发展，积极跟进全球健康战略的动态，支持促进健康服务业多元发展，满足不同健康需求。第五要坚持共享发展，完善基本医疗卫生制度，共享发展成果，实现全民健康覆盖。具体来讲，从理念、法律、制度、体制机制、文化、产品等层面探讨创新，从医药卫生体制改革的制度衔接与整合来探讨协调，将环境问题列入健康领域来探讨绿色发展，以充分释放市场活力来分析健康领域的开放，在新经济背景下探讨健康领域的共享。

2. 社会结构功能框架理论

本章以 AGIL 分析框架作为健康中国评价研究依据。AGIL 是由结构功能理论的领袖人物塔尔科特·帕森斯于1953年从结构与功能的关系出发，提出的用来对功能主义进行全面系统的理论研究的模型（帕森斯等，1989）。帕森斯认为任何社会行为系统实现其功能必须有 4 个先决条件，即适应（adaptation，简称 A）、目标达成（goal attainment，简称 G）、整合（integration，简称 I）和潜在的模式维持（latent pattern maintenance，简称 L），具体如下：适应指行为系统必须在与外部环境能量交换的过程中获取维持整个系统的资源，并将资源有机地分配给整个系统，形成有机体系统，承担适应功能；目标达成指系统的目标导向和对系统目标次序等级排列，以及利用系统资源，完成目标的功能，该功能由人格系统承担；整合指为了使系统内部各个子系统之间相互协调，必须将各个部分联系起来，使系统可以整体地发挥作用，该功能由社会系统执行；潜在的模式维持指系统的过程必须有一定规范，以保持系统的连续进行，在系统互动停止时期，可以对其原有模式加以保存，并且对系统内部的紧张状态起到缓和作用，由文化系统执行

"维模"功能（姜令颂和苏莉，2017）。任何社会系统都必须服从以上4种功能，如果要取得均衡和维持这个系统继续存在，它们必须得到充分满足（韩俊，2009），同时，以上4种功能反映了有机体的系统与有机体的某种需要之间的相互联系，彼此之间紧密关联、相辅相成（杨秀丽，2017），为研究不同层次行动系统提供了功能分析框架。"健康中国"评价指标体系无疑属于社会系统中的子系统，因此可以运用帕森斯的AGIL模型四个先决条件对其进行分析。首先，将健康中国置于卫生系统所处的外部社会环境中进行分析（适应）；其次，明晰健康中国建设的导向——以促使人群健康为目标（目标达成）；再次，健康中国建设的资源体系整合使之更有效率，各种人力资源、医药整合（整合）；最后，探讨健康产业科学、可持续的发展模式（潜在的模型维持）。

（二）理论框架

参考AGIL分析框架，本章研究将健康中国建设具体分解成健康环境、健康保障、健康人群、健康产业4个维度（图3-1），并根据其逻辑关系构建本章研究的理论框架。

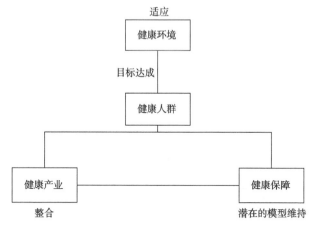

图3-1 健康中国指标体系维度设计

二、健康中国评价初始指标构建

健康中国评价初始指标主要基于文献法获得的健康中国评价指标库、指标评价标准及专家法进行构建。

（一）建立健康中国评价指标库

参考相关研究报告、年鉴和已有相关评价指数中的相关信息构建健康中国评价指标库：①相关研究报告（或统计年鉴等），如《"健康中国 2020"战略研究报告》、《中国统计年鉴》、《中国卫生统计年鉴》、《国民经济和社会发展统计公报》、《环境统计手册》、《中国绿色发展指数年度报告》、《中国省域生态文明建设评价报告（ECI2010）》、《国家卫生服务调查》、《中国居民营养与健康状况调查的总体方案》、《中国城市发展能力指标体系》、《全国精神卫生工作体系发展指导纲要（2008 年-2015 年）》、《世界卫生报告》、《世界卫生统计》、《联合国千年发展目标报告》、《世界可持续发展年度报告》和《美国健康国民 2020 目标框架基本测量指标》；②已有相关评价指数，如人类发展指数、生态文明指数、绿色 GDP、人类绿色发展指数、六维健康调查短表、欧洲五维健康量表、健康效用指数（health utilities index，HUI）和健康指数量表质量（quality of well-being scale，QWBC），遴选各个参考指标来源出现频次大于 2 的指标，共计 88 条具体条目，见表 3-1。

表 3-1　健康中国指标体系遴选指标库

序号	指标	来源数量	卫生服务调查包括与否	卫生统计年鉴包括与否	维度
1	人均期望寿命（年）	5	1	1	3
2	婴儿死亡率（‰）	5	0	1	3
3	孕产妇死亡率（/10 万）	4	0	1	3
4	重点传染病控制—结核病（结核病报告病例数、发病率、流行率和死亡率）	4	0	1	3
5	成人识字率（%）	4	0	1	3
6	由卫生技术人员接生的新生儿比例（%）	3	0	1	3
7	青少年生育率（未成年人生育率）（%）	3	0	0	3
8	1 岁内儿童麻疹免疫接种率（%）	3	0	0	3
9	基尼系数（收入基尼系数）	3	0	0	1
10	人均 GDP	3	0	1	1
11	疼痛或者不舒服	3	0	0	4
12	第三产业增长值占 GDP 的比重（第三产业增加值占地区生产总值的比重）（%）	3	0	1	4
13	城市居民人均可支配收入（城市居民可支配收入的增长，居民可支配收入）	3	0	1	1
14	焦虑或者抑郁	3	0	1	3
15	空气质量满意度（空气质量指数超过 100，地级及以上城市空气质量优良天数比率）	3	0	0	1
16	道路密度（人均拥有铺装道路面积/平方米，人均城市道路面积）	3	0	0	1
17	人口（样本地区人口、人口数、总人口）	3	0	1	3

续表

序号	指标	来源数量	卫生服务调查包括与否	卫生统计年鉴包括与否	维度
18	资源状况（可再生资源；资源环境效率，生产过程资源耗竭全部，资源恢复过程资源耗竭全部，污染治理过程资源耗竭全部，最终使用资源耗竭全部，资源恢复部门新创造价值全部，资源产出率）	3	0	0	1
19	社区卫生服务中心（站）（个）	3	1	1	2
20	乡镇卫生院（个）	3	1	1	2
21	村卫生室（个）	3	1	1	2
22	门诊部（所）（个）	3	1	1	2
23	疾病预防控制中心（个）	3	0	1	2
24	卫生监督所（中心）（个）	3	0	1	2
25	杀人案（杀人犯罪率）	2	0	0	1
26	公立医院数	2	0	1	2
27	民营医院数	2	0	1	2
28	避孕普及率（%）	2	0	1	3
29	未满的计划生育需要［未满足计划生育的需要率（%）］	2	0	0	3
30	5至24岁人口艾滋病病毒感染率［年龄在5~49岁成年人中艾滋病病毒感染率（%）］	2	0	0	3
31	疟疾发病率和死亡率（%）	2	0	0	3
32	饮用改进过的饮用水的人群比例（%）	2	0	1	1
33	成人死亡率（%）（每千人口中年龄在15~60岁的死亡概率）	2	0	0	3
34	疟疾病报告病例数	2	0	1	3
35	结核病报告病例数	2	0	1	3
36	5岁以下儿童发烧接受抗疟疾治疗的比例（%）（5岁以下发烧儿童中得到适当治疗疟药物治疗的人口比例）	2	0	0	3
37	人口年增长率（%）	2	0	1	3
38	居住在城市的人口数（%）	2	0	1	3
39	总和生育率（%）（每位妇女）	2	0	1	3
40	孕产妇、婴儿及儿童健康（产妇死亡率）	2	1	1	3
41	艾滋病病毒/艾滋病：抗逆转录病毒治疗的覆盖率（%）（需要治疗的人得到治疗）［晚期艾滋病病毒感染者中接受抗逆转录病毒疗法的覆盖率（%），为预防母婴传播，艾滋病病毒感染的孕妇接受抗逆转录病毒治疗覆盖率（%）］	2	0	0	3
42	早产和死胎（早产儿）	2	0	1	3
43	儿童腹泻死亡率［5岁以下儿童腹泻后接受口服补液疗法的比例（%）］	2	0	0	3
44	肺结核死亡率（肺结核发病率、流行率和死亡率；采用短期直接观察处置疗法发现并治愈的肺结核患者比例）	2	0	1	3
45	医疗保障覆盖率（%）	2	1	1	2
46	高等教育毛入学率（高等教育入学率）（%）	2	1	1	3

续表

序号	指标	来源数量	卫生服务调查包括与否	卫生统计年鉴包括与否	维度
47	每万人拥有公共交通车辆［绿色出行（城镇每万人口公共交通客运量）］	2	0	0	1
48	自来水普及率（农村自来水普及率）（%）	2	0	1	1
49	糖化血红蛋白值大于9%的糖尿病成人患者（重点慢性病防控—糖尿病控制）	2	0	0	3
50	热带病（血吸虫病、淋巴丝虫病、土源性蠕虫病、盘尾丝虫病）：以青蒿素为基础的联合疗法疗程（M）（重点传染病控制—血吸虫病）	2	0	0	3
51	人畜共患病及边缘化感染（重点传染病控制—人畜共患病）	2	0	0	3
52	饮用水达标率（环境与健康—饮用水安全水平）	2	0	1	1
53	5岁以下儿童死亡率（%）	2	0	1	3
54	公众对生态环境质量满意程度（居民对本地区生态文明建设、生态环境改善的满意程度）	2	0	0	1
55	卫生支出人均（个人现金卫生支出）	2	0	0	2
56	卫生支出（政府卫生支出，社会卫生支出）	2	0	1	2
57	GDP（名义GDP，传统GDP）	2	0	1	3
58	移动电话网络覆盖人群（%）（每百人拥有固定电话和手机数，使用移动电话和固定电话的人）	2	0	0	3
59	贫困发生率（%）（由自付费用造成的贫困的发生率）	2	0	0	3
60	人均二氧化碳排放量（吨）	2	0	0	1
61	单位GDP能源消耗降低	2	0	0	1
62	单位GDP二氧化碳排放降低	2	0	0	1
63	非化石能源占一次能源消费比重（%）	2	0	0	1
64	能源消费总量	2	0	0	1
65	万元GDP用水量下降	2	0	0	1
66	用水总量	2	0	0	1
67	耕地保有量	2	0	0	1
68	新增建设用地规模	2	0	0	1
69	近岸海域水质优良（一、二类）比例	2	0	0	1
70	化学需氧量排放总量减少	2	0	0	1
71	氨氮排放总量减少	2	0	0	1
72	二氧化硫排放总量减少	2	0	0	1
73	氮氧化物排放总量减少	2	0	0	1
74	森林覆盖率（%）	2	0	0	1
75	森林蓄积量	2	0	0	1
76	草原综合植被覆盖度	2	0	0	1
77	教育事业费支出占地区生产总值的比重（%）（教育投入）	2	0	0	3
78	恩格尔系数（%）	2	0	1	3

续表

序号	指标	来源数量	卫生服务调查包括与否	卫生统计年鉴包括与否	维度
79	人均拥有公共绿地（平方米）（人均公园绿地面积）	2	0	0	1
80	人均地区生产总值（美元）	2	0	1	3
81	执业（助理）医师（人）	2	0	1	2
82	注册护士（人）	2	0	1	2
83	每千农村人口乡镇卫生院床位数（乡镇卫生院床位数）	2	0	1	2
84	出院人数	2	0	1	3
85	新生儿死亡率（‰）	2	0	1	3
86	人均卫生费用	2	1	1	2
87	养老服务机构（个）	2	0	1	2
88	卫生总费用占 GDP 比重（%）	2	0	1	2

注：0 代表卫生服务调查/卫生统计年鉴没有包含某一指标，1 代表卫生服务调查/卫生统计年鉴包含某一指标。维度指健康环境、健康保障、健康人群、健康产业 4 个维度，4 个维度分别用 1、2、3、4 表示

（二）健康中国评价原始指标体系

依据前文确定的创新、协调、绿色、开放、共享的健康中国评价发展理念和社会结构功能框架理论，通过文献法和课题组开展的专题小组讨论，对表 3-1 的88 项指标进行划分和筛选，形成包括健康环境、健康保障、健康人群和健康产业4 个维度 35 个指标的健康中国评价的原始指标体系，具体见表 3-2。

表 3-2　健康中国评价的原始指标体系

测量维度	指标
健康环境	1. 全年环境空气质量达到优、良的天数（天）
	2. 城市建成区绿化覆盖率（%）
	3. 生活污水处理率（%）
	4. 垃圾无害化处理率（%）
	5. 农村生活饮用水水质卫生合格率（%）
	6. 农村卫生厕所普及率（%）
	7. 人均体育用地（%）
	8. 食品质量总体抽查合格率（%）
健康保障	9. 卫生总费用占 GDP 的比例（%）
	10. 政府卫生总支出占政府总支出的百分比（%）
	11. 政府卫生支出占卫生总费用的比重（%）
	12. 社会卫生支出占卫生总费用的比重（%）
	13. 疾病预防控制支出占卫生总费用的比重（%）
	14. 医疗保障支出占卫生总费用的比重（%）

续表

测量维度	指标
健康保障	15. 每千人口医疗卫生机构床位数（张）
	16. 每千人口执业（助理）医师数（个）
	17. 社会体育指导员数量（个）
	18. 因病致贫返贫比例（%）
	19. 居民医疗保健支出占消费性支出的比例（%）
	20. 个人卫生支出占卫生总费用比例（%）
健康人群	21. 居民健康知识知晓率（%）
	22. 健康技能掌握率（%）
	23. 居民健康行为形成率（%）
	24. 人均预期寿命（年）
	25. 孕产妇死亡率（/10万）
	26. 婴儿死亡率（‰）
	27. 居民体质达标率（%）
	28. 5岁以下儿童死亡率（%）
	29. 慢性病患病率（%）
	30. 职业病报告发病率（%）
	31. 15岁以上人群的抽烟比例（%）
	32. 以乡镇为单位国家免疫规划疫苗接种率（%）
	33. 经常参加体育锻炼的人数比例（%）
健康产业	34. 健康产业总规模（亿元）
	35. 健康产业增值占GDP的比重（%）

（三）健康中国评价指标的专家访谈

主要与健康教育所、药监局、医改办、卫生局和中山大学附属第五医院的专家针对表 3-2 的健康中国原始指标评价体系开展访谈，具体结果如表3-3 所示。

表 3-3　专家访谈结果

机构	访谈结果
健康教育所	①杭州、北京、上海等地已经用数据进行评估，可采用统一的指标。②国家层面的基础指标最多40个，各城市要结合自身实际设计指标。③具体指标方面，"健康人群"下的"知识知晓率"和"行为养成率"现无数据，直接用"健康素养"；可增加"中小学生体重""中小学生肥胖率"指标；"因病致贫返贫"数据无法获得
药监局	①倾向于广义的"健康中国"，包括身体、心理、工作、生活方式、饮食用药等。②具体指标应该包括健康指导、健康风险预警、个体健康监测指标，现有的维度和指标中没有个人健康评价指标或人群占比重衡量指标、生活保健因素、日常生活健康习惯指标、食品营养等

续表

机构	访谈结果
医改办	①"个人卫生支出占卫生总费用的比例"这一指标难获得，建议修改为"个人自付费用"。②对"社会体育指导员"这一指标不了解，可增加"家庭医生"指标。③健康产业的指标可再细化，如"社区图书馆"。④"健康环境"维度中可增加指标"土壤监测"。
卫生局	①指标方面："体质达标率"这一指标难理解；可增加"职业病""心理健康""精神健康"指标；慢性病的定义太广泛，该指标可细化，如"肿瘤"等；可增加"突发公共卫生事件"；其中法定的传染病容易界定，如登革热、新疆的鼠疫；"卫生总费用"数据获得性不定。②维度方面，"健康产业"包括很多，如养老、养生、生物制药，珠海现在用的指标是"健康产业的总规模"；健康环境的指标太少；生态环境的评价可以加入土壤方面的指标；患病率可以修改为具体疾病的下降率
中山大学附属第五医院	①个人倾向于广义的"健康中国"，健康中国应该多关注上游的问题，如心理引导少、心理咨询师少。②健康环境中的污染治理仍有待提高，对已有的维度和指标没有太大的修改意见，但是"因病致贫返贫"这一指标难测量。③"社会体育指导员"指标难理解

（四）健康中国评价的初始指标体系

通过专家访谈法，结合专家意见、实际情况及文献分析对原始指标体系进行增删，形成健康中国评价的初始指标体系，分为健康环境、健康保障、健康人群和健康产业4个维度28个具体评价指标，结果见表3-4。

表3-4　健康中国评价的初始指标体系

测量维度	指标
健康环境	1. 全年环境空气质量优良天数比例（%）
	2. 乡镇城镇集中式饮用水源地水质达标率（%）
	3. 植被覆盖指数
	4. 城市生活垃圾无害化处理率（%）
	5. 农村卫生厕所普及率（%）
	6. 环境污染治理投资总额占生产总值比重（%）
健康保障	7. 每千常住人口执业（助理）医师数（人）
	8. 每千常住人口注册护士数（人）
	9. 每千常住人口药师（士）数（人）
	10. 医疗保健支出费用占总消费支出的比例（%）
	11. 政府卫生支出占政府总支出的比例（%）
	12. 城乡居民医保人均筹资水平（元）
	13. 城镇职工医保人均筹资水平（元）
健康人群	14. 肺结核发病率（%）
	15. 病毒性肝炎发病率（%）
	16. 医疗卫生机构急诊病死率（%）
	17. 医疗卫生机构住院死亡率（%）
	18.我国居民高血压患病率（%）

续表

测量维度	指标
健康人群	19. 老年人群高血压患病率（%）
	20. 老年人群糖尿病患病率（%）
	21. 人均期望寿命（年）
	22. 婴儿死亡率（‰）
	23. 孕产妇死亡率（/10 万）
健康产业	24. 医药制造业总产值（亿元）
	25. 医药制造业固定资产投资（亿元）
	26. 卫生行业固定资产投资（亿元）
	27. 出口药品金额（亿美元）
	28. 医疗仪器及器械出口金额（亿美元）

第三节　理论版健康中国评价指标体系

在前期工作的基础上，召开"健康中国指标测量体系研究"专家研讨会，建立理论版的健康中国评价指标体系。参会的 10 名专家来自卫生行政部门、政府研究部门、高等院校等，从事社会学、卫生经济学、卫生管理学、医院管理、公共卫生、健康教育等领域的工作。专家研讨会经历了以下两个阶段：一是健康中国指标体系的专家咨询论证；二是健康中国评价指标体系专家评判。

一、健康中国指标体系的专家咨询论证

首先，向各位专家介绍健康中国评价指标体系建立前期的研究工作，并让各位专家对健康中国评价初始指标体系的测量维度、测量指标进行讨论，增补、修改指标。研讨会上专家就健康中国评价的初始指标体系展开了讨论，专家意见表现在如下方面，其中专家具体讨论意见见附录 1。

在维度方面：增加了健康生活这一维度，同时健康保障维度分为健康医疗、筹资与医保、医药三个子维度。

在指标方面：①健康环境中增加了"农村生活垃圾无害化处理率（%）""环

境保护投资总额占生产总值比重（%）"这两个指标。②健康保障中，在健康医疗子维度，保留了原来的"每千常住人口执业（助理）医师数（人）""每千常住人口注册护士数（人）""每千常住人口药师（士）数（人）"这三个指标，新增了"每千人口全科医师数（人）""每千人口床位数（张）"这两个指标；在筹资和医保子维度，保留了原来的"医疗保健支出费用占总消费支出的比例（%）""政府卫生支出占政府总支出的比例（%）"两个指标，新增了"卫生总费用占 GDP 的比例（%）""灾难性卫生支出占比（%）"这两个指标；在医药维度，新增了"基本药物种类数及其占比（%）""基本药物金额及其占比（%）"这两个指标。③健康人群中，删除了原来的"病毒性肝炎发病率（%）""医疗卫生机构住院死亡率（%）"这两个指标；新增了"HIV 感染率（%）""全人群患病率（%）""慢性病管理率（%）"这三个指标。④健康产业中，增加了"健康服务业总值规模（亿元）""全生命周期管理率（%）""家庭医生签约管理率（%）""护理医院机构数（家）""健康旅游人数（人）""中医/药医疗服务机构数（家）""健康管理机构数（家）"这几个指标。⑤新增的健康生活维度采用"居民健康素养水平""居民健康教育水平""社区健康设施覆盖""全民健身"四个指标来衡量。

根据专家意见对健康中国评价的初始指标体系进行了修改，形成了第二版健康中国评价指标体系，其中分为健康环境、健康生活、健康保障、健康人群和健康产业 5 个维度 46 个具体评价指标，结果见表 3-5。

表 3-5　第二版健康中国评价指标体系

测量维度		指标
健康环境		1. 全年环境空气质量优良天数比例（%）
		2. 乡镇城镇集中式饮用水源地水质达标率（%）
		3. 植被覆盖指数
		4. 城市生活垃圾无害化处理率（%）
		5. 农村生活垃圾无害化处理率（%）
		6. 农村卫生厕所普及率（%）
		7. 环境污染治理投资总额占生产总值比重（%）
		8. 环境保护投资总额占生产总值比重（%）
健康生活		9. 居民健康素养水平
		10. 居民健康教育水平
		11. 社区健康设施覆盖
		12. 全民健身
健康保障	健康医疗	13. 每千常住人口执业（助理）医师数（人）
		14. 每千常住人口注册护士数（人）
		15. 每千常住人口药师（士）数（人）
		16. 每千人口全科医师数（人）

续表

测量维度		指标
健康保障	健康医疗	17. 每千人口床位数（张）
	筹资和医保	18. 医疗保健支出费用占总消费支出的比例（%）
		19. 政府卫生支出占政府总支出的比例（%）
		20. 卫生总费用占 GDP 的比例（%）
		21. 灾难性卫生支出占比（%）
	医药	22. 基本药物种类数及其占比（%）
		23. 基本药物金额及其占比（%）
健康人群		24. 肺结核发病率（%）
		25. HIV 感染率（%）
		26. 医疗卫生机构急诊病死率（%）
		27. 我国居民高血压患病率（%）
		28. 老年人群高血压患病率（%）
		29. 老年人群糖尿病患病率（%）
		30. 人均期望寿命（年）
		31. 婴儿死亡率（‰）
		32. 孕产妇死亡率（/10 万）
		33. 全人群患病率（%）
		34. 慢性病管理率（%）
健康产业		35. 医药制造业总产值（亿元）
		36. 健康服务业总值规模（亿元）
		37. 全生命周期管理率（%）
		38. 家庭医生签约管理率（%）
		39. 护理医院机构数（家）
		40. 健康旅游人数（人）
		41. 中医/药医疗服务机构数（家）
		42. 健康管理机构数（家）
		43. 医药制造业固定资产投资（亿元）
		44. 卫生行业固定资产投资（亿元）
		45. 出口药品金额（亿美元）
		46. 医疗仪器及器械出口金额（亿美元）

二、健康中国评价指标体系专家评判

专家对第二版指标体系的各维度、各指标从重要性、敏感性、可及性方面进行评价，并指出自己的判断依据及熟悉程度，通过专家评价对指标体系进行进一步筛选，形成理论版健康中国评价指标体系。

（一）专家意见权威程度

专家的熟悉程度和判断依据是决定专家意见权威程度的两个重要因素；专家权威程度用 Cr 表示，为专家熟悉程度系数（Cs）与判断系数（Ca）的算术平均值，将专家对指标的熟悉程度分为很熟悉、较熟悉、一般、较不熟悉、很不熟悉；判断依据分为理论分析、工作经验、国内外同行了解、直观感受。同时，将熟悉程度与判断依据进行赋值（羊轶驹，2014），其按熟悉程度赋值的 5 分类和按判断依据赋值的 4 分类结果见表 3-6，赋值的范围是[0，1]，值越大代表熟悉程度越大、判断依据越可靠。

表 3-6　熟悉程度与判断依据赋值表

熟悉程度	赋值	判断依据	赋值
很熟悉	1	理论分析	1
较熟悉	0.8	工作经验	0.75
一般	0.6	国内外同行了解	0.5
较不熟悉	0.4	直观感受	0.25
很不熟悉	0.2		

注：原本为 6 分类，本章将"非常熟悉"与"熟悉"统一归为"很熟悉"

1. 测量维度（一级指标）的专家意见权威程度

对 5 个维度的判断依据的理论分析、工作经验、国内外同行了解和直观感受进行评判，计算出每个维度合计的判断系数。具体的各判断依据的累计频数、赋值和得分情况见表 3-7，5 个维度的专家判断系数由高到低依次为健康人群>健康环境>健康保障>健康生活>健康产业，均值为 0.806，最大值为 0.86，最小值为 0.75。

表 3-7　测量维度专家判断系数

指标维度	判断依据	频数	赋值	得分	Ca
健康环境	理论分析	5	1	5	0.83
	工作经验	3	0.75	2.25	
	国内外同行了解	0	0.5	0	
	直观感受	1	0.25	0.25	
	合计	9	—	7.5	
健康保障	理论分析	5	1	5	0.81
	工作经验	2	0.75	1.5	

续表

指标维度	判断依据	频数	赋值	得分	Ca
健康保障	国内外同行了解	1	0.5	0.5	
	直观感受	1	0.25	0.25	
	合计	9	—	7.25	
健康人群	理论分析	6	1	6	
	工作经验	2	0.75	1.5	
	国内外同行了解	0	0.5	0	0.86
	直观感受	1	0.25	0.25	
	合计	9	—	7.75	
健康产业	理论分析	4	1	4	
	工作经验	3	0.75	2.25	
	国内外同行了解	0	0.5	0	0.75
	直观感受	2	0.25	0.5	
	合计	9	—	6.75	
健康生活	理论分析	5	1	5	
	工作经验	2	0.75	1.5	
	国内外同行了解	0	0.5	0	0.78
	直观感受	2	0.25	0.5	
	合计	9	—	7	

对 5 个维度熟悉程度进行评判，最后计算出各个维度合计的熟悉程度系数。具体的每个维度的各熟悉程度的累计频数、赋值和得分情况见表 3-8，各维度熟悉程度系数由大到小依次为健康保障>健康环境=健康人群>健康生活>健康产业，均值为 0.796，最大值为 0.87，最小值为 0.71，并且每个维度熟悉程度系数都大于 0.7。

表 3-8 测量维度专家熟悉程度系数

指标维度	熟悉程度	频数	赋值	得分	Cs
健康环境	很熟悉	3	1	3	
	较熟悉	4	0.8	3.2	
	一般	2	0.6	1.2	
	较不熟悉	0	0.4	0	0.82
	很不熟悉	0	0.2	0	
	合计	9	—	7.4	
健康保障	很熟悉	4	1	4	
	较熟悉	4	0.8	3.2	0.87
	一般	1	0.6	0.6	

续表

指标维度	熟悉程度	频数	赋值	得分	Cs
健康保障	较不熟悉	0	0.4	0	0.87
	很不熟悉	0	0.2	0	
	合计	9	—	7.8	
健康人群	很熟悉	3	1	3	0.82
	较熟悉	4	0.8	3.2	
	一般	2	0.6	1.2	
	较不熟悉	0	0.4	0	
	很不熟悉	0	0.2	0	
	合计	9	—	7.4	
健康产业	很熟悉	1	1	1	0.71
	较熟悉	5	0.8	4	
	一般	1	0.6	0.6	
	较不熟悉	2	0.4	0.8	
	很不熟悉	0	0.2	0	
	合计	9	—	6.4	
健康生活	很熟悉	2	1	2	0.76
	较熟悉	4	0.8	3.2	
	一般	2	0.6	1.2	
	较不熟悉	1	0.4	0.4	
	很不熟悉	0	0.2	0	
	合计	9	—	6.8	

最后根据表 3-7 和表 3-8 得出的判断依据系数和熟悉程度系数，计算出 5 个维度的权威程度系数，具体结果见表 3-9。各权威程度系数由大到小依次为健康保障=健康人群>健康环境>健康生活>健康产业，均值为 0.802，最大值为 0.84，最小值为 0.73，总体来看，各系数都大于 0.7。

表 3-9　测量维度专家权威程度系数

指标维度	判断系数 Ca	熟悉程度系数 Cs	权威程度系数 Cr
健康环境	0.83	0.82	0.83
健康保障	0.81	0.87	0.84
健康人群	0.86	0.82	0.84
健康产业	0.75	0.71	0.73
健康生活	0.78	0.76	0.77

总之，专家对测量维度的判断系数、熟悉程度系数、权威程度系数均大于 0.7。专家本次内容的判断依据主要为理论分析和工作经验，判断依据较为可靠；对内容整体较为熟悉；专家权威程度系数较高，具有较高的可信度。

2. 测量指标（二级指标）的专家意见权威程度

对 5 个维度的 46 个具体评价指标进行分析，以理论分析、工作经验、国内外同行了解和直观感受等作为判断依据，让专家打分并统计结果，最后得出各个指标的判断系数。具体的缺失值、各个判断依据的打分及判断系数结果见表 3-10。其中指标的判断依据主要是理论分析和工作经验，靠国内外同行了解和直观感受的较少，评价指标的判断系数均值为 0.805，最大值为 0.86，最小值为 0.71，整体都大于 0.7。

表 3-10　测量指标专家判断系数

测量维度	指标	缺失	理论分析	工作经验	国内外同行了解	直观感受	Ca
健康环境	1. 全年环境空气质量优良天数比例（%）	1	6	0	1	2	0.78
	2. 乡镇城镇集中式饮用水源地水质达标率（%）	1	6	1	0	2	0.81
	3. 植被覆盖指数	1	5	1	0	3	0.72
	4. 城市生活垃圾无害化处理率（%）	1	6	1	0	2	0.81
	5. 农村生活垃圾无害化处理率（%）	1	5	2	0	2	0.78
	6. 农村卫生厕所普及率（%）	1	5	2	0	2	0.78
	7. 环境污染治理投资总额占生产总值比重（%）	4	4	0	1	1	0.79
	8. 环境保护投资总额占生产总值比重（%）	1	5	0	2	2	0.72
健康生活	9. 居民健康素养水平	1	5	3	0	1	0.83
	10. 居民健康教育水平	1	4	4	0	1	0.81
	11. 社区健康设施覆盖	1	4	3	1	1	0.78
	12. 全民健身	1	3	5	1	1	0.78
健康保障	13. 每千常住人口执业（助理）医师数（人）	1	4	3	1	1	0.78
	14. 每千常住人口注册护士数（人）	1	4	3	1	1	0.78
	15. 每千常住人口药师（士）数（人）	1	4	3	1	1	0.78
	16. 每千人口全科医师数（人）	1	3	4	1	1	0.75
	17. 每千人口床位数（张）	1	5	2	1	1	0.81
	18. 医疗保健支出费用占总消费支出的比例（%）	6	3	0	0	1	0.81
	19. 政府卫生支出占政府总支出的比例（%）	1	6	2	0	1	0.86
	20. 卫生总费用占 GDP 的比例（%）	1	6	2	0	1	0.86
	21. 灾难性卫生支出占比（%）	1	5	3	0	1	0.83
	22. 基本药物种类数及其占比（%）	1	6	1	1	1	0.86
	23. 基本药物金额及其占比（%）	1	6	1	1	1	0.83

续表

测量维度	指标	缺失	理论分析	工作经验	国内外同行了解	直观感受	Ca
健康人群	24. 肺结核发病率（%）	1	5	2	1	1	0.81
	25. HIV感染率（%）	1	6	2	0	1	0.86
	26. 医疗卫生机构急诊病死率（%）	1	4	3	1	1	0.78
	27. 我国居民高血压患病率（%）	1	6	2	0	1	0.86
	28. 老年人群高血压患病率（%）	1	6	2	0	1	0.86
	29. 老年人群糖尿病患病率（%）	1	6	2	0	1	0.86
	30. 人均期望寿命（年）	1	6	2	0	1	0.86
	31. 婴儿死亡率（‰）	1	6	2	0	1	0.86
	32. 孕产妇死亡率（/10万）	1	6	2	0	1	0.86
	33. 全人群患病率（%）	1	5	2	0	2	0.78
	34. 慢性病管理率（%）	1	6	2	0	1	0.86
健康产业	35. 医药制造业总产值（亿元）	1	5	2	0	2	0.78
	36. 健康服务业总值规模（亿元）	1	5	2	0	2	0.78
	37. 全生命周期管理率（%）	4	3	1	0	2	0.71
	38. 家庭医生签约管理率（%）	1	6	2	0	1	0.86
	39. 护理医院机构数（家）	1	4	3	0	2	0.75
	40. 健康旅游人数（人）	2	4	1	1	2	0.72
	41. 中医/药医疗服务机构数（家）	1	4	3	0	2	0.75
	42. 健康管理机构数（家）	1	5	3	0	1	0.83
	43. 医药制造业固定资产投资（亿元）	1	5	3	0	1	0.83
	44. 卫生行业固定资产投资（亿元）	1	5	3	0	1	0.83
	45. 出口药品金额（亿美元）	1	5	2	1	1	0.81
	46. 医疗仪器及器械出口金额（亿美元）	1	5	2	1	1	0.81

对 5 个维度的 46 个具体评价指标进行熟悉程度专家打分统计，得出各个指标的熟悉程度系数。具体的缺失值、各个指标的熟悉程度的打分及熟悉程度系数结果见表 3-11，各个指标的熟悉程度系数均值为 0.924，最大值为 1，最小值为 0.75，具体指标的熟悉程度系数都大于 0.7。

表 3-11　测量指标专家熟悉程度系数

测量维度	指标	缺失	很熟悉	较熟悉	一般	较不熟悉	很不熟悉	Cs
健康环境	1. 全年环境空气质量优良天数比例（%）	2	5	2	1	0	0	0.90
	2. 乡镇城镇集中式饮用水源地水质达标率（%）	2	5	2	1	0	0	0.90
	3. 植被覆盖指数	2	4	2	2	0	0	0.85
	4. 城市生活垃圾无害化处理率（%）	2	6	1	1	0	0	0.93

续表

测量维度	指标	缺失	很熟悉	较熟悉	一般	较不熟悉	很不熟悉	Cs
健康环境	5. 农村生活垃圾无害化处理率（%）	2	6	1	1	0	0	0.93
	6. 农村卫生厕所普及率（%）	2	5	2	1	0	0	0.90
	7. 环境污染治理投资总额占生产总值比重（%）	4	3	2	1	0	0	0.87
	8. 环境保护投资总额占生产总值比重（%）	2	4	2	2	0	0	0.85
健康生活	9. 居民健康素养水平	2	5	3	0	0	0	0.93
	10. 居民健康教育水平	2	5	3	0	0	0	0.93
	11. 社区健康设施覆盖	2	4	3	1	0	0	0.88
	12. 全民健身	2	5	3	0	0	0	0.93
健康保障	13. 每千常住人口执业（助理）医师数（人）	2	5	3	0	0	0	0.93
	14. 每千常住人口注册护士数（人）	2	6	2	0	0	0	0.95
	15. 每千常住人口药师（士）数（人）	2	6	2	0	0	0	0.95
	16. 每千人口全科医师数（人）	2	6	2	0	0	0	0.95
	17. 每千人口床位数（张）	2	6	2	0	0	0	0.95
	18. 医疗保健支出费用占总消费支出的比例（%）	7	2	1	0	0	0	0.93
	19. 政府卫生支出占政府总支出的比例（%）	2	7	1	0	0	0	0.98
	20. 卫生总费用占 GDP 的比例（%）	1	9	0	0	0	0	1.00
	21. 灾难性卫生支出占比（%）	1	8	1	0	0	0	0.98
	22. 基本药物种类数及其占比（%）	1	8	1	0	0	0	0.98
	23. 基本药物金额及其占比（%）	1	8	1	0	0	0	0.98
健康人群	24. 肺结核发病率（%）	1	8	1	0	0	0	0.98
	25. HIV 感染率（%）	1	7	2	0	0	0	0.96
	26. 医疗卫生机构急诊病死率（%）	1	7	1	1	0	0	0.93
	27. 我国居民高血压患病率（%）	1	7	2	0	0	0	0.96
	28. 老年人群高血压患病率（%）	1	7	2	0	0	0	0.96
	29. 老年人群糖尿病患病率（%）	1	7	2	0	0	0	0.96
	30. 人均期望寿命（年）	1	8	1	0	0	0	0.98
	31. 婴儿死亡率（‰）	1	8	1	0	0	0	0.98
	32. 孕产妇死亡率（/10 万）	1	8	1	0	0	0	0.98
	33. 全人群患病率（%）	1	6	2	0	0	0	0.95
	34. 慢性病管理率（%）	1	7	2	0	0	0	0.96
健康产业	35. 医药制造业总产值（亿元）	1	6	1	2	0	0	0.89
	36. 健康服务业总值规模（亿元）	1	6	2	1	0	0	0.91
	37. 全生命周期管理率（%）	4	4	1	1	0	0	0.90
	38. 家庭医生签约管理率（%）	1	9	0	0	0	0	1.00

续表

测量维度	指标	缺失	很熟悉	较熟悉	一般	较不熟悉	很不熟悉	Cs
健康产业	39. 护理医院机构数（家）	2	6	2	0	0	0	0.95
	40. 健康旅游人数（人）	3	4	1	2	0	0	0.86
	41. 中医/药医疗服务机构数（家）	2	6	2	0	0	0	0.95
	42. 健康管理机构数（家）	2	5	2	1	0	0	0.90
	43. 医药制造业固定资产投资（亿元）	2	4	1	3	0	0	0.83
	44. 卫生行业固定资产投资（亿元）	2	4	1	3	0	0	0.83
	45. 出口药品金额（亿美元）	2	3	1	3	1	0	0.75
	46. 医疗仪器及器械出口金额（亿美元）	2	3	1	3	1	0	0.75

　　根据表 3-10 和表 3-11 的判断系数和熟悉程度系数，测量 5 个维度的 46 个具体评价指标的权威程度系数，各个指标的权威程度系数测算结果具体见表 3-12，各个指标的权威程度系数均值为 0.865，最大值为 0.930，最小值为 0.780，整体都大于 0.7。

表 3-12　测量指标专家权威程度系数

测量维度	指标	Ca	Cs	Cr
健康环境	1. 全年环境空气质量优良天数比例（%）	0.78	0.90	0.840
	2. 乡镇城镇集中式饮用水源地水质达标率（%）	0.81	0.90	0.855
	3. 植被覆盖指数	0.72	0.85	0.785
	4. 城市生活垃圾无害化处理率（%）	0.81	0.93	0.870
	5. 农村生活垃圾无害化处理率（%）	0.78	0.93	0.855
	6. 农村卫生厕所普及率（%）	0.78	0.90	0.840
	7. 环境污染治理投资总额占生产总值比重（%）	0.79	0.87	0.830
	8. 环境保护投资总额占生产总值比重（%）	0.72	0.85	0.785
健康生活	9. 居民健康素养水平	0.83	0.93	0.880
	10. 居民健康教育水平	0.81	0.93	0.870
	11. 社区健康设施覆盖	0.78	0.88	0.830
	12. 全民健身	0.78	0.93	0.855
健康保障	13. 每千常住人口执业（助理）医师数（人）	0.78	0.93	0.855
	14. 每千常住人口注册护士数（人）	0.78	0.95	0.865
	15. 每千常住人口药师（士）数（人）	0.78	0.95	0.865
	16. 每千人口全科医师数（人）	0.75	0.95	0.850
	17. 每千人口床位数（张）	0.81	0.95	0.880
	18. 医疗保健支出费用占总消费支出的比例（%）	0.81	0.93	0.870
	19. 政府卫生支出占政府总支出的比例（%）	0.86	0.98	0.920
	20. 卫生总费用占 GDP 的比例（%）	0.86	1.00	0.930

续表

测量维度	指标	Ca	Cs	Cr
健康保障	21. 灾难性卫生支出占比（%）	0.83	0.98	0.905
	22. 基本药物种类数及其占比（%）	0.86	0.98	0.920
	23. 基本药物金额及其占比（%）	0.83	0.98	0.905
健康人群	24. 肺结核发病率（%）	0.81	0.98	0.895
	25. HIV感染率（%）	0.86	0.96	0.910
	26. 医疗卫生机构急诊病死率（%）	0.78	0.93	0.855
	27. 我国居民高血压患病率（%）	0.86	0.96	0.910
	28. 老年人群高血压患病率（%）	0.86	0.96	0.910
	29. 老年人群糖尿病患病率（%）	0.86	0.96	0.910
	30. 人均期望寿命（年）	0.86	0.98	0.920
	31. 婴儿死亡率（‰）	0.86	0.98	0.920
	32. 孕产妇死亡率（/10万）	0.86	0.98	0.920
	33. 全人群患病率（%）	0.78	0.95	0.865
	34. 慢性病管理率（%）	0.86	0.96	0.910
健康产业	35. 医药制造业总产值（亿元）	0.78	0.89	0.835
	36. 健康服务业总值规模（亿元）	0.78	0.91	0.845
	37. 全生命周期管理率（%）	0.71	0.90	0.805
	38. 家庭医生签约管理率（%）	0.86	1.00	0.930
	39. 护理医院机构数（家）	0.75	0.95	0.850
	40. 健康旅游人数（人）	0.72	0.86	0.790
	41. 中医/药医疗服务机构数（家）	0.75	0.95	0.850
	42. 健康管理机构数（家）	0.83	0.90	0.865
	43. 医药制造业固定资产投资（亿元）	0.83	0.83	0.830
	44. 卫生行业固定资产投资（亿元）	0.83	0.83	0.830
	45. 出口药品金额（亿美元）	0.81	0.75	0.780
	46. 医疗仪器及器械出口金额（亿美元）	0.81	0.75	0.780

总之，判断系数、熟悉程度系数、权威程度系数均大于0.7。其中，专家的判断依据主要为理论分析和工作经验，判断依据较为可靠，对内容整体较为熟悉，具有较高的可信度。

（二）指标的咨询评估结果

根据指标评价的标准，利用百分位数法对健康中国初始评价指标进行具体筛选。

1. 指标评价标准

本章研究借鉴了部分国内外课题组关于医疗质量指标评价标准的 12 篇文献综述；在此基础上，借鉴了美国绩效科学中心（Center for Performance Science，CPS）研发的医疗质量指标体系中的指标评价标准，以及我国"健康中国 2030"综合目标及指标体系的指标评价标准。综合多种指标评价标准，形成本章研究指标选择的初始标准池，共包含 12 条指标评价标准，包括重要性、敏感性、普适性、频繁性、可行性、理解性、准确性、可重复性、科学性、易获得性、数据的可比性和及时性。

在文献研究的基础上，通过专题小组讨论，专家认为"指标选取标准"可简化到 3 个标准，即可满足本章研究的需要。本章研究指标评价标准具体见表 3-13。

表 3-13　本章研究指标评价标准

指标评价标准	内涵
重要性	指标对生命与健康及经济的影响
敏感性	能够通过科学的控制管理实践来改善的程度
可及性	测量指标所需的数据能够通过常规的数据流得到

2. 筛选评价指标方法

1）运用百分位数法筛选评价指标

计算出每个指标的满分比、算术均数、变异系数。张颖等（1994）在《我国妇幼卫生资源利用效益评价研究》中使用德尔菲法获得指标得分，算出指标的满分比、算术均数和变异系数，然后联合运用满分比、算术均数和变异系数的百分位数来确定界值、筛选指标。本章研究首先设定界值，即满分比的界值设定为所有指标满分比的第 25 百分位数，大于或等于该界值的指标较重要；算术均数的界值设定为所有指标算术均数的第 25 百分位数，大于或等于该界值的指标较重要；变异系数的界值设定为所有指标变异系数的第 75 百分位数，小于或等于该界值的指标专家协调程度较高。其中指标评价标准的重要性、敏感性和可及性的三种界值见表3-14。

表 3-14　指标评价标准界值表

指标评价标准	满分比（P_{25}）	算术均数（P_{25}）	变异系数（P_{75}）
重要性	0.20	7.54	0.34
敏感性	0.10	6.89	0.38
可及性	0.30	7.70	0.26

2）指标的专家评分满分比、均值和变异系数

依据 5 个维度的 46 个具体评价指标的评价标准进行专家评分，其重要性、敏感性和可及性的满分比系数见表 3-15，综合评价 3 个标准的满分比系数，其中不

符合要求的是健康产业维度的"全生命周期管理率（％）"和"健康旅游人数（人）"
两项指标。

表 3-15　各指标的专家评分满分比系数

测量维度	指标	重要性	敏感性	可及性
健康环境	1. 全年环境空气质量优良天数比例（％）	0.70	0.50	0.60
	2. 乡镇城镇集中式饮用水源地水质达标率（％）	0.60	0.50	0.50
	3. 植被覆盖指数	0.40	0.10	0.40
	4. 城市生活垃圾无害化处理率（％）	0.40	0.10	0.50
	5. 农村生活垃圾无害化处理率（％）	0.50	0.20	0.30
	6. 农村卫生厕所普及率（％）	0.50	0.20	0.50
	7. 环境污染治理投资总额占生产总值比重（％）	0.14	1.00	0.29
	8. 环境保护投资总额占生产总值比重（％）	0.40	0.20	0.20
健康生活	9. 居民健康素养水平	0.60	0.20	0.30
	10. 居民健康教育水平	0.40	0.20	0.30
	11. 社区健康设施覆盖	0.40	0.20	0.30
	12. 全民健身	0.60	0.20	0.20
健康保障	13. 每千常住人口执业（助理）医师数（人）	0.60	0.20	0.80
	14. 每千常住人口注册护士数（人）	0.50	0.20	0.80
	15. 每千常住人口药师（士）数（人）	0.50	0.20	0.80
	16. 每千人口全科医师数（人）	0.40	0.20	0.60
	17. 每千人口床位数（张）	0.60	0.20	0.80
	18. 医疗保健支出费用占总消费支出的比例（％）	0.33	0.20	0.60
	19. 政府卫生支出占政府总支出的比例（％）	0.60	0.50	0.60
	20. 卫生总费用占 GDP 的比例（％）	0.40	0.10	0.50
	21. 灾难性卫生支出占比（％）	0.20	0.40	0.40
	22. 基本药物种类数及其占比（％）	0.30	0.10	0.40
	23. 基本药物金额及其占比（％）	0.40	0.20	0.50
健康人群	24. 肺结核发病率（％）	0.20	0.20	0.60
	25. HIV 感染率（％）	0.50	0.20	0.60
	26. 医疗卫生机构急诊病死率（％）	0.30	0.10	0.40
	27. 我国居民高血压患病率（％）	0.30	0.20	0.40
	28. 老年人群高血压患病率（％）	0.40	0.20	0.30
	29. 老年人群糖尿病患病率（％）	0.40	0.20	0.30
	30. 人均期望寿命（年）	0.60	0.20	0.60
	31. 婴儿死亡率（‰）	0.50	0.20	0.50
	32. 孕产妇死亡率（/10 万）	0.50	0.10	0.50
	33. 全人群患病率（％）	0.40	0.10	0.20
	34. 慢性病管理率（％）	0.50	0.30	0.30
健康产业	35. 医药制造业总产值（亿元）	0.30	0.20	0.20
	36. 健康服务业总值规模（亿元）	0.50	0.30	0.20

续表

测量维度	指标	重要性	敏感性	可及性
健康产业	37. 全生命周期管理率（%）	0.14	0.00	0.00
	38. 家庭医生签约管理率（%）	0.20	0.20	0.20
	39. 护理医院机构数（家）	0.10	0.10	0.30
	40. 健康旅游人数（人）	0.00	0.00	0.00
	41. 中医/药医疗服务机构数（家）	0.20	0.10	0.30
	42. 健康管理机构数（家）	0.20	0.20	0.30
	43. 医药制造业固定资产投资（亿元）	0.20	0.20	0.30
	44. 卫生行业固定资产投资（亿元）	0.10	0.20	0.30
	45. 出口药品金额（亿美元）	0.10	0.20	0.30
	46. 医疗仪器及器械出口金额（亿美元）	0.11	0.10	0.20

　　5 个维度的 46 个具体评价指标的重要性、敏感性和可及性的专家评分的变异系数见表 3-16，综合评价 3 个标准的变异系数，没有不符合要求的指标。

表 3-16　各指标的专家评分变异系数

测量维度	指标	重要性	敏感性	可及性
健康环境	1. 全年环境空气质量优良天数比例（%）	0.09	0.09	0.09
	2. 乡镇城镇集中式饮用水源地水质达标率（%）	0.17	0.15	0.10
	3. 植被覆盖指数	0.21	0.15	0.22
	4. 城市生活垃圾无害化处理率（%）	0.14	0.33	0.19
	5. 农村生活垃圾无害化处理率（%）	0.15	0.15	0.22
	6. 农村卫生厕所普及率（%）	0.09	0.12	0.20
	7. 环境污染治理投资总额占生产总值比重（%）	0.25	0.38	0.43
	8. 环境保护投资总额占生产总值比重（%）	0.21	0.35	0.36
健康生活	9. 居民健康素养水平	0.12	0.15	0.21
	10. 居民健康教育水平	0.34	0.23	0.35
	11. 社区健康设施覆盖	0.12	0.14	0.20
	12. 全民健身	0.09	0.14	0.27
健康保障	13. 每千常住人口执业（助理）医师数（人）	0.09	0.13	0.07
	14. 每千常住人口注册护士数（人）	0.33	0.33	0.07
	15. 每千常住人口药师（士）数（人）	0.34	0.33	0.10
	16. 每千人口全科医师数（人）	0.37	0.38	0.16
	17. 每千人口床位数（张）	0.36	0.36	0.07
	18. 医疗保健支出费用占总消费支出的比例（%）	0.21	0.25	0.20
	19. 政府卫生支出占政府总支出的比例（%）	0.14	0.19	0.16
	20. 卫生总费用占 GDP 的比例（%）	0.09	0.13	0.14
	21. 灾难性卫生支出占比（%）	0.26	0.27	0.23
	22. 基本药物种类数及其占比（%）	0.35	0.34	0.12
	23. 基本药物金额及其占比（%）	0.41	0.40	0.20

续表

测量维度	指标	重要性	敏感性	可及性
健康人群	24. 肺结核发病率（%）	0.22	0.39	0.14
	25. HIV 感染率（%）	0.21	0.17	0.09
	26. 医疗卫生机构急诊病死率（%）	0.46	0.40	0.31
	27. 我国居民高血压患病率（%）	0.16	0.15	0.11
	28. 老年人群高血压患病率（%）	0.33	0.31	0.29
	29. 老年人群糖尿病患病率（%）	0.30	0.26	0.24
	30. 人均期望寿命（年）	0.11	0.15	0.05
	31. 婴儿死亡率（‰）	0.11	0.13	0.06
	32. 孕产妇死亡率（/10 万）	0.11	0.13	0.06
	33. 全人群患病率（%）	0.15	0.13	0.25
	34. 慢性病管理率（%）	0.13	0.20	0.26
健康产业	35. 医药制造业总产值（亿元）	0.32	0.36	0.21
	36. 健康服务业总值规模（亿元）	0.19	0.36	0.19
	37. 全生命周期管理率（%）	0.26	0.40	0.37
	38. 家庭医生签约管理率（%）	0.18	0.35	0.17
	39. 护理医院机构数（家）	0.33	0.34	0.35
	40. 健康旅游人数（人）	0.44	0.46	0.50
	41. 中医/药医疗服务机构数（家）	0.27	0.38	0.19
	42. 健康管理机构数（家）	0.29	0.27	0.26
	43. 医药制造业固定资产投资（亿元）	0.40	0.39	0.23
	44. 卫生行业固定资产投资（亿元）	0.39	0.40	0.31
	45. 出口药品金额（亿美元）	0.45	0.46	0.24
	46. 医疗仪器及器械出口金额（亿美元）	0.47	0.46	0.31

5 个维度的 46 个具体评价指标的重要性、敏感性和可及性的专家评分均值系数见表 3-17，综合评价 3 个标准的均值系数，其中不符合要求的是健康保障中的"基本药物金额及其占比（%）"指标，健康人群中的"医疗卫生机构急诊病死率（%）"指标，健康产业中的"全生命周期管理率（%）""医药制造业固定资产投资（亿元）""卫生行业固定资产投资（亿元）""出口药品金额（亿美元）""医疗仪器及器械出口金额（亿美元）"指标。

表 3-17　各指标的专家评分均值系数

测量维度	指标	重要性	敏感性	可及性
健康环境	1. 全年环境空气质量优良天数比例（%）	9.50	9.30	9.40
	2. 乡镇城镇集中式饮用水源地水质达标率（%）	9.00	8.90	9.20
	3. 植被覆盖指数	8.30	7.70	8.20
	4. 城市生活垃圾无害化处理率（%）	8.80	7.40	8.80

续表

测量维度	指标	重要性	敏感性	可及性
健康环境	5. 农村生活垃圾无害化处理率（%）	9.00	8.20	8.10
	6. 农村卫生厕所普及率（%）	9.30	8.40	8.70
	7. 环境污染治理投资总额占生产总值比重（%）	7.57	6.86	7.00
	8. 环境保护投资总额占生产总值比重（%）	8.40	7.70	7.20
健康生活	9. 居民健康素养水平	9.20	8.20	8.20
	10. 居民健康教育水平	8.10	7.90	7.80
	11. 社区健康设施覆盖	8.90	8.00	8.10
	12. 全民健身	9.40	8.20	7.70
健康保障	13. 每千常住人口执业（助理）医师数（人）	9.40	8.50	9.70
	14. 每千常住人口注册护士数（人）	8.40	7.80	9.70
	15. 每千常住人口药师（士）数（人）	8.30	7.80	9.60
	16. 每千人口全科医师数（人）	7.70	7.40	9.10
	17. 每千人口床位数（张）	8.30	7.60	9.70
	18. 医疗保健支出费用占总消费支出的比例（%）	8.50	8.00	8.50
	19. 政府卫生支出占政府总支出的比例（%）	9.20	8.80	9.10
	20. 卫生总费用占 GDP 的比例（%）	9.20	8.30	8.90
	21. 灾难性卫生支出占比（%）	7.70	7.30	8.50
	22. 基本药物种类数及其占比（%）	7.60	7.30	8.90
	23. 基本药物金额及其占比（%）	7.20	6.80	8.70
健康人群	24. 肺结核发病率（%）	7.80	6.90	9.10
	25. HIV 感染率（%）	8.60	8.50	9.40
	26. 医疗卫生机构急诊病死率（%）	6.70	6.40	7.60
	27. 我国居民高血压患病率（%）	8.40	8.20	9.10
	28. 老年人群高血压患病率（%）	7.80	7.40	8.20
	29. 老年人群糖尿病患病率（%）	8.10	7.90	8.50
	30. 人均期望寿命（年）	9.30	8.10	9.60
	31. 婴儿死亡率（‰）	9.20	8.00	9.50
	32. 孕产妇死亡率（/10 万）	9.20	8.00	9.50
	33. 全人群患病率（%）	8.70	7.90	7.70
	34. 慢性病管理率（%）	9.10	8.20	8.10
健康产业	35. 医药制造业总产值（亿元）	7.60	7.20	7.60
	36. 健康服务业总值规模（亿元）	8.50	7.50	7.70
	37. 全生命周期管理率（%）	7.43	6.57	5.29
	38. 家庭医生签约管理率（%）	8.50	7.70	8.40
	39. 护理医院机构数（家）	6.40	6.20	7.30

续表

测量维度	指标	重要性	敏感性	可及性
健康产业	40. 健康旅游人数（人）	5.44	5.78	5.22
	41. 中医/药医疗服务机构数（家）	7.30	6.40	8.50
	42. 健康管理机构数（家）	7.20	7.10	8.00
	43. 医药制造业固定资产投资（亿元）	6.60	6.60	7.90
	44. 卫生行业固定资产投资（亿元）	6.10	6.40	7.40
	45. 出口药品金额（亿美元）	5.80	5.80	7.80
	46. 医疗仪器及器械出口金额（亿美元）	5.89	5.80	7.10

综上，通过百分位数筛选指标后得出：①健康保障中删除"基本药物金额及其占比（%）"指标；②健康人群中删除"医疗卫生机构急诊病死率（%）"指标；③健康产业中删除"全生命周期管理率(%)"、"医药制造业固定资产投资(亿元)"、"卫生行业固定资产投资（亿元）"、"出口药品金额（亿美元）"、"医疗仪器及器械出口金额（亿美元）"和"健康旅游人数（人）"这6个指标。从而形成理论版健康中国评价指标体系，其中包含健康环境、健康生活、健康保障、健康人群和健康产业5个维度38个具体评价指标，详见表3-18。

表3-18　理论版健康中国评价指标体系

测量维度	指标
健康环境	1. 全年环境空气质量优良天数比例（%）
	2. 乡镇城镇集中式饮用水源地水质达标率（%）
	3. 植被覆盖指数
	4. 城市生活垃圾无害化处理率（%）
	5. 农村生活垃圾无害化处理率（%）
	6. 农村卫生厕所普及率（%）
	7. 环境污染治理投资总额占生产总值比重（%）
	8. 环境保护投资总额占生产总值比重（%）
健康生活	9. 居民健康素养水平
	10. 居民健康教育水平
	11. 社区健康设施覆盖
	12. 全民健身
健康保障	13. 每千常住人口执业（助理）医师数（人）
	14. 每千常住人口注册护士数（人）
	15. 每千常住人口药师（士）数（人）

续表

测量维度	指标
健康保障	16. 每千人口全科医师数（人）
	17. 每千人口床位数（张）
	18. 医疗保健支出费用占总消费支出的比例（%）
	19. 政府卫生支出占政府总支出的比例（%）
	20. 卫生总费用占 GDP 的比例（%）
	21. 灾难性卫生支出占比（%）
	22. 基本药物种类数及其占比（%）
健康人群	23. 肺结核发病率（%）
	24. HIV 感染率（%）
	25. 我国居民高血压患病率（%）
	26. 老年人群高血压患病率（%）
	27. 老年人群糖尿病患病率（%）
	28. 人均期望寿命（年）
	29. 婴儿死亡率（‰）
	30. 孕产妇死亡率（/10 万）
	31. 全人群患病率（%）
	32. 慢性病管理率（%）
健康产业	33. 医药制造业总产值（亿元）
	34. 健康服务业总值规模（亿元）
	35. 家庭医生签约管理率（%）
	36. 护理医院机构数（家）
	37. 中医/药医疗服务机构数（家）
	38. 健康管理机构数（家）

第四节　实操版健康中国评价指标体系

在理论版健康中国评价指标体系的框架下，通过检索湖北省生态环境厅、体育局及统计局官网的 17 个地市州（包含武汉、黄石、襄阳、荆州、宜昌、黄冈、十堰、孝感、荆门、咸宁、随州、鄂州、神农架、恩施、仙桃、天门和潜江）的环境质量公报、体育年鉴和统计年鉴，并查阅各地市州的卫生计生资料，对相关指标的具体信息进行摘录、整理并归纳。由于数据的可得性问题，对指标体系中的一些指标进行适当的调整：①"植被覆盖指数"调整为"生态环境指数"；②"居民健康教育水平"调整为"居民年人均接受健康教育的次数（次）"；③"每千常住人口药师（士）数（人）"调整为"每千常住人口医疗机构的药师（士）数（人）"；④"HIV 感染率（%）"和"肺结核发病率（%）"调整为"传染病和突发性公共卫生事件的报告率（‰）"；⑤"慢性病管理率（%）"调整为"老年人群的慢性病管理率（%）"，最后总结形成具有可及性的实操版健康中国评价指标体系，见表3-19，各地市州的具体指标数据参见附录2。

表 3-19　实操版健康中国评价指标体系

测量维度	指标
健康环境	1. 全年环境空气质量优良天数比例（%）
	2. 乡镇城镇集中式饮用水源地水质达标率（%）
	3. 生态环境指数
健康生活	4. 居民年人均接受健康教育的次数（次）
健康保障	5. 每千常住人口执业（助理）医师数（人）
	6. 每千常住人口注册护士数（人）
	7. 每千常住人口医疗机构的药师（士）数（人）
	8. 每千常住人口床位数（张）
	9. 医疗保健支出费用占总消费支出的比例（%）
健康人群	10. 传染病和突发性公共卫生事件的报告率（‰）
	11. 老年人群高血压患病率（%）
	12. 老年人群糖尿病患病率（%）
	13. 婴儿死亡率（‰）
	14. 孕产妇死亡率（/10 万）
	15. 老年人群的慢性病管理率（%）
健康产业	16. 中医/药医疗服务机构数（家）

实操版健康中国评价指标体系的各项指标的具体含义和计算方式如下。

（1）全年环境空气质量优良天数比例为空气质量达到优的天数比例与空气质量达到良的天数比例之和。优良天数，有时也称达标天数，是空气质量指数不大于 100 的天数总和，综合考虑了细颗粒物、可吸入颗粒物、二氧化硫、二氧化氮、臭氧、一氧化碳等 6 项主要污染物。

（2）乡镇城镇集中式饮用水源地水质达标率：评价区域内集中式饮用水源地符合饮用水水质的取水量之和占全年总取水量的比例，评价标准执行《地表水环境质量标准》（GB 3838—2002）和《地下水质量标准》（GB/T 14848—2017）。计算方法：集中式饮用水源地水质达标率=符合饮用水水质的取水量/全年取水总量×100%（指标解释来源：生态环境状况评价技术规范）。

（3）生态环境指数：指反映被评价区域生态环境质量状况的一系列指数的综合。计算公式：0.25×生物丰度指数+0.2×植被覆盖指数+0.2×水网密度指数+0.2×土地退化指数+0.15×环境质量指数。

（4）居民年人均接受健康教育的次数=地区每年总共接受健康教育次数/常住人口数。

（5）每千常住人口执业（助理）医师数=（执业医师数+执业助理医师数）/人口数×1 000。其中，人口数是年末常住人口数。

（6）每千常住人口注册护士数=注册护士数/人口数×1 000。其中，人口数是年末常住人口数。

（7）每千常住人口医疗机构的药师（士）数=［药师（士）数］/人口数×1 000。其中，人口数是年末常住人口数。

（8）每千常住人口床位数=人口数×1 000。其中，人口数是年末常住人口数。

（9）医疗保健支出费用占总消费支出的比例：医疗保健支出费用指用于医疗和保健的药品、用品和服务的总费用。总消费支出指住户用于满足家庭日常生活消费需要的全部支出，包括用于消费品的支出和用于服务性消费的支出。计算方法：医疗保健支出费用占总消费支出的比例=医疗保健支出费用/总消费支出×100%。

（10）传染病和突发性公共卫生事件的报告率：及时报告的传染病和突发公共卫生事件相关信息数/应报告的传染病和突发公共卫生事件相关信息数×100%。

（11）老年人群高血压患病率：老年人群中患高血压的人数占总人数的比例。

（12）老年人群糖尿病患病率：老年人群中患糖尿病的人数占总人数的比例。

（13）婴儿死亡率：指婴儿出生后不满周岁死亡人数同出生人数的比率。婴儿死亡率是反映一个国家和民族的居民健康水平和社会经济发展水平的重要指标，特别是妇幼保健工作水平的重要指标。本年内登记统计的不满周岁死亡人数中，有一部分是上一年出生的，同本年出生人数口径不一致，致使计算结果不够精确，需要进行调整，最常用的简单调整方法是调整分母的出生人数。根据经验，在本年死亡的不满周岁婴儿中有2/3是本年出生的，1/3是上一年出生的。

（14）孕产妇死亡率：指年内每10万名孕产妇的死亡人数。孕产妇死亡是指从妊娠期至产后42天内，由于任何妊娠或与妊娠处理有关的原因导致的死亡，但不包括意外原因死亡。按国际通用计算方法，"孕产妇总数"以"活产数"

代替计算。

（15）老年人群的慢性病管理率：老年人中建立健康管理档案的人数占总人数的比例。

（16）中医/药医疗服务机构数：地区总共有中医/药医疗服务机构的个数。

第五节　实操版健康中国评价指标体系综合指数模型的实证研究

运用实操版健康中国评价指标体系，并根据熵权 TOPSIS 法计算熵值和指标权重来对湖北省各地市州的健康中国建设水平进行综合评价。

一、基于实操版健康中国评价指标的综合指数模型设计——熵理论进行赋权的熵权 TOPSIS 法

本节实证研究运用熵权法计算各评价指标的权重，再结合 TOPSIS 法构建综合指数模型，并对湖北省各地市州的健康中国水平建设进行综合评价（匡海波和陈树文，2007）。TOPSIS 法是一种多指标决策方法，在使用 TOPSIS 法时，传统的赋权方法具有一定的主观性，会影响评价结果的有效性，采用熵理论进行赋权的熵权 TOPSIS 法则能够有效解决这一问题（雷勋平和邱广华，2016）。本节研究中熵权 TOPSIS 法的主要运用步骤如下所示（刘茜等，2017）。

（一）对决策矩阵进行规范化

存在 m 个样本与 n 个指标，构成决策矩阵 Y（其中令第 i 个评价对象的第 j 个指标的值为 y_{ij}），使用式（3-1）得到规范化矩阵 Z。

$$Z_{ij} = y_{ij} \Big/ \sqrt{\sum_{i=1}^{m} y_{ij}^2} \qquad (3\text{-}1)$$

本节研究由此得到的矩阵 Z 为

5×10^{-12}	6×10^{-2}	1×10^{-9}	1×10^{-1}	1×10^{-1}	2×10^{-1}	6×10^{-2}	4×10^{-1}	4×10^{-4}	7×10^{-4}	1×10^{-5}	3×10^{-12}	2×10^{-2}	4×10^{-4}	4×10^{-18}	1
8×10^{-10}	6×10^{-2}	1×10^{-5}	5×10^{-2}	4×10^{-2}	9×10^{-2}	6×10^{-2}	4×10^{-2}	3×10^{-3}	2×10^{-3}	4×10^{-10}	5×10^{-14}	8×10^{-2}	3×10^{-6}	3×10^{-8}	2×10^{-16}
6×10^{-14}	6×10^{-2}	2×10^{-6}	5×10^{-2}	7×10^{-2}	4×10^{-2}	6×10^{-2}	3×10^{-2}	1×10^{-3}	1×10^{-3}	6×10^{-7}	2×10^{-14}	3×10^{-2}	2×10^{-3}	2×10^{-16}	9×10^{-14}
9×10^{-10}	6×10^{-2}	1×10^{-8}	4×10^{-2}	3×10^{-2}	3×10^{-2}	6×10^{-2}	1×10^{-2}	1×10^{-3}	1×10^{-3}	6×10^{-17}	2×10^{-16}	2×10^{-2}	4×10^{-2}	1×10^{-16}	1×10^{-14}
7×10^{-12}	6×10^{-2}	9×10^{-2}	7×10^{-2}	8×10^{-2}	9×10^{-2}	6×10^{-2}	4×10^{-2}	4×10^{-3}	2×10^{-3}	2×10^{-1}	2×10^{-13}	6×10^{-2}	4×10^{-4}	1	1×10^{-10}
2×10^{-10}	6×10^{-2}	1×10^{-5}	5×10^{-2}	4×10^{-2}	3×10^{-2}	6×10^{-2}	3×10^{-2}	1×10^{-2}	2×10^{-3}	1×10^{-3}	4×10^{-15}	2×10^{-2}	8×10^{-2}	5×10^{-15}	3×10^{-13}
4×10^{-5}	6×10^{-2}	4×10^{-3}	9×10^{-2}	1×10^{-1}	1×10^{-1}	6×10^{-2}	3×10^{-1}	3×10^{-3}	6×10^{-3}	3×10^{-3}	1×10^{-14}	9×10^{-2}	9×10^{-3}	3×10^{-4}	1×10^{-14}
6×10^{-10}	6×10^{-2}	1×10^{-9}	3×10^{-2}	6×10^{-2}	2×10^{-2}	6×10^{-2}	1×10^{-2}	3×10^{-3}	2×10^{-3}	2×10^{-8}	1×10^{-13}	8×10^{-3}	1×10^{-4}	2×10^{-14}	1×10^{-14}
1×10^{-8}	6×10^{-2}	1×10^{-7}	6×10^{-2}	5×10^{-2}	5×10^{-2}	6×10^{-2}	5×10^{-2}	2×10^{-2}	7×10^{-3}	2×10^{-1}	3×10^{-15}	3×10^{-2}	3×10^{-8}	5×10^{-13}	6×10^{-16}
5×10^{-8}	6×10^{-2}	9×10^{-3}	8×10^{-2}	9×10^{-2}	6×10^{-2}	6×10^{-2}	2×10^{-2}	2×10^{-3}	3×10^{-3}	9×10^{-13}	6×10^{-16}	1×10^{-2}	6×10^{-6}	3×10^{-15}	3×10^{-14}
1×10^{-9}	6×10^{-2}	9×10^{-6}	4×10^{-2}	9×10^{-2}	2×10^{-2}	6×10^{-2}	6×10^{-2}	4×10^{-3}	2×10^{-3}	1×10^{-15}	6×10^{-17}	5×10^{-2}	7×10^{-5}	2×10^{-19}	5×10^{-15}
4×10^{-10}	6×10^{-2}	1×10^{-8}	4×10^{-2}	3×10^{-2}	5×10^{-2}	6×10^{-2}	1×10^{-2}	5×10^{-3}	7×10^{-4}	1×10^{-12}	7×10^{-17}	4×10^{-2}	3×10^{-8}	5×10^{-13}	3×10^{-17}
1	6×10^{-2}	6×10^{-1}	3×10^{-2}	4×10^{-2}	3×10^{-2}	6×10^{-2}	3×10^{-1}	5×10^{-4}	9×10^{-1}	7×10^{-2}	5×10^{-14}	1×10^{-2}	3×10^{-8}	4×10^{-12}	3×10^{-17}
7×10^{-5}	6×10^{-2}	2×10^{-1}	3×10^{-2}	2×10^{-2}	1×10^{-1}	6×10^{-2}	4×10^{-2}	2×10^{-3}	8×10^{-3}	3×10^{-14}	1×10^{-17}	4×10^{-1}	9×10^{-1}	2×10^{-11}	2×10^{-15}
2×10^{-5}	6×10^{-2}	1×10^{-10}	2×10^{-2}	5×10^{-2}	2×10^{-2}	6×10^{-2}	3×10^{-2}	9×10^{-1}	6×10^{-3}	2×10^{-8}	1	2×10^{-2}	3×10^{-8}	3×10^{-16}	3×10^{-17}
2×10^{-5}	6×10^{-2}	6×10^{-11}	5×10^{-2}	2×10^{-2}	9×10^{-2}	6×10^{-2}	9×10^{-3}	5×10^{-2}	7×10^{-4}	1×10^{-10}	1×10^{-16}	6×10^{-2}	3×10^{-8}	1×10^{-34}	3×10^{-17}
3×10^{-4}	6×10^{-2}	2×10^{-10}	1×10^{-1}	3×10^{-2}	9×10^{-2}	6×10^{-2}	9×10^{-3}	9×10^{-4}	1×10^{-3}	3×10^{-5}	4×10^{-15}	5×10^{-2}	3×10^{-8}	5×10^{-6}	3×10^{-17}

（二）计算信息熵并确定熵权

$$H_j = -k\sum_{i=1}^{m} Z_{ij}\ln Z_{ij}, \quad P_{ij} = -Z_{ij}\ln Z_{ij} \quad k = 1/\ln m \qquad （3\text{-}2）$$

利用 Z 矩阵计算出矩阵 P 为

1.3×10^{-10}	1.7×10^{-1}	2.8×10^{-8}	2.8×10^{-1}	2.7×10^{-1}	3.4×10^{-1}	1.7×10^{-1}	3.7×10^{-1}
1.8×10^{-8}	1.7×10^{-1}	1.8×10^{-4}	1.2×10^{-1}	1.5×10^{-1}	2.2×10^{-1}	1.7×10^{-1}	1.3×10^{-1}
1.7×10^{-12}	1.7×10^{-1}	2.6×10^{-5}	1.8×10^{-1}	1.6×10^{-1}	1.3×10^{-1}	1.7×10^{-1}	9.5×10^{-2}
1.9×10^{-8}	1.7×10^{-1}	1.8×10^{-7}	1.2×10^{-1}	1.3×10^{-1}	1.1×10^{-1}	1.7×10^{-1}	6.6×10^{-2}
1.8×10^{-10}	1.7×10^{-1}	2.2×10^{-1}	2.0×10^{-1}	1.9×10^{-1}	2.1×10^{-1}	1.7×10^{-1}	1.3×10^{-1}
5.1×10^{-9}	1.7×10^{-1}	1.6×10^{-4}	1.4×10^{-1}	1.4×10^{-1}	1.1×10^{-1}	1.7×10^{-1}	9.6×10^{-2}
4.1×10^{-4}	1.7×10^{-1}	2.4×10^{-2}	2.6×10^{-1}	2.2×10^{-1}	2.4×10^{-1}	1.7×10^{-1}	3.5×10^{-1}
1.3×10^{-8}	1.7×10^{-1}	2.1×10^{-8}	1.6×10^{-1}	1.1×10^{-1}	8.6×10^{-2}	1.7×10^{-1}	5.1×10^{-2}
1.9×10^{-7}	1.7×10^{-1}	8.7×10^{-6}	1.5×10^{-1}	1.8×10^{-1}	1.5×10^{-1}	1.7×10^{-1}	1.6×10^{-1}
7.7×10^{-7}	1.7×10^{-1}	4.3×10^{-2}	2.1×10^{-1}	2.1×10^{-1}	1.7×10^{-1}	1.7×10^{-1}	6.7×10^{-2}
2.8×10^{-8}	1.7×10^{-1}	1.0×10^{-4}	2.1×10^{-1}	1.2×10^{-1}	8.9×10^{-2}	1.7×10^{-1}	3.1×10^{-2}
8.2×10^{-9}	1.7×10^{-1}	1.9×10^{-7}	9.9×10^{-2}	1.3×10^{-1}	1.5×10^{-1}	1.7×10^{-1}	5.4×10^{-2}
4.3×10^{-4}	1.7×10^{-1}	2.8×10^{-1}	1.3×10^{-1}	1.1×10^{-1}	9.5×10^{-2}	1.7×10^{-1}	1.0×10^{-1}
6.5×10^{-4}	1.7×10^{-1}	3.5×10^{-1}	7.9×10^{-2}	1.2×10^{-1}	1.1×10^{-1}	1.7×10^{-1}	1.2×10^{-1}
2.6×10^{-4}	1.7×10^{-1}	2.9×10^{-9}	1.6×10^{-1}	8.2×10^{-2}	6.2×10^{-2}	1.7×10^{-1}	1.7×10^{-2}
2.2×10^{-4}	1.7×10^{-1}	1.5×10^{-9}	8.8×10^{-2}	1.6×10^{-1}	6.6×10^{-2}	1.7×10^{-1}	4.4×10^{-2}
2.3×10^{-3}	1.7×10^{-1}	3.8×10^{-9}	1.0×10^{-1}	2.4×10^{-1}	2.1×10^{-1}	1.7×10^{-1}	4.4×10^{-2}
3.0×10^{-3}	5.2×10^{-3}	1.6×10^{-4}	8.0×10^{-11}	6.3×10^{-2}	2.8×10^{-3}	1.5×10^{-16}	1.3×10^{-10}
1.8×10^{-2}	1.4×10^{-2}	7.9×10^{-9}	1.5×10^{-12}	2.1×10^{-1}	3.6×10^{-5}	4.5×10^{-7}	1.8×10^{-8}
8.2×10^{-3}	7.0×10^{-3}	8.9×10^{-6}	5.4×10^{-13}	1.1×10^{-1}	1.1×10^{-1}	7.6×10^{-15}	1.7×10^{-12}
9.7×10^{-3}	8.8×10^{-3}	2.1×10^{-15}	5.5×10^{-15}	6.5×10^{-2}	1.3×10^{-1}	3.7×10^{-15}	1.9×10^{-8}
2.1×10^{-2}	1.5×10^{-2}	3.2×10^{-1}	6.7×10^{-12}	1.7×10^{-1}	2.8×10^{-3}	3.1×10^{-4}	1.8×10^{-10}
5.9×10^{-2}	1.5×10^{-2}	8.0×10^{-3}	1.2×10^{-13}	8.8×10^{-2}	2.0×10^{-1}	1.7×10^{-13}	5.1×10^{-9}
1.6×10^{-2}	3.1×10^{-2}	1.8×10^{-2}	3.5×10^{-13}	2.2×10^{-1}	4.1×10^{-2}	2.5×10^{-3}	4.1×10^{-4}
2.0×10^{-2}	1.3×10^{-2}	3.2×10^{-7}	2.9×10^{-12}	3.7×10^{-1}	9.2×10^{-4}	7.2×10^{-13}	1.3×10^{-8}
8.0×10^{-2}	5.4×10^{-3}	2.3×10^{-1}	1.0×10^{-13}	1.4×10^{-1}	5.7×10^{-7}	1.5×10^{-11}	1.9×10^{-7}
1.2×10^{-2}	1.9×10^{-2}	2.4×10^{-11}	2.0×10^{-14}	5.9×10^{-2}	7.0×10^{-5}	1.0×10^{-13}	7.7×10^{-7}
2.3×10^{-2}	1.0×10^{-2}	4.4×10^{-14}	2.3×10^{-15}	1.6×10^{-1}	6.4×10^{-4}	8.5×10^{-18}	2.8×10^{-8}
2.8×10^{-2}	4.8×10^{-3}	2.7×10^{-1}	2.6×10^{-14}	1.3×10^{-1}	5.7×10^{-7}	1.5×10^{-11}	8.2×10^{-9}
4.0×10^{-3}	1.1×10^{-1}	1.9×10^{-2}	1.6×10^{-14}	5.9×10^{-2}	5.7×10^{-7}	9.7×10^{-11}	4.3×10^{-4}
1.2×10^{-2}	2.1×10^{-1}	9.7×10^{-13}	5.0×10^{-16}	3.7×10^{-1}	1.2×10^{-1}	4.5×10^{-10}	6.5×10^{-4}
1.1×10^{-1}	2.9×10^{-1}	3.5×10^{-12}	3.5×10^{-12}	9.1×10^{-1}	5.7×10^{-7}	9.7×10^{-15}	2.6×10^{-4}
1.5×10^{-1}	5.2×10^{-3}	2.8×10^{-9}	3.9×10^{-15}	1.7×10^{-1}	5.7×10^{-7}	1.2×10^{-32}	2.2×10^{-4}
6.2×10^{-3}	6.7×10^{-3}	3.4×10^{-4}	1.3×10^{-13}	1.5×10^{-1}	5.7×10^{-7}	6.1×10^{-5}	2.3×10^{-3}

利用式（3-2），结合 K 值和 P 矩阵，可得 16 个指标的熵值分别为

H_j	0.001 5	1.000 0	0.322 8	0.946 8	0.959 2	0.893 7	1.000 0	0.675 8	0.204 2	0.178 5	0.267 4	0.000 0	0.807 6	0.182 2	0.001 0	0.000 0

再利用式（3-3）将熵值转换为熵权：

$$W_j = \left(1 - H_j\right)\Big/\left(n - \sum_{j=1}^{n} H_j\right) \qquad （3\text{-}3）$$

其 16 个指标具体的 W_j 分别为

W_j	0.116 7	0.000 0	0.079 1	0.006 2	0.004 8	0.012 4	0.000 0	0.037 9	0.093 0	0.096 0	0.085 6	0.116 8	0.022 5	0.095 5	0.116 7	0.116 8

（三）指标去量纲化

由于指标间量纲不同，难以使数据在同一个范围内进行度量，为消除这一困难，需要对数据进行无量纲处理。具体分为以下两个步骤。

1. 指标趋同化

将低优指标和中性指标全转化为高优指标，具体调整方法可以依据式（3-4），并根据实际情况适当转换数据（扩大或缩小）：

$$X_{ij} = \begin{cases} y_{ij}, \text{高优指标} \\[2mm] \dfrac{1}{y_{ij}}, \text{低优指标} \\[3mm] \dfrac{M}{\left[M + \left| y_{ij} - M \right| \right]}, \text{中性指标} \end{cases} \quad (3\text{-}4)$$

本节研究中将指标全部转化为高优指标，其趋同化后的矩阵 X 为

70.40	100.00	61.36	1.95	3.05	4.20	0.02	8.06	6.42	99.45	31.06	79.73	97.11	90.72	53.75	39.00
75.50	100.00	70.74	0.60	2.11	3.26	0.01	5.70	8.49	98.26	41.67	83.87	95.40	95.55	76.44	3.00
65.90	100.00	68.62	1.20	2.16	2.39	0.01	5.31	7.57	99.09	34.22	84.91	96.32	89.16	57.81	9.00
75.60	100.00	63.30	0.55	1.92	2.15	0.00	4.82	7.77	98.82	57.36	89.63	97.07	85.94	57.08	7.00
70.70	100.00	79.37	1.40	2.44	3.18	0.03	5.77	8.70	98.20	21.59	82.31	95.73	90.72	93.91	16.00
74.20	100.00	70.58	0.77	2.00	2.16	0.00	5.32	10.00	98.19	26.67	86.46	96.68	85.30	61.04	10.00
86.30	100.00	76.35	1.80	2.70	3.41	0.01	7.60	8.34	97.28	25.71	85.34	95.34	87.53	85.83	7.00
75.20	100.00	61.04	1.02	1.67	1.86	0.00	4.49	8.61	98.38	37.78	83.17	97.81	91.98	62.51	7.00
78.00	100.00	67.44	0.87	2.35	2.61	0.00	6.02	10.40	99.40	20.24	86.64	95.97	100.00	65.64	4.00
79.50	100.00	77.06	1.47	2.61	2.79	0.01	4.84	8.00	97.92	47.72	88.29	97.20	94.82	60.48	8.00
76.00	100.00	70.14	1.48	1.80	1.90	0.00	3.84	8.81	98.67	54.21	90.55	95.85	92.38	50.84	6.00
74.70	100.00	63.35	0.32	1.91	2.66	0.01	4.57	9.04	99.52	47.58	90.40	96.08	100.00	65.64	1.00
96.40	100.00	81.32	0.70	1.60	1.99	0.00	5.41	6.73	92.32	22.57	83.78	97.20	67.58	1.00
86.80	100.00	80.36	0.01	1.72	2.20	0.00	5.61	8.06	94.67	51.03	92.09	93.92	82.91	69.18	5.00
85.80	100.00	58.97	0.99	1.23	1.41	0.00	3.11	14.16	97.40	37.68	53.20	96.62	100.00	58.06	1.00
85.60	100.00	58.27	0.15	2.16	1.50	0.00	4.29	11.30	99.43	42.77	90.00	95.75	100.00	16.02	1.00
88.20	100.00	59.25	0.38	2.90	3.18	0.01	4.30	7.25	99.14	30.24	86.39	95.91	100.00	81.70	1.00

2. 趋同数据的归一化

对矩阵 X 使用式（3-1）进行数据归一化。

本节研究归一化后的矩阵 X' 为

0.063 6	0.055 5	0.090 4	0.001 8	0.002 8	0.003 8	0.000 0	0.007 3	0.005 8	0.089 9	0.028 1	0.072 1	0.087 8	0.082 0	0.048 6	0.035 2
0.068 2	0.063 9	0.090 4	0.000 5	0.001 9	0.002 9	0.000 0	0.005 1	0.007 7	0.088 8	0.037 7	0.075 8	0.086 2	0.086 4	0.069 1	0.002 7
0.059 6	0.062 0	0.090 4	0.001 1	0.002 0	0.002 2	0.000 0	0.004 8	0.006 8	0.089 6	0.030 9	0.076 7	0.087 0	0.080 6	0.052 2	0.008 1
0.068 3	0.057 2	0.090 4	0.000 5	0.001 7	0.001 9	0.000 0	0.004 4	0.007 0	0.089 3	0.051 8	0.081 0	0.087 7	0.077 7	0.051 6	0.006 3
0.063 9	0.071 7	0.090 4	0.001 3	0.002 2	0.002 9	0.000 0	0.005 2	0.007 9	0.088 8	0.019 5	0.074 4	0.086 5	0.082 0	0.084 9	0.014 5
0.067 1	0.063 8	0.090 4	0.000 7	0.001 8	0.002 0	0.000 0	0.004 8	0.009 0	0.088 7	0.024 1	0.0781	0.087 4	0.077 1	0.055 2	0.009 0
0.078 0	0.069 0	0.090 4	0.001 6	0.002 4	0.003 1	0.000 0	0.006 9	0.007 5	0.087 9	0.023 2	0.077 1	0.086 2	0.079 1	0.077 6	0.006 3
0.068 0	0.055 2	0.090 4	0.000 9	0.001 5	0.001 7	0.000 0	0.004 1	0.007 8	0.088 9	0.034 1	0.075 2	0.088 4	0.083 1	0.056 5	0.006 3
0.070 5	0.060 9	0.090 4	0.000 8	0.002 1	0.002 4	0.000 0	0.005 4	0.009 4	0.089 8	0.018 3	0.078 3	0.086 7	0.090 4	0.059 3	0.003 6
0.071 8	0.069 6	0.090 4	0.001 3	0.002 4	0.002 5	0.000 0	0.004 4	0.007 2	0.088 5	0.043 1	0.079 8	0.087 8	0.085 7	0.054 7	0.007 2
0.068 7	0.063 4	0.090 4	0.001 3	0.001 6	0.001 7	0.000 0	0.003 5	0.008 0	0.089 2	0.049 0	0.081 8	0.086 6	0.083 5	0.045 9	0.005 4
0.067 5	0.057 3	0.090 4	0.000 3	0.001 7	0.002 4	0.000 0	0.004 1	0.008 2	0.089 9	0.043 0	0.081 7	0.086 8	0.090 4	0.059 3	0.000 9
0.087 1	0.073 5	0.090 4	0.000 6	0.001 4	0.001 8	0.000 0	0.004 9	0.006 1	0.083 4	0.020 4	0.075 7	0.087 8	0.090 4	0.061 1	0.000 9
0.078 4	0.072 6	0.090 4	0.000 0	0.001 6	0.002 0	0.000 0	0.005 1	0.007 3	0.085 6	0.046 1	0.083 2	0.084 9	0.074 9	0.062 5	0.004 5
0.077 5	0.053 3	0.090 4	0.000 9	0.001 1	0.001 3	0.000 0	0.002 8	0.012 8	0.088 0	0.034 1	0.048 1	0.087 3	0.090 4	0.052 5	0.000 9
0.077 4	0.052 7	0.090 4	0.000 1	0.001 9	0.001 4	0.000 0	0.003 9	0.010 2	0.089 9	0.038 7	0.081 3	0.086 5	0.090 4	0.014 5	0.000 9
0.079 7	0.053 5	0.090 4	0.000 3	0.002 6	0.002 9	0.000 0	0.003 9	0.006 6	0.089 6	0.027 3	0.078 1	0.086 7	0.090 4	0.073 8	0.000 9

（四）计算加权规范矩阵

结合熵权法计算的指标权重，利用式（3-5）计算加权规范化矩阵 q。

$$q_{ij} = W_j \times x'_{ij} \tag{3-5}$$

本节研究中矩阵 q 为

```
0.007 4  0.000 0  0.004 4  0.000 0  0.000 0  0.000 0  0.000 0  0.000 3  0.000 5  0.008 6  0.002 4  0.008 4  0.002 0  0.007 8  0.005 7  0.004 1
0.008 0  0.000 0  0.005 1  0.000 0  0.000 0  0.000 0  0.000 0  0.000 2  0.000 7  0.008 5  0.003 2  0.008 9  0.001 9  0.008 3  0.008 1  0.000 3
0.006 9  0.000 0  0.004 9  0.000 0  0.000 0  0.000 0  0.000 0  0.000 2  0.000 6  0.008 6  0.002 6  0.009 0  0.002 0  0.007 7  0.006 1  0.001 0
0.008 0  0.000 0  0.004 5  0.000 0  0.000 0  0.000 0  0.000 0  0.000 1  0.000 7  0.008 6  0.004 4  0.009 5  0.002 0  0.007 4  0.006 0  0.000 7
0.000 4  0.000 0  0.000 4  0.000 0  0.000 0  0.000 0  0.000 0  0.000 8  0.000 1  0.000 7  0.000 2  0.000 6  0.000 5  0.000 0
0.000 5  0.000 0  0.000 3  0.000 0  0.000 0  0.000 0  0.000 0  0.000 8  0.000 1  0.000 7  0.000 2  0.000 6  0.000 3  0.000 0
0.009 1  0.000 0  0.005 5  0.000 0  0.000 0  0.000 0  0.000 3  0.000 0  0.008 4  0.002 0  0.009 0  0.001 9  0.007 6  0.009 1  0.000 7
0.007 9  0.000 0  0.004 4  0.000 0  0.000 0  0.000 0  0.000 0  0.000 7  0.008 5  0.002 9  0.008 8  0.002 0  0.007 9  0.006 6  0.000 7
0.008 2  0.000 0  0.004 8  0.000 0  0.000 0  0.000 0  0.000 2  0.000 0  0.008 6  0.001 6  0.009 1  0.002 0  0.008 6  0.006 9  0.000 4
0.008 4  0.000 0  0.005 1  0.000 0  0.000 0  0.000 0  0.000 0  0.008 5  0.003 7  0.009 3  0.002 0  0.008 2  0.006 4  0.000 8
0.008 0  0.000 0  0.005 0  0.000 0  0.000 0  0.000 0  0.000 1  0.000 0  0.008 6  0.004 2  0.009 6  0.001 9  0.008 6  0.005 4  0.000 6
0.007 9  0.000 0  0.004 5  0.000 0  0.000 0  0.000 0  0.000 2  0.000 8  0.008 6  0.003 7  0.009 5  0.002 0  0.008 6  0.006 9  0.000 1
0.010 2  0.000 0  0.005 8  0.000 0  0.000 0  0.000 0  0.000 0  0.000 0  0.008 6  0.001 7  0.008 8  0.002 0  0.008 6  0.007 1  0.000 1
0.009 2  0.000 0  0.005 7  0.000 0  0.000 0  0.000 0  0.000 7  0.000 0  0.008 2  0.003 9  0.009 7  0.001 9  0.007 2  0.007 3  0.000 5
0.009 0  0.000 0  0.004 2  0.000 0  0.000 0  0.000 0  0.000 1  0.001 2  0.008 4  0.002 9  0.005 6  0.002 0  0.008 6  0.006 1  0.000 1
0.009 0  0.000 0  0.004 2  0.000 0  0.000 0  0.000 0  0.000 1  0.000 0  0.008 6  0.003 3  0.009 5  0.001 9  0.008 6  0.001 7  0.000 1
0.009 3  0.000 0  0.004 2  0.000 0  0.000 0  0.000 0  0.000 1  0.000 6  0.008 6  0.002 3  0.009 1  0.001 9  0.008 6  0.008 6  0.000 1
```

（五）确定正理想解与负理想解

根据上一步形成的归一化矩阵 q，通过式（3-6）确定正理想解 q_j^* 与负理想解 q_j^0

$$\begin{cases} q_j^* = \max\left(q_{1j}, q_{2j}, \cdots, q_{mj}\right) \\ q_j^0 = \max\left(q_{1j}, q_{2j}, \cdots, q_{mj}\right) \end{cases} \tag{3-6}$$

（六）采用欧氏距离法计算各评价对象到正理想解与负理想解的距离

计算正负理想距离 d_i^* 和 d_i^0：

$$\begin{cases} d_i^* = \left[\sum_{j=1}^{n} \left(q_{ij} - q_j^* \right)^2 \right]^{1/2} \\ d_i^0 = \left[\sum_{j=1}^{n} \left(q_{ij} - q_j^0 \right)^2 \right]^{1/2} \end{cases} \qquad (3\text{-}7)$$

其中，d_i^* 为第 i 个评价对象到正理想解的距离；d_i^0 为第 i 个评价对象到负理想解的距离。

（七）评价对象的综合指数评价模型

计算综合评价指数 C_I^*，其取值范围为[0，1]，C_I^* 值越大，评价对象的优先级越高（李刚等，2011）：

$$C_I^* = d_i^0 \big/ \left(d_i^0 + d_i^* \right) \qquad (3\text{-}8)$$

二、实操版健康中国评价指标体系各维度及指标权重

针对基于熵理论进行赋权的熵权 TOPSIS 构建的综合指数评价模型所测算的熵值、权重及正负理想解进行归纳、整理和分析，并通过 SPSS 对维度和指标权重进行聚类，最后根据权重大小对维度和指标进行排序。其中，综合指数评价模型的结果及指标的权重排序具体见表 3-20、表 3-21，SPSS 聚类分析图详见图3-2、图 3-3。

表 3-20　健康中国评价指标的熵值、权重、正负理想解

测量维度权重	指标	正负理想解		熵权法	
		d_i^+	d_i^-	熵值	权重
健康环境 （0.195 8）	全年环境空气质量优良天数比例（%）	0.008 2	0.006 6	0.001 5	0.116 7
	乡镇城镇集中式饮用水源地水质达标率（%）	0.000 0	0.000 0	1.000 0	0.000 0
	生态环境指数	0.004 4	0.003 8	0.322 8	0.079 1
健康生活 （0.006 2）	居民年人均接受健康教育的次数（次）	0.000 0	0.000 0	0.946 8	0.006 2
健康保障 （0.148 0）	每千常住人口执业（助理）医师数（人）	0.000 0	0.000 0	0.959 2	0.004 8
	每千常住人口注册护士数（人）	0.000 1	0.000 1	0.893 7	0.012 4
	每千常住人口医疗机构的药师（士）数（人）	0.000 0	0.000 0	1.000 0	0.000 0

续表

测量维度权重	指标	正负理想解		熵权法	
		d_i^+	d_i^-	熵值	权重
健康保障 （0.148 0）	每千常住人口床位数（张）	0.000 4	0.000 3	0.675 8	0.037 9
	医疗保健支出费用占总消费支出的 比例（%）	0.002 0	0.001 0	0.204 2	0.093 0
健康人群 （0.533 1）	传染病和突发性公共卫生事件的 报告率（‰）	0.000 8	0.002 1	0.178 5	0.096 0
	老年人群高血压患病率（%）	0.007 4	0.006 5	0.267 4	0.085 6
	老年人群糖尿病患病率（%）	0.005 0	0.014 1	0.000 0	0.116 8
	婴儿死亡率（‰）	0.000 2	0.000 2	0.807 6	0.022 5
	孕产妇死亡率（/10 万）	0.003 1	0.004 3	0.182 2	0.095 5
	老年人群的慢性病管理率（%）	0.014 9	0.022 0	0.001 0	0.116 7
健康产业 （0.116 8）	中医/药医疗服务机构数（家）	0.014 3	0.004 8	0.000 0	0.116 8

表 3-21　具体指标的权重排序

指标	权重
老年人群糖尿病患病率（%）	0.116 8
中医/药医疗服务机构数（家）	0.116 8
全年环境空气质量优良天数比例（%）	0.116 7
老年人群的慢性病管理率（%）	0.116 7
传染病和突发性公共卫生事件的报告率（‰）	0.096 0
孕产妇死亡率（/10 万）	0.095 5
医疗保健支出费用占总消费支出的比例（%）	0.093 0
老年人群高血压患病率（%）	0.085 6
生态环境指数	0.079 1
每千常住人口床位数（张）	0.037 9
婴儿死亡率（‰）	0.022 5
每千常住人口注册护士数（人）	0.012 4
每千常住人口执业（助理）医师数（人）	0.006 2
居民年人均接受健康教育的次数（次）	0.004 8
每千常住人口医疗机构的药师（士）数（人）	0.000 0
乡镇城镇集中式饮用水源地水质达标率（%）	0.000 0

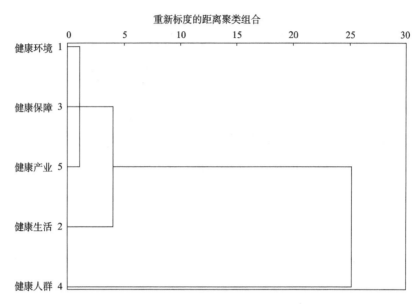

图 3-2　维度的聚类分析

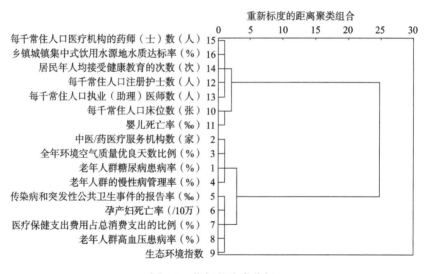

图 3-3　指标的聚类分析

从表 3-20 可以看出，在健康中国评价指标体系的 5 个维度中，健康人群对湖北省各地市州的健康中国建设水平的影响最大，权重为 0.533 1；健康环境对健康中国建设水平的影响次之，权重为 0.195 8；健康保障对健康中国建设水平的影响排名第三，权重为 0.148 0；健康产业对健康中国建设水平的影响排名第四，权重为 0.116 8；健康生活对健康中国建设水平的影响最小，权重为 0.006 2。根据上文权重结果，并结合图 3-2 的聚类分析结果，可以得出在对健康中国建设水平的影响程度方面，健康人群为最主要因素，健康环境、健康保障和健康产业是次要因素，健康生活对其影响最小。

进一步分析各维度中所包含的具体指标，由表 3-21 可得，权重的排序为老年人群糖尿病患病率（%）=中医/药医疗服务机构数（家）>全年环境空气质量优良天数比例（%）=老年人群的慢性病管理率（%）>传染病和突发性公共卫生事件的报告率（‰）>孕产妇死亡率（/10 万）>医疗保健支出费用占总消费支出的比例（%）>老年人群高血压患病率（%）>生态环境指数>每千常住人口床位数（张）>婴儿死亡率（‰）>每千常住人口注册护士数（人）>每千常住人口执业（助理）医师数（人）>居民年人均接受健康教育的次数（次）>每千常住人口医疗机构的药师（士）数（人）=乡镇城镇集中式饮用水源地水质达标率（%）。根据图 3-3 和表 3-21 可知，权重最大的四项指标是老年人群糖尿病患病率（%）（0.116 8）、中医/药医疗服务机构数（家）（0.116 8）、全年环境空气质量优良天数比例（%）（0.116 7）及老年人群的慢性病患病率（%）（0.116 7），同时这分别也是对健康人群、健康产业和健康环境影响最大的指标，说明这 4 项指标对湖北省各地市州的健康中国建设水平具有较为重要的影响；权重较大的传染病和突发性公共卫生事件的报告率（‰）（0.096 0）、孕产妇死亡率（/10 万）（0.095 5）、医疗保健支出费用占总消费支出的比例（%）（0.093 0）、老年人群高血压患病率（%）（0.085 6）及生态环境指数（0.079 1）5 项指标对健康中国建设水平具有较大影响；每千常住人口床位数（张）（0.037 9）、婴儿死亡率（‰）（0.022 5）、每千常住人口注册护士数（人）（0.012 4）、每千常住人口执业（助理）医师数（人）（0.006 2）、居民年人均接受健康教育的次数（次）（0.004 8）、每千常住人口医疗机构的药师（士）数（人）（0.000 0）、乡镇城镇集中式饮用水源地水质达标率（%）（0.000 0）这 7 项指标的权重相对较低，说明其对健康中国建设水平的影响较低。

三、湖北省各地市州综合评价

根据实操版健康中国评价指标体系的各地市州的正负理想解和熵权 TOPSIS 指数（c_i^*，越趋近于 1 表明评价对象越优）对湖北省各地市州进行排名，并使用 SPSS 对各地市州得分情况进行聚类分析，排名具体见表 3-22，聚类分析图见图 3-4。

表 3-22　17 个地市州健康城市建设水平的熵权 TOPSIS 指数

排序	城市	d_i^+	d_i^-	C_I^*
1	宜昌	0.004 5	0.008 6	0.655 4
2	十堰	0.004 4	0.008 1	0.649 0
3	潜江	0.004 9	0.007 9	0.619 0
4	恩施	0.004 6	0.007 5	0.617 6
5	黄石	0.004 8	0.007 2	0.597 8
6	神农架	0.005 4	0.007 1	0.565 6
7	咸宁	0.005 0	0.006 4	0.563 3
8	鄂州	0.005 4	0.006 8	0.555 2
9	荆州	0.005 6	0.006 3	0.528 5
10	荆门	0.005 7	0.006 4	0.527 1
11	武汉	0.005 6	0.006 1	0.523 8
12	孝感	0.005 5	0.005 9	0.516 9
13	黄冈	0.005 6	0.005 9	0.509 4
14	随州	0.005 9	0.005 9	0.500 9
15	襄阳	0.006 1	0.005 5	0.476 6
16	仙桃	0.006 9	0.005 1	0.422 9
17	天门	0.009 0	0.004 8	0.347 2
均值				0.539 8

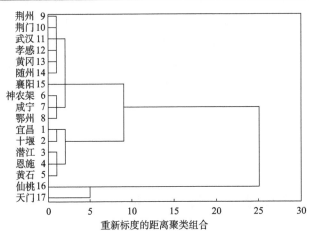

图 3-4　各地市州评分聚类分析

由表 3-22 可以得出，湖北 17 个地市州的健康城市建设水平的熵权 TOPSIS 指数的均值为 0.539 8 且各地市州的熵权 TOPSIS 指数互不相同，呈现出湖北省健康城市建设整体水平不高，各地之间健康城市建设水平存在差异的现象。根据其评分排序情况，宜昌>十堰>潜江>恩施>黄石>神农架>咸宁>鄂州>荆州>荆门>武

汉>孝感>黄冈>随州>襄阳>仙桃>天门。由图 3-4 可以看出，在健康中国建设水平
方面，湖北省做得较好的城市是宜昌、十堰、潜江、恩施和黄石等，其次是神农
架、咸宁、鄂州、荆州、荆门、武汉、孝感、黄冈、随州和襄阳，较差的城市是
仙桃和天门；结合权重分析可知，排名较差的天门、仙桃可能在健康人群、健康
保障和健康环境方面相对于其他城市有待加强。

　　总之，本节实证研究利用湖北省 17 个地市州的环境、体育、医疗等数据最终确
定了健康中国评价可及性指标体系，并使用熵权 TOPSIS 法测算指标权重，测度了
各个地市州的健康城市建设水平的熵权 TOPSIS 指数，并进行排名。测算结果表明：
①在健康中国评价指标体系中，在维度方面，健康人群、健康环境、健康保障是影
响健康中国建设的主要指标，而健康产业和健康生活对健康中国建设的影响相对较
小；在具体指标方面，老年人群糖尿病患病率（%）、中医/药医疗服务机构数（家）、
全年环境空气质量优良天数比例（%）、老年人群的慢性病管理率（%）对各地市州
的健康城市的建设水平影响最大，传染病和突发性公共卫生事件的报告率（‰）、孕
产妇死亡率（/10 万）、医疗保健支出费用占总消费支出的比例（%）、老年人群高血
压患病率（%）和生态环境指数对其有较大影响，每千常住人口床位数（张）、婴儿
死亡率（‰）、每千常住人口注册护士数（人）、每千常住人口执业（助理）医师数
（人）、居民年人均接受健康教育的次数（次）、每千常住人口医疗机构的药师（士）
数（人）、乡镇城镇集中式饮用水源地水质达标率（%）对其影响相对较小。②结合
健康中国评价指标体系中的综合评价来看，湖北省整体健康城市建设水平不太高，
以宜昌为最优，十堰、潜江、恩施和黄石较好，中等的城市是神农架、咸宁、鄂州、
荆州、荆门、武汉、孝感、黄冈、随州和襄阳，仙桃和天门建设水平相对较差。

第六节　建　　议

　　基于文中健康中国指标体系的建立及基于熵权 TOPSIS 法的湖北省各地市州
的健康中国建设的综合评价结果，针对出现的理论版健康中国评价指标体系偏理
想化、健康人群维度及其慢性病管理指标对于健康中国评价中负面影响较大、健
康中国建设中发展健康产业实际意义不大、卫生资源的投入指标实际建设效果较
差、各地市州的健康中国建设水平不均衡等问题，提出以下五点建议。

一、建立健全健康中国评价指标体系

健康是人类的基本权益，是国家发展、民族兴盛的基础。健康是身体、心理和社会适应的完美状态，受多重社会环境和个体因素影响（Grad，2002）。党的十八届五中全会提出建设健康中国目标，将健康中国纳入国家发展战略，并写入《中华人民共和国国民经济和社会发展第十三个五年规划纲要》，随后在十九大报告中明确指出实施健康中国战略，并制定了《健康中国行动（2019—2030）》，显示出党和国家全面提高人民健康水平、以健康促发展的决心。国民健康规划的制定不同于卫生计生事业发展规划，前者以健康结果为导向，关注健康的社会影响因素，往往以健康的决定因素模型为主；后者在关注全民健康状况的同时，重视对卫生计生体系各部分功能的考察以及体系绩效的评估，追踪投入产出逻辑链（肖月等，2017）。因此，在推进健康中国建设的过程中，应当构建科学统一且操作性强的评价指标体系，了解健康中国建设进展，及时修正遇到的偏差，并且尽可能选择定量、可比较的评价指标，并有准确可信的实证数据进行支撑（陈婷和方鹏骞，2016）。更重要的是，在建立的同时还需要不断完善健康中国建设评价指标体系，因为在健康中国的推进过程中，随着时间的推移，不仅中国的健康情况会发生改变，评价的侧重点会有所转移，而且评价体系中各项指标本身也会发生或多或少的变化，这些改变可能会产生指标体系与指数模型在后续评价和决策等方面的适用性问题，需要不断根据反馈的信息及时调整评价指标和维度，从而提高其适用性；必要的话，也需要对综合指数模型加以改进（李芊和李倩林，2011）。

二、健康中国建设须注重以人为本，慢性病管理为主

根据权重分析结果可知，首先，在健康中国评价指标体系中健康人群维度影响较大，说明在今后的健康中国推进过程中，要注重以人为本。党的十六大以来，党中央继承和发展中央领导集体关于发展的重要思想，提出了科学发展观，其核心就是以人为本。全面准确地认识"以人为本"的科学内涵和精神实质，对于我们开创中国特色社会主义事业新局面具有重要的理论意义与实践价值（李慎明，2007）。2016 年，习近平总书记主持召开中共中央政治局会议，审议并通过《"健康中国 2030"规划纲要》。该纲要以提高人民健康水平为核心，

将普及健康生活、优化健康服务、完善健康保障、建设健康环境、发展健康产业作为重点，健康生活、健康保障、健康环境及健康产业都是为了提高人群健康而服务，全民健康是建设"健康中国"的根本目的，没有全民健康就没有全面小康（曾钊和刘娟，2016）。2017 年，党的十九大报告中明确指出实施健康中国战略，为人民群众提供全方位全周期健康服务。2019 年，党的十九届四中全会文件《中共中央关于坚持和完善中国特色社会主义制度 推进国家治理体系和治理能力现代化若干重大问题的决定》进一步强调，让广大人民群众享有公平可及、系统连续的健康服务。这些都彰显了健康人群的重要性。其次，健康人群的关键指标是老年人群的慢性病管理率和糖尿病患病率，这种现象体现了在提高人群健康水平过程中，要着重管理患慢性病人群。慢性非传染性疾病是目前人类健康最大的杀手，中国现在因超重肥胖等致病因素的大幅度增加，慢性病的发病率也呈明显上升趋势。据统计，慢性病造成的死亡人数占总死亡人数的比例已经上升到了 85% 以上，其中，脑卒中是首位致死、致残病因，慢性病的防治刻不容缓（杨功焕，2001）。目前的医疗对策也从患者就诊升级到慢性病管理，特别是高血压、糖尿病和心脑血管病管理。而这些慢性病均与年龄相关，我国糖尿病患病率为 9.7%，在老年人中为 20.4%（Yang et al.，2010），老年人高血压患病率近 50.0%，治疗率和血压控制达标率仅分别为 32.2% 和 7.6%，老年人高脂血症患病率为男性 13.8%、女性 23.5%，这些严峻的现实更是突出了加强对慢性病群体中老年人群关注的重要性（刘晓红，2015）。

三、大力扶持健康产业

随着健康概念的不断深入与全面发展，现代医学已由简单的"预防及治疗疾病"转变为"维护和促进健康"。人类的疾病谱和死亡谱也由以传染性疾病为主转变为以慢性非传染性疾病为主。因此，健康产业的定义和内涵，也随之不断深化和细化。美国经济学家保罗·皮尔兹在著作《新保健革命》中就指出，"健康产业"和医疗卫生服务业是截然不同的两个概念。医疗卫生服务业是各类医院、疗养院、卫生院、卫生服务机构、门诊部医疗活动，计划生育技术服务活动，妇幼保健活动，专科疾病防治活动，疾病预防控制活动和其他卫生活动的行业总称，这类行业的服务特点是对患病人群的身体、心理等疾病状态进行干预，最终实现治疗疾病和治愈疾病的目标。"保健产业"则是以健康为中心，为全部人群提供健康相关产品和服务，以达到不生病、少生病的目的。可见，"保健产业"和"疾病产业"的最大区别是"保健产业"做到关口前移，以主动管理、提前干预为手段，以维持和促进人的健康状态、提高人的生活质量和预期寿命为最终目的（王晓迪和郭清，2012）。在目前的"大健康观"的引领下，健康产业是具有巨大市场潜力的复合型新兴产业，包括医疗产品、保健用品、营养食品、医疗器械、保健器具、休闲健身、健康管理、健康咨询等多个与人类健康紧密相关的生产和服务领域（朱士俊，2016），将传统单一的医疗产业模式转变为防治养为一体的全面健康模式（宫洁丽等，2011），具有拉动内需增长和保障改善民生的重要功能（张俊祥等，2011）。大力扶持健康产业不仅能促进健康中国战略的推行，更能顺应时代的发展、社会的健康需求及疾病谱的改变（胡琳琳等，2008）。可能由于健康产业指标数量较少造成健康产业维度权重较低，但是就其具体指标影响力排名来看，并不容忽视。

四、加大卫生资源投入

卫生资源是用于卫生服务的人、财、物、技术、信息的总称。评价指标中的每千常住人口床位数、每千常住人口注册护士数、每千常住人口执业（助理）医师数、每千常住人口医疗机构的药师（士）数都属于卫生资源的一部分。随着经济的快速发展，人民的生活水平和质量不断攀升，对健康的需求也越来越高，卫生资源的投入不足很有可能导致卫生资源分配和卫生服务的不公平。就健康中国评价结果来看，只有武汉等少数城市卫生资源的投入比较满足要求，其余的大部分城市的投入数量无法真正满足居民的卫生服务需求，尤其是药师配备数量普遍较低。然而，针对药师资源的配备，在人事部等 5 部门联合出台的《关于加强城市社区卫生人才队伍建设的指导意见》和中共中央、国务院发布的《中共中央 国务院关于深化医药卫生体制改革的意见》中都明确强调了配备有药学、中医、西医、公共卫生和护理等专业人员，进而加强基层医疗服务的建设。另外，面对目前社区主要存在的老年人群慢性病管理、居民对于药物的使用和不良反应的知识缺乏和对药品说明书易误解等药学服务相关问题，需要专业的药学人才，药师短缺和配备不足的情况很有可能对社区卫生服务体系的健全和居民健康产生负面影响（彭东洲，2008）。床位、医师和护士的配备数量将直接影响居民的诊疗服务质量，进而影响居民健康。因此，加大各地市州的卫生资源的投入对人民群众的健康状况和生活质量的改善可以带来直接有利的影响，进而提高"健康中国"的整体建设水平（郭永松等，2003）。

五、倡导城市均衡可持续发展

对于一个国家而言，各个区域均衡化发展才是健康可持续的，拥有多个城市的省也同样如此。就湖北各地市州的综合评价而言，各地市州的健康城市建设水平的综合评价并不均衡，因此健康城市建设水平较差的仙桃和天门需要在健康人群、健康保障和健康环境方面加强重视，争取达到省级平均水平，从而提高湖北健康城市建设整体水平。对于湖北健康城市建设水平较好的城市宜昌、十堰、潜江、恩施和黄石而言，除了宜昌之外，其余城市人均生产总值都处在湖北中等靠后的水平，尤其武汉是省内人均生产总值最高的城市，但其健康城市建设水平却较差，说明部分城市呈现经济建设与健康城市建设不对称的现象。健康中国的建设离不开健康城市的开展，不能一味地为提高经济水平而忽略对健康的投入，只有两方面同时推进才能使城市长久地具有活力（海骏娇等，2018）。

参 考 文 献

陈婷，方鹏骞. 2016. 健康中国建设需要评价指标. 中国卫生，（8）：84-85.

德鲁克 P F. 1989. 管理实践. 帅鹏，刘幼兰，丁敬泽译. 北京：工人出版社.

宫洁丽，王志红，翟俊霞，等. 2011. 国内外健康产业发展现状及趋势. 河北医药，33（14）：2210-2212.

郭永松，郭常平，茅晓延. 2003. 论我国卫生资源短缺的现状与对策. 中国卫生事业管理，19（10）：612-615.

海骏娇，辛晓睿，曾刚. 2018. 中国城市环境可持续性的决策机制影响因素研究. 经济经纬，（3）：16-22.

韩俊. 2009. 中国农民工战略问题研究. 上海：上海远东出版社.

胡琳琳，刘远立，李蔚东. 2008. 积极发展健康产业：中国的机遇与选择. 中国药物经济学，（3）：19-26.

黄文杰. 2016. 重庆市健康城市建设评价指标体系研究. 重庆医科大学硕士学位论文.

纪江明，胡伟. 2013. 中国城市公共服务满意度的熵权 TOPSIS 指数评价——基于 2012 连氏"中国城市公共服务质量调查"的实证分析. 上海交通大学学报（哲学社会科学版），21（3）：41-51，29.

姜令颂，苏莉. 2017. 电子竞技在社会系统中的定位——基于 AGIL 模型理论的分析. 当代体育科技，7（14）：227-228.

晋菲斐，田向阳，任学锋，等. 2018. 中国农村居民健康素养评价指标筛选. 中国公共卫生，35（6）：1-3.

匡海波，陈树文. 2007. 基于熵权 TOPSIS 的港口综合竞争力评价模型研究与实证. 科学学与科学技术管理，28（10）：157-162.

雷勋平，邱广华. 2016. 基于熵权 TOPSIS 模型的区域资源环境承载力评价实证研究. 环境科学学报，36（1）：314-323.

李昶达，韩跃红. 2017. "健康中国"评价研究述评. 中国农村卫生事业管理，37（11）：1298-1302.

李刚，迟国泰，程砚秋. 2011. 基于熵权 TOPSIS 的人的全面发展评价模型及实证. 系统工程学报，26（3）：400-407.

李金涛，王建勋. 2017. 杭州市建设健康城市运行机制评价. 中国健康教育，33（7）：662-665.

李芊，李倩林. 2011. 基于熵权-TOPSIS 方法的房地产投资决策评价模型实证研究. 企业经济，（3）：120-122.

李慎明. 2007. "以人为本"的科学内涵和精神实质. 中国社会科学，（6）：4-17.

李滔，王秀峰. 2016. 健康中国的内涵与实现路径. 卫生经济研究，（1）：4-10.

李云. 2015. 全民参与爱国卫生 共建共享健康中国. 人人健康，（7）：89.

刘雷. 2017. 健康中国 2030：发展目标和指标体系研究. 科学与现代化，（2）：22-55.

刘茜，李博，王耀刚. 2017. 中国政府卫生支出绩效的熵权 TOPSIS 评价研究. 中国卫生事业管理，34（10）：721-723.

刘晓红. 2015. 老年人慢性病管理的特点. 中华老年医学杂志，34（3）：229-230.

孟庆跃. 2016. 创新 建设健康中国的动力. 中国卫生，（1）：7.

帕森斯 T，斯梅尔瑟 N. 1989. 经济与社会：对经济与社会的理论统一的研究. 刘进，林午，李新，等译. 北京：华夏出版社.

彭东洲. 2008. 我国医疗机构执业药师配备的探讨. 中国药师，11（1）：89-90.

饶克勤. 2016. 健康中国的美丽愿景. 中国卫生，（9）：22-24.

谭晓东，祝淑珍，谢棚印，等. 2015. "健康中国"背景下健康管理的发展思路. 公共卫生与预防医学，26（6）：1-4.

王晓迪，郭清. 2012. 对我国健康产业发展的思考. 卫生经济研究，（10）：10-13.

温秋月，卢东民，姜宝荣，等. 2018. 我国城市健康城市指标体系的系统评价. 中国循证医学杂志，（6）：617-623.

武占云，单菁菁，耿亚男. 2015. 中国城市健康发展评价. 区域经济评论，（1）：146-152.

肖月，赵琨，薛明，等. 2017. "健康中国 2030"综合目标及指标体系研究. 卫生经济研究，（4）：3-7.

羊轶驹. 2014. 绿色医院评价指标体系与综合评价模型研究. 中南大学博士学位论文.

杨功焕. 2001. 健康模式转变与中国慢性病控制策略. 中国慢性病预防与控制，9（4）：145-148.

杨秀丽. 2017. 基于 AGIL 模型的农民工教育培训路径分析. 职业技术教育，（34）：57-62.

曾钊，刘娟. 2016. 中共中央 国务院印发《"健康中国 2030"规划纲要》. 中华人民共和国国务院公报，（32）：5-20.

张峰. 2014. 基于健康距离模型的城市人居环境健康评价——以大连市为例. 辽宁师范大学硕士学位论文.

张俊祥, 李振兴, 田玲, 等. 2011. 我国健康产业发展面临态势和需求分析. 中国科技论坛, (2): 50-53.

张颖, 潘晓平, 倪宗瓒, 等. 1994. 我国妇幼卫生资源利用效益评价研究. 卫生软科学, (4): 24-27.

赵强. 2012. 城市健康生态社区评价体系整合研究. 天津大学博士学位论文.

郑晓瑛. 2000. 中国老年人口健康评价指标研究. 北京大学学报 (哲学社会科学版), 37 (4): 144-151.

朱士俊. 2016. 我国健康产业发展现状及对策分析. 医学教育管理, 2 (1): 391-394.

Grad F P. 2002. The preamble of the constitution of the world health organization. Bulletin of the World Health Organization, 80 (12): 981-984.

Pilzer P Z. 2015. The New Wellness Revolution: How to Make a Fortune in the Next Trillion Dollar Industry. New York: John Wiley & Sons, Inc.

World Health Organization. 1995. Constitution of the world health organization.

Yang W, Lu J, Weng J, et al. 2010. Prevalence of diabetes among men and women in China. New England Journal of Medicine, 362 (12): 1090-1101.

第四章 基于健康中国建设的医疗、医保、医药协同发展研究

在健康中国建设的总体国家战略下，三医联动作为卫生体系中的核心改革方略与目标，在健康中国建设中具有举足轻重的地位。但是，如果仍然以传统的医疗、医药、医保协同运行为改革目标，不寻找以实现全民健康为目标的三医联动改革路径，既无法适应新形势新要求，亦无法突破以往三医联动体系建设瓶颈。因此，本章梳理以往研究，结合当前健康改革新形势新环境及未来改革目标，重新梳理和构建三医联动的概念与内涵，并以国内典型做法为基础，寻找健康中国下实现三医联动的核心路径。

第一节 健康中国下的三医联动概念重塑 与内涵拓展

本节以健康中国建设总体目标为导向，对以往三医联动概念进行梳理，分析三医联动在健康中国整体建设中的重要意义，并分析其与健康中国建设目标之间存在的差距；剖析在健康中国大框架下三医联动建设所面临的政治环境、社会环境、人口环境、技术环境；完善三医联动概念，以居民健康价值为目标，重塑三医联动的内涵，剖析其实现要素及指导原则，为之后章节提供整体思路与导向。

一、三医联动的概念演进

三医联动改革指的是医疗、医药、医保的协同改革。三医联动是医药卫生体制改革的核心，是医药卫生体制改革的"发动机"。

2000年，《关于城镇医药卫生体制改革的指导意见》首次提出要"提高医疗服务质量，整顿药品生产流通秩序，抑制医药费用过快增长"，并提出"在建立城镇职工基本医疗保险制度的同时，进行城镇医药卫生体制改革"。当时我国医改有两项重要任务：一是医疗机构自负盈亏和产权方面的市场化改革；二是职工医疗保险的改革。虽然明确了改革对象，但在改革思路和改革的关键主体上依然存在较大分歧，相应的责任和权利划分未到位，且由于医保制度基础的相对薄弱，医疗服务市场可及性和公平性问题的凸显，从改革的结果来看，重点放在了医疗方面，医保制度的建立在摸索前行，而医药改革进展缓慢，三医联动仅处在萌芽阶段。

2002年，我国开始探索建立农村医保体系——新型农村合作医疗制度，进一步完善基本医疗保障体系，政策制定者和专家学者对医保作用的认可程度加深，部分人期望发挥医保的监督管理作用，进一步规范医疗和医药市场。这个时期，城乡医保的发展尚处于开始阶段，尚未清晰把握自身特点及权衡各方利益，因此也没有力量去推动三医联动改革的进程。但可以看到，医保发展和解决问题的过程加深了人们对于"三医"关系的理解，在一定程度上促进了医改思路的完善。

2009年新医改以来，医疗、医药、医保改革步伐明显加快。医疗方面更多强调回归公益性，建立现代医院管理制度，以规范医疗行为，控制卫生成本与费用。医保通过报销目录和支付方式来调控医疗服务行为的作用逐渐加强；此外，我国在2017年整合和扩充了医保目录，扩大了医保的保障范围，同时近年来医药改革进程加快，药品生产与流通的价格谈判机制形成，"三医"才真正出现"联动"的趋势，这对于降低药品价格、卫生费用，提升医疗服务质量和效率起到了一定程度的积极作用。但是，联动的结果对三者来说并不都是"利好"的，其间结构和利益的调整依然复杂，这也是阻碍三者联动的重要原因。

2015年，深化医药卫生体制改革工作电视电话会议在京召开，中共中央政治局常委、国务院总理李克强做出重要批示，他指出："面对艰巨繁重的改革任务，要牢牢把握保基本、强基层、建机制的基本原则，以公平可及、群众受益为出发点和立足点，坚持医保、医药、医疗'三医联动'，用改革的办法在破除以药养医、完善医保支付制度、发展社会办医、开展分级诊疗等方面迈出更大步伐，在县级公立医院综合改革、实施城乡居民大病保险制度等方面实现更大突破，在方便群众就医、减轻看病用药负担上取得更大实效，不断提高医疗卫生水平，满足人民群众的健康需求。"[1]三医联动改革被提升至国家战略高度，三医联动的内涵也更加明确。

2016年，《国务院深化医药卫生体制改革领导小组关于进一步推广深化医药卫生体制改革经验的若干意见》提出：建立强有力的领导体制和医疗、医保、医药"三医"联动工作机制，为深化医改提供组织保障。《"十三五"深化医药卫生体制改革规划》中提出：坚持医疗、医保、医药联动改革。按照腾空间、调结构、保衔接的要求，统筹推进管理、价格、支付、薪酬等制度建设，提高政策衔接和系统集成能力。落实部门责任，解放思想、主动作为，以自我革命的精神推进改革，形成强大合力。

"三医"由最初的"独立"改革，发展到"同步"改革，最终进入"联动"改革的过程贯穿了整个医药卫生体制改革，改革的方向和重点在不同的历史时期有着不同的表现，概念的具体内容与特点梳理见表 4-1。改革的对象在宏观上没有变化，即整个联动改革面对的依然是医疗、医保和医药，强调三者的联动与协调。概念主要在改革的主体和模式上存在差异，主要表现为以医保改革为主体的市场化模式和以医疗改革为主体的行政化模式的争议，而这个争议从1985年开始的医改一直延续到了现在，足以表明无论是政策制定者，还是其他的研究者，对推进三医联动改革的思路和手段还存在较大的分歧（赵云，2017）。此外，由于医疗、医药、医保三者关系复杂，各自涉及改革内容众多，在改革的手段上应追求政府和市场手段的组合作用，在改革的目标及效果上应关注三者的优化组合，统筹协调，共同发展。

表 4-1　不同时期三医联动概念与特点变化

时间	概念来源	主要内容	特点
2000 年 2 月	《关于城镇医药卫生体制改革的指导意见》	从药品生产流通改革、医疗保险制度改革和医疗机构改革三个方面推动医药卫生体制改革	①首次提出三医改革的概念和思路；②以三医改革界定了医药卫生体制改革的重点
2000 年 7 月	全国城镇职工基本医疗保险制度和医药卫生体制改革工作会议	同步推进城镇职工基本医疗保险制度、医疗机构和药品生产流通体制改革	①强调同步性，未注意改革的联动性；②将医疗保险制度改革放在了主体位置
2002 年 4 月	上海"三医改革"试点	医疗保险制度改革、医疗机构和药品生产流通体制改革的联动	①"三医改革"试点发现"同步改革"不能解决根本问题；②改革的重心为医疗保险制度改革
2007 年 7 月	《国务院关于开展城镇居民基本医疗保险试点的指导意见》	统筹考虑医疗体制、医保体制、医药购销体制的改革	①国内首次提出统筹考虑三医联动改革；②强调整体统筹和协同推进

---

① 李克强：不断提高医疗卫生水平 满足人民群众健康需求. http://www.xinhuanet.com//politics/2015-04/29/c_1115136021.htm，2015-04-29.

续表

时间	概念来源	主要内容	特点
2015 年 4 月	深化医药卫生体制改革工作电视电话会议	坚持三医联动，用改革的办法在破除以药养医、完善医保支付制度、发展社会办医、开展分级诊疗等方面迈出更大步伐，在县级公立医院综合改革、实施城乡居民大病保险制度等方面实现更大突破，在方便群众就医、减轻看病用药负担上取得更大实效，不断提高医疗卫生水平，满足人民群众的健康需求	①将三医联动改革提升至国家战略高度；②明确界定了三医联动改革的目标

二、三医联动在健康中国建设中的基础性作用

在全国卫生与健康大会上，习近平总书记提出，"要着力推进基本医疗卫生制度建设，努力在分级诊疗制度、现代医院管理制度、全民医保制度、药品供应保障制度、综合监管制度 5 项基本医疗卫生制度建设上取得突破"[①]。这其中，医疗、医药、医保既是医药卫生体制的主要"构件"，也是建设"健康中国"的重要支柱和保障制度（即基本医疗卫生制度、全民医疗保险制度、药品供应保障制度）的重要范畴，可见三医联动改革在健康中国建设中具有不可替代的基础性作用。

（一）"三医"是健康维护体系的关键主体

党的十九大报告将实施健康中国战略纳入国家发展的基本方略，把人民健康置于"民族昌盛和国家富强的重要标志"[②]地位，并要求"为人民群众提供全方位全周期健康服务"[②]。健康是人民最具普遍意义的美好生活需要，而疾病医疗则是民生发展中最为突出的后顾之忧。健康中国的建设需要保证居民基于健康需要而派生的医疗卫生服务需求的满足。医疗卫生服务需求的满足，一方面基于卫生服务体系是否能有效、及时地提供人民所需要的高品质的服务；另一方面基于人们是否有足够的支付能力购买到所需要的医疗卫生服务。

---

① 全国卫生与健康大会 19 日至 20 日在京召开. http://www.gov.cn/xinwen/2016-08/20/content_5101024.htm，2016-08-20.

② 习近平：决胜全面建成小康社会　夺取新时代中国特色社会主义伟大胜利——在中国共产党第十九次全国代表大会上的报告. http://jhsjk.people.cn/article/29613458，2017-10-27.

1. 医疗体系作为疾病治疗、康复服务的供给主体，承担着维护患者健康的重任

国内着力推进公立医院改革、医疗机构整合改革（构建医联体等）、基层卫生综合改革、分级诊疗等，旨在提高医疗机构服务水平、促进医疗机构共同发展、提升居民医疗服务公平性、可及性等，并拓展医疗机构服务功能，加强医疗体系与公共卫生体系、医保体系的整合与协同，发挥医疗体系在居民健康促进中的基础作用。公立医院改革提出了"回归公益性、调动积极性"的总体要求，并在取消药品加成、废除以药养医、提高医务人员劳动技术服务价格、允许医生多点执业、提高医生报酬等方面都取得了不同程度的进展。随着健康中国建设的深入与推广，医疗体系一方面加强供给侧改革，提升服务质量，如临床路径的制定等；另一方面，注重均衡改革，缩小城乡医疗水平差距，定位和完善不同层级医疗机构的职能与服务能力，提升城乡居民就医公平性、可及性及服务的连续性；同时，加强价格管控，促使居民可以以低廉的价格获取高质量的服务。从医疗机构的职能来看，其责任不再只是疾病治疗，而是全面覆盖到居民生命的整个周期，其功能覆盖到疾病预防、治疗、管理、康复、长期护理、健康教育等多个方面。

2. 医药体系是疾病防控所必需的物质资源

药品质量及药品服务的提供与患者治疗效果息息相关，同样关系到居民健康产出，而以低廉的价格获取高质量药品，既是医改目标之一，也是居民在药品方面拥有可及性、公平性与治疗效率的重要前提，是居民尤其是患病人群健康水平提升的重要保障。然而，药品从生产、流通到使用这一过程中，涉及多方利益主体，利益关系纷繁复杂，以往这一过程的不透明性，导致我国药价虚高的问题持续存在。而医疗机构在提供药品时，也因为医生的不正当利益关系或者本身能力的不足，导致不合理用药问题十分突出。国家及各地区采取了多项举措如加强监管、药品带量采购、两票制以及加强用药管理、用药行为与医生薪酬相挂钩等，提升药品质量，增加药品供应透明度，控制药品费用，提升用药合理性，力求居民用得起药、用得起好药。国家基本药物制度进一步健全，实施的范围进一步扩大，医药（包括医疗器械）的自主创新能力不断增强。药品价格管理体制改革不断深化，以《关于印发推进药品价格改革意见的通知》的发布为标志，药品价格实行分类管理，绝大多数药品价格由市场决定，为充分发挥市场机制的作用，为打破垄断、解决药价虚高、打击权力寻租、商业贿赂、惩治腐败、净化药品市场和社会风气，迈出了具有突破性的重要步伐。药品同样参与疾病的预防、治疗与康复等，在不同生命周期，药品以不同功效维护居民健康体质，药品质量与使用规范性的提升，既能为医疗服务质量的提升提供保障，亦是卫生体系改革在疾病

防控方面能取得突破性进展的重要物质基础；而对药品价格的管控对于居民用药的可及性则尤为重要，尤其对于支付能力较弱的患者以及大病、慢性病患者来讲，药品价格的合理性直接决定其能否获得药品以及所获药品质量的高低。此外，这也离不开医保支付政策与医院改革政策的协调配合。

3. 医保体系的风险分担机制和能力直接影响居民基本卫生服务的可及性

我国医保体系已覆盖城乡全体居民，参保人数超过 13 亿人，占全国总人口的95%以上，初步形成了以基本医疗保险为主体，企业补充医疗保险、公务员医疗补助、商业健康保险为补充，重特大疾病保障和社会医疗救助托底的多层次医疗保障体系，成为全世界保障人数最多、保障范围最大的社会保障网，实现了国人"病有所医"的梦想，获得国际社会的高度认可。随着我国医保的全民覆盖、医保体系的整合，医保在释放居民健康需求，提升居民健康服务可及性、公平性方面，已经取得举世瞩目的成就。医保通过其管理、筹资、补偿、支付等功能发挥，分担居民疾病风险，直接影响居民医疗服务的可及性，尤其是当前医疗保险正在实现向健康保险的转型，促使医疗、医药及患者共同朝向提升居民健康水平的目标前进，成为保障居民健康的坚强后盾（陈迎春等，2016）。国内关于医保体系的改革一直如火如荼地推进，如不同医保体系的整合，旨在促进医保利用及保障水平的公平性；医保支付方式改革如按病种付费、"县域医疗服务共同体"（以下简称医共体）按人头总额预付等，旨在监管医疗服务合理性、提高参保人群受益水平、促进患者合理流动以及促进医保健康保护功能的发挥。

医疗、医药、医保在各自领域为维护居民健康保驾护航，而三者之间千丝万缕的联系，又形成合力推动健康中国建设，只是在合力形成过程中，由于三者的利益关系，未必能让三者的合力大于或等于三者各自力量直接累加的结果，这也是三医联动体系形成过程中要突破的瓶颈，是让"三医"体系适应健康中国建设要着力解决的核心问题。

（二）三医联动改革是健康中国建设的核心支柱

"三医"既是医药卫生体制的主要"构件"，也是建设"健康中国"的重要支柱和保障制度的重要范畴。坚持推进三医联动，才能增强建设"健康中国"的体制优势和政策合力。

1. 三医联动为实现健康中国提供制度保障

根据 WHO 对全民健康覆盖的界定，全民健康覆盖包含卫生系统筹资、基本药物、国家卫生政策、卫生人力、卫生系统与综合卫生服务，而这些要素亦是三医联动改革中的核心要素。要构建一个有力、高效、以人为本的卫生系统，离不开医疗体系服务能力的增强，离不开药品质量的提高；要确保居民利用医疗服务时"可负担"，离不开药品价格的控制与医保体系的偿付力度；要"获得基本药物和技术以便诊断并处理问题"，离不开药品包括器械的充足配备，也离不开医务人员具备提供服务的能力并"以现有最佳证据为基础满足患者需求的能力"。可以发现，全面健康覆盖的每一要素中，医疗、医药、医保都不是独立存在的，要实现这些要素，必须依靠医疗、医药、医保共同发力，互相配合。

要实现健康中国，提升居民健康水平，以医疗机构为主要服务载体、医药为主要物质来源、医保为主要资金保障的"三医"体系的良性运转是关键。《"健康中国2030"规划纲要》指出，坚持以人民为中心的发展思想，显著改善健康公平，而实现健康公平的一大前提，就是"三医"协同发展：①健康公平强调居民享受同质的医疗服务，这其中离不开不同层级医疗机构、城乡医疗机构之间的协同发展，医疗机构发展既受到医保支付制度的影响，又受到药品质量的影响；②健康公平强调居民同等享受获取健康的权利，即使医疗服务质量可能在不同支付能力人群中存在差异，但居民能在相应的支付能力下，获取其支付金额下的最高质量健康服务，这既离不开医保补偿政策的优化，亦离不开药品质量、医疗服务质量的优化及药品价格、医疗服务价格的管控。同时，在所有健康体系改革中，三医联动的实现，与其他改革政策相辅相成。例如，分级诊疗制度作为健康中国重点建立的五项基本制度之一，其目的不仅仅是提升居民就医流向的合理性，更是要真正优化卫生资源配置、提升卫生服务体系的效率、提升患者就医的受益深度与广度，而只有通过三医联动的实现，促使医疗服务质量和药品质量提升、居民就医负担降低，才能真正将这一目的落到实处。三医联动体系的形成，为其他相关改革打下坚实的基础，是实现健康中国最有力的制度保障。

2. 三医联动是健康中国战略在卫生领域改革中的具象体现

《"健康中国2030"规划纲要》多次提出"协调"发展理念，其中，三医联动是"协调"理念的重要指征，也是该规划纲要中针对"优化健康服务""完善健康保障"在实践中的主要操作策略。三医联动改革是健康中国建设中卫生体系改革方面的具象体现，是操作层面需要首先明确并执行的国家战略。

首先，"三医"分别构成健康中国五项基本制度的核心控件：①基本医疗卫生制度。《"健康中国2030"规划纲要》指出，要全面建成体系完整、分工明确、功能互补、密切协作、运行高效的整合型医疗卫生服务体系。县和市域内基本医疗卫生资源按常住人口和服务半径合理布局，实现人人享有均等化的基本医疗卫生服务；省级及以上分区域统筹配置，整合推进区域医疗资源共享，基本实现优质医疗卫生资源配置均衡化，省域内人人享有均质化的危急重症、疑难病症诊疗和专科医疗服务。②全民医疗保险制度。健全以基本医疗保障为主体、其他多种形式补充保险和商业健康保险为补充的多层次医疗保障体系。整合城乡居民基本医保制度和经办管理。健全基本医疗保险稳定可持续筹资和待遇水平调整机制，实现基金中长期精算平衡。完善医保缴费参保政策，均衡单位和个人缴费负担，合理确定政府与个人分担比例。改进职工医保个人账户，开展门诊统筹。进一步健全重特大疾病医疗保障机制，加强基本医保、城乡居民大病保险、商业健康保险与医疗救助等的有效衔接。③药品供应保障制度。推进药品、医疗器械流通企业向供应链上下游延伸开展服务，形成现代流通新体系。规范医药电子商务，丰富药品流通渠道和发展模式。推广应用现代物流管理与技术，健全中药材现代流通网络与追溯体系。落实医疗机构药品、耗材采购主体地位，鼓励联合采购。完善国家药品价格谈判机制。建立药品出厂价格信息可追溯机制。强化短缺药品供应保障和预警，完善药品储备制度和应急供应机制。建设遍及城乡的现代医药流通网络，提高基层和边远地区药品供应保障能力。强化价格、医保、采购等政策的衔接，坚持分类管理，加强对市场竞争不充分药品和高值医用耗材的价格监管，建立药品价格信息监测和信息公开制度，制定完善医保药品支付标准政策。

其次，我国医改一直面临着"单项推进易，多项协同难"的困局，医改牵涉医疗保险、医疗服务、医药供应等诸多领域，其中医疗保险还涉及政府、参保人与医疗机构，是社保体系中最为复杂的项目，必须协同推进才能赢得良好的综合效果（胡大洋，2017）。在推进新医改的过程中，各部门针对自身领域的问题，已经做出了诸多努力，靠各自能够解决的问题已经基本上解决，剩余的都是改革中的"顽疾"。医疗、医药、医保的协同性改革，正是解决这些改革"顽疾"的中坚力量：一方面，"顽疾"的存在，本身多由改革不同步、不协调形成，一旦形成"三医"之间的协同机制，许多难关便可迎刃而解；另一方面，在当前改革攻坚阶段，许多"顽疾"都是深层次的体制、机制问题和重大利益格局调整问题等，依靠单方面的改革，不仅不具备攻克这些问题的能力，还可能进一步引发甚至恶化利益冲突，即使"三医"协调发力，可能也需要耗费不小的代价。面对这类难题，三医联动改革是基础，而政府的宏观调控与指挥、市场机制的有效运作、社会力量的有机配合，都是必不可少的攻坚力量。

三、国内三医联动政策沿革与文献梳理

（一）"三医"各自政策发展历程

1. 医疗体制改革与发展进程

三医联动改革是医疗、医药、医保的协同改革。2000 年，三医联动改革首次

出现在公众面前。医疗体制改革在 1985 年便拉开了帷幕。1985 年 4 月，为了解决医疗领域投入严重不足的问题，国务院批转了卫生部《关于卫生工作改革若干政策问题的报告》。

1988 年 11 月，国务院批转了《卫生部、财政部、人事部、国家物价局、国家税务局关于扩大医疗卫生服务有关问题的意见》。文件指出，医疗卫生服务的收费，要根据不同的设施条件、医疗技术水平拉开档次。专家挂牌门诊，以及根据病人的特殊医疗服务要求开展的各种优质服务项目，允许在收费上适当高一些。部分城市大医院在保质保量完成正常医疗任务前提下，可建立特诊室，配备高水平医护人员，提供高质量服务，实行高收费（公费、劳保医疗不予报销），向社会开放，以满足不同层次的医疗保健服务的需要。特诊服务收入要由医院统筹分配，并与特诊服务人员个人业绩适当挂钩。

1992 年 9 月，国务院下发了《卫生部关于深化卫生改革的几点意见》，该意见的核心内容是进一步扩大医疗卫生单位的自主权，使单位真正拥有劳动人事安排权、业务建设决策权、经营开发管理权和工资奖金分配权。

2000 年，国家发布了《关于城镇医药卫生体制改革的指导意见》及其 8 个配套文件，提出了包括实行医药分开核算、分别管理、规范财政补助范围和方式；调整医疗服务价格，加大药品生产结构调整力度和调整药品价格；推进药品流通体制改革在内的 14 项改革任务。在此基础上，江苏宿迁掀开了"市场化"的医院改制，政府资本在医疗事业中基本退出，其根源在于政府的财政投入不足。

1985 年开始的医疗改革，其核心思想是放权让利，扩大医院自主权。这一时期的改革主要关注管理体制、运行机制方面的问题。政府直接投入逐步减少，市场化逐步进入医疗机构。该阶段的改革更多的是模仿了其他领域的改革，对卫生事业发展自身特性了解和认识不足。在改革的过程中也暴露出许多问题。例如，由于实行"放权让利"的财政包干制，政府支出占 GDP 比重急剧下降，政府对公共卫生的投入严重不足；基层特别是农村地区医疗卫生保障网络加速分解破败，严重影响农民的健康保障；此外，由于市场化机制开始进入卫生领域，在自主经营和自负盈亏的局面下，影响了医疗机构公益性的发挥，医疗卫生行业出现不正之风，对整个医疗环境的消极影响渐生。

2003 年，"非典"事件暴露出公共卫生领域的漏洞，其产生的重大影响客观上推动了卫生体制的改革，改革"政府主导派"和"市场派"的争论逐渐深入。

2005 年，国务院总理温家宝在十届全国人大三次会议上提出要切实解决群众看病难、看病贵的问题，卫生部开始尝试制定《关于深化城市医疗服务体制改革试点的指导意见》，其中"7 月 13 日稿"可以认为明确了我国医疗卫生事业的性质，即公益性。2009 年，国家提出要深化医药卫生体制改革，新一轮医改启动。2009 年 10 月 10 日，卫生部召开的公立医院法人治理结构改革座谈会指明了我国公立医院法人治理结构的改革方向，即探索建立以医院管理委员会为核心的公立医院法人治理结构。同时积极探索补偿机制，逐步建立医务人员激励机制，进行公立医院服务体系建设。

此后，在公立医院改革方面，国家先后出台了一系列文件指导公立医院改革，对改革的目标和具体任务做出了相应的安排（表 4-2），如确定了公立医院回归公益性的总体目标，努力建设科学规范的公立医院管理体制、补偿机制、运行机制和监管机制。医疗体制中公立医院的改革一直在路上，并根据社会经济发展状况，结合改革经验不断做出调整和完善。此时，我国基本医疗保障体系基本形成，对于构建医疗卫生系统结构起到了重要作用，中国特色基本医疗卫生制度逐步建立。

表 4-2　新医改以来公立医院改革政策文件及主要目标（要求）

政策文件	主要目标（要求）
《关于印发公立医院改革试点指导意见的通知》（卫医管发（2010）20 号）	构建公益目标明确的公立医院服务体系；探索建立与基层医疗卫生服务体系的分工协作机制；加快形成多元化办医格局；形成公立医院改革的总体思路和主要政策措施，为全面推动公立医院改革奠定基础
《国务院办公厅印发关于县级公立医院综合改革试点意见的通知》（国办发〔2012〕33 号）	围绕政事分开、管办分开、医药分开、营利性和非营利性分开的改革要求，以破除"以药补医"机制为关键环节，以改革补偿机制和落实医院自主经营管理权为切入点；力争使县域内就诊率提高到 90%左右，基本实现大病不出县
《国务院办公厅关于全面推开县级公立医院综合改革的实施意见》（国办发〔2015〕33 号）	坚持公立医院公益性的基本定位；破除以药补医；基本实现大病不出县
《国务院办公厅关于城市公立医院综合改革试点的指导意见》（国办发〔2015〕38 号）	破除公立医院逐利机制；构建起布局合理、分工协作的医疗服务体系和分级诊疗就医格局；总体上个人卫生支出占卫生总费用的比例降低到 30%以下
《关于印发控制公立医院医疗费用不合理增长的若干意见的通知》（国卫体改发〔2015〕89 号）	合理调整医疗服务价格，降低药品和耗材费用占比，优化公立医院收支结构，实现良性运行。坚持内外兼治、强化监管，加强公立医院内部管理和外部监督，建立健全医疗费用监控和公开机制，改革医保支付方式，规范和引导医疗服务行为
《国务院办公厅关于建立现代医院管理制度的指导意见》（国办发〔2017〕67 号）	2020 年，基本形成维护公益性、调动积极性、保障可持续的公立医院运行新机制和决策、执行、监督相互协调、相互制衡、相互促进的治理机制
《关于巩固破除以药补医成果持续深化公立医院综合改革的通知》（国卫体改发〔2018〕4 号）	对质量差异小、价格相近的同种高值医用耗材，探索实行纳入医疗服务打包收费，制定统一的医疗服务价格。实行高值医用耗材分类集中采购，逐步推行高值医用耗材购销"两票制"

2. 医药体制改革与发展进程

在医药体制改革方面，旧医改时期以药品价格管理改革为主，对药品进行分类定价，同时实行政府定价和指导价与市场定价相结合的定价方法，对药品定价市场化进行了一定的探索。2013 年，国家发改委公布《国家发展改革委办公厅关于对部分企业进行成本价格调查的通知》，药品成本调查正式启动，业界认为此项调查是中国药价改革中向"市场"靠拢的关键改革。2014 年，国家发改委下发《推进药品价格改革方案（征求意见稿）》，明确提出"从 2015 年 1 月 1 日起，取消原政府指定的最高零售限价或出厂价格"，开启了中国药品定价历史上最大规模改革。此后，国家相继发布了相关政策推动药品价格、药品生产与流通、药品采购改革，提出了药价管理的市场化思路，力图减少药品的流通环节，降低药品费用，在减轻公众就医的经济负担方面做出了努力。2018 年，国家卫计委等发布《关于巩固破除以药补医成果持续深化公立医院综合改革的通知》，就巩固改革成果、持续深化改革发布了一系列新措施，对高值医用耗材的价格和采购做出了进一步规定，逐步推行"两票制"。表 4-3 为医药体制改革文件及其主要内容。

表 4-3 医药体制改革文件及其主要内容

政策文件	主要内容
1996 年《药品价格管理暂行办法》	提出药品定价将采取分类定价的方式，即专利药、原研药、国内仿制药等都将有不同的定价原则
1998 年《国家计委关于完善药品价格政策改进药品价格管理的通知》	降低药品价格
2000 年《药品政府定价办法》	纳入基本医疗保险报销目录的药品及少数生产经营具有垄断性的药品，实行政府定价或政府指导价。政府定价和政府指导价以外的药品，实行市场调节，由企业自主定价
2013 年《国家发展改革委办公厅关于对部分企业进行成本价格调查的通知》	了解和掌握药品生产流通过程中的成本、价格及有关情况，及时制定调整药品价格
2014 年《国家发展改革委关于改进低价药品价格管理有关问题的通知》	首次取消了政府制定的低价药最高零售价，改由在日均费用标准内的企业自主定价模式
2014 年《推进药品价格改革方案（征求意见稿）》	取消原政府指定的最高零售限价或出厂价格
2015 年《政府工作报告》	取消绝大部分药品的政府定价
2015 年《建立药品价格谈判机制试点工作方案（征求意见稿）》	成立国家药品价格谈判指导委员会
2015 年《国务院办公厅关于完善公立医院药品集中采购工作的指导意见》	坚持以省（区、市）为单位的网上药品集中采购方向；加强药品采购全过程综合监管
2015 年《关于印发推进药品价格改革意见的通知》	逐步建立以市场为主导的药品价格形成机制，最大限度减少政府对药品价格的直接干预；坚持放管结合，强化价格、医保、招标采购等政策的衔接
2016 年《关于在公立医疗机构药品采购中推行"两票制"的实施意见（试行）》	界定"两票制"概念；提出地方政府营造宽松的政策环境，支持大型药品流通企业开展药品配送工作
2018 年《关于巩固破除以药补医成果持续深化公立医院综合改革的通知》	对质量差异小、价格相近的同种高值医用耗材，探索实行纳入医疗服务打包收费，制定统一的医疗服务价格。实行高值医用耗材分类集中采购，逐步推行高值医用耗材购销"两票制"
2019 年《国务院深化医药卫生体制改革领导小组印发关于以药品集中采购和使用为突破口进一步深化医药卫生体制改革若干政策措施的通知》	进一步优化药品审评审批制度，加快推进仿制药质量和疗效一致性评价工作，促进仿制药替代使用，建立全国药品公共采购市场和多方联动的采购格局

3. 医保体制改革与发展进程

自 20 世纪 50 年代以来，我国医疗保险制度经历了公费医疗、劳保医疗、社会医疗保险制度三个阶段，逐步建立起以城镇职工基本医疗保险、城镇居民基本医疗保险和新型农村合作医疗为主，以补充医疗保险、大额补助和商业医疗保险为补充，以社会医疗救助为兜底的多层次医疗保障体系。中华人民共和国成立初期，由于国家财政能力有限，城乡居民经济水平差异较大，因此，在构建基本医疗保险体系时，始终是城乡差异化执行，且一直到城镇居民医保制度的建立，也始终维持着城乡差异。制度之间的不公平日益凸显，管理体系的割裂，降低了医保基金的管理和使用效率。为了提升医保基金的统筹效率与公平性，2012 年十八大报告即指出，要"整合城乡居民基本养老保险和基本医疗保险制度"，2013 年《关于国务院机构改革和职能转变方案的说明》中，也提到三大医保将"由一个部门承担"，即"三保合一"。但是由于三类医保管理体系的争议与冲突，整合的节奏缓慢，以试点为主。直到 2016 年《国务院关于整合城乡居民基本医疗保险制度的意见》出台，城乡居民基本医保制度才逐步在全国范围内启动，2017 年大多地区率先将城镇居民医保和新型农村合作医疗两保统筹，2018 年从国家层面，以成立国家医疗保障局为起点，将管理体制整合，各地也逐步推广，开启医疗保险体系改革的新篇章（图 4-1）。

职工医保方面，中华人民共和国成立初期，劳保医疗和公费医疗解决了城镇职工病有所医的问题，但由于当时我国经济水平有限，农村人口未纳入制度保障。由于制度的不健全，国家和单位大包大揽，出现了"一人保障、全家看病""小病大养，无病取药"等现象，造成医疗费用增长过快、浪费严重等问题，激化社会矛盾，到 20 世纪 80 年代，劳保医疗与公费医疗制度已名存实亡。1993 年，党的十四届三中全会明确了我国社会保险制度的方向选择。1994 年，在国务院领导下，江苏省镇江市与江西省九江市开启职工医疗保险改革试点，1996 年在全国扩大试点。其中，镇江为通道式改革，个人账户用完后直接进入统筹基金报销；九江为板块式改革，个人账户与统筹基金分块管理。1998 年，《国务院关于建立城镇职工基本医疗保险制度的决定》发布，开启了医保改革的新纪元，标志着中国正式进入社会医疗保险新阶段。

农村医疗保障制度的建立也十分曲折。1955 年，山西省高平县米山乡联合保健站挂牌，由农村集体生产组织和个人共同出资的传统农村合作医疗之路开启。1960 年《关于人民公社卫生工作几个问题的意见》发布，农村合作医疗从政府层面实现制度化。合作医疗制度、合作社保健站、赤脚医生队伍，成为当时解决广大农村医疗问题的三大法宝。农村合作医疗筹资不足、免费项目过多，医疗水平也相当有限，至 20 世纪 80 年代，农村集体经济解体，农民筹资能力有限，缺乏国家财政支持，合作医疗制度也趋于瓦解。1996 年，全国卫生工作会议重提农村

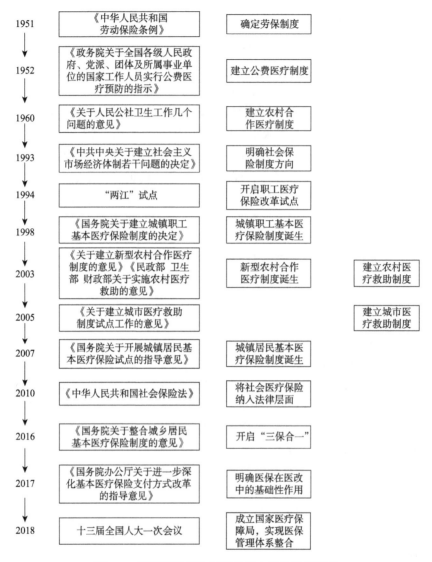

图 4-1　我国医疗保险制度变迁中的关键时间点

合作医疗制度，但是因为缺乏政府财政的资金支持，且农村居民的筹资能力仍然处于较弱水平，制度难以为继。直到 2003 年 3 月，《关于建立新型农村合作医疗制度的意见》发布，农村医疗保险制度才正式建立，在接下来的数年，取得了举世瞩目的成就。

　　2008 年《国务院关于开展城镇居民基本医疗保险试点的指导意见》发布，城镇非就业居民看病也有了制度保障，2009 年全面推开，自此，我国基本医疗保险制度才基本健全，医保全民覆盖之路正式开启。

我国由政府主导的城乡医疗救助制度经历了从"保险化"设计并倾向"大病"的初级阶段（2003~2007年），到以住院救助为主与新农合和城镇居民基本医疗保险紧密衔接（2008~2011年），再发展到当前（2012年至今）的住院救助、门诊救助（包括慢性病）、重特大疾病医疗救助等综合救助的三个重要阶段，并不断成熟（向国春等，2014）。

我国基本医疗保险制度改革经历多年探索，已经基本实现了全覆盖，参保率已稳定在95%以上；筹资水平逐年提升，国家加大财政投入，随着居民生活水平提升，筹资能力也逐步增强；保障水平逐年提升，不仅建立门诊统筹制度，职工基本医疗保险政策范围内住院费用报销比例达到80%，城乡居民医保达到70%。

为了控制医疗服务费用，我国支付政策不断优化。在农村方面，2004年，部分地区开启新农合支付方式改革试点，如陕西省镇安县探索住院单病种付费；云南省禄丰县自2005年起探索门诊总额预付，住院按床日付费。2012年，《关于推进新型农村合作医疗支付方式改革工作的指导意见》出台，明确新农合支付方式改革的基本政策，并全面推开。在城市方面，如上海市城镇职工医保支付方式改革遵循从总额控制、总额预算管理到总额预付制改革的主线，辅之以精神病医院的按床日付费、部分病种的单病种支付等精细化管理手段，强调多种支付方式复合使用，基本实现了筹资与支付、费用与质量的平衡（梁鸿等，2013）。但是，三类医保改革的步伐不一致，且由于三类医保体系本身的制度差异，改革效果也不同。直到2017年，国务院办公厅下发《国务院办公厅关于进一步深化基本医疗保险支付方式改革的指导意见》，要求到2020年医保支付方式改革覆盖所有医疗机构及医疗服务，这是关于支付方式改革的第一个国务院文件，明确了支付方式改革在整体医药卫生体制改革以及医保体系改革中的重要作用，也为医保在三医联动改革中的功能发挥提供了明确的政策保障。随着医保制度的完善，医保在整个卫生体系中的话语权也逐步增强，成为患者健康利益的最佳代言人。

（二）三医联动的政策推进

1. 2000~2003年医药卫生体制改革时期三医联动的发展

1）三医改革的提出

2000年2月，国务院办公厅发布了《关于城镇医药卫生体制改革的指导意见》，在建立城镇职工基本医疗保险制度的同时，进行城镇医药卫生体制改革，提出从药品生产流通改革、医疗保险制度改革和医疗机构改革三个方面推动医药卫生体制改革，首次提出了三医改革的概念和思路。

2）三项改革的提出

2000 年 7 月 26 日，李岚清在全国城镇职工基本医疗保险制度和医药卫生体制改革工作会议上要求："同步推进城镇职工基本医疗保险制度、医疗机构和药品生产流通体制三项改革。"三项改革继承和发展了三医改革，强调改革的同步性。其中，基本医疗保险制度改革为改革主体，同时推进医疗机构和药品生产流通体制改革。

3）三医联动改革的提出与发展

2000 年 7 月，上海市在全国率先开展了三医改革试点。2002 年 4 月，上海市结合三医改革试点经验提出了"联动改革"的思路，这是国内首次提出三医联动改革的概念。三医联动指医疗保险制度改革、医疗机构和药品生产流通体制改革的联动，改革的重心是医疗保险制度改革（赖建清，2007）。2004 年，上海市提出将改革重心转向医疗卫生体制改革，配套推进医保改革和医药改革。

2. 2003~2009 年医药卫生体制改革时期三医联动的发展

2003~2009 年医药卫生体制改革时期，我国开始探索建立城镇多层次医疗保障体系，具体体现在基本医疗保险制度的扩容和开展补充医疗保险方面。此时"医疗"改革仍然聚焦在对公立医院的"放权让利"上，其间显现的许多问题开始促进国家和相关研究者认真思考医疗、医保、医药三者的关系及发展的问题。

2006 年 9 月，国务院批准成立医疗体制改革协调小组。医疗体制改革协调小组由国家发改委、卫生部、劳动和社会保障部、财政部等 11 个相关部委组成，该小组负责协调统筹医改过程中的各方利益，由于其定位为协调机构而非领导机构，实际中难以推动三医联动改革。

2007 年 7 月 21 日，国务院总理温家宝同志在《国务院关于开展城镇居民基本医疗保险试点的指导意见》（国发〔2007〕20 号）出台之际，提出统筹考虑医疗体制、医保体制、医药购销体制的改革。这是国内首次提出统筹考虑三医联动改革，强调整体统筹和协同推进。

2000~2009 年的旧医药卫生体制改革时期，我国在政策上提出、鼓励三医联动的发展，部分地区也在实践中探索了三医联动的模式，获得了相应的经验，但中间也暴露出了很多问题。例如，缺乏科学合理的顶层设计，整个改革过程和改革逻辑不清晰；三医联动机制尚未建立，医疗、医保、医药制度的适配还存在着较大问题；缺乏权责一致的领导机构，尽管建立了医疗体制改革协调小组，但协调小组并未拥有职能对应的权力，无法发挥在三医联动中的领导作用。

3. 2009 年"新医改"以来三医联动的发展

2009 年 4 月 6 日,"新医改"政策出台后,医疗体制改革协调小组升级为国务院医药卫生体制改革领导小组,下设办公室(以下简称"医改办")具体负责统筹协调医药卫生体制综合改革,但该机构由于实体化程度不足、协调机制未建立,在三医联动改革的过程中发挥的作用较为有限。

2013 年 11 月,党的十八届三中全会通过《中共中央关于全面深化改革若干重大问题的决定》,提出全面深化改革的国家战略。深化医药卫生体制改革升级为医药卫生体制全面深化改革,统筹推进医疗保障、医疗服务、公共卫生、药品供应、监管体制综合改革。

2015 年 10 月,党的十八届五中全会提出"推进健康中国建设,深化医药卫生体制改革,理顺药品价格,实行医疗、医保、医药联动,建立覆盖城乡的基本医疗卫生制度和现代医院管理制度,实施食品安全战略"。三医联动改革上升至国家层面。

2016 年 3 月,《政府工作报告》要求协调推进医疗、医保、医药联动改革。这是三医联动首次出现在《政府工作报告》中,三医联动的改革力度也从 2015 年的"实行"上升为"协调推进"。

2016 年 6 月,人力资源和社会保障部出台《人力资源社会保障部关于积极推动医疗、医保、医药联动改革的指导意见》,提出充分认识三医联动的重要意义,积极推动三医联动改革,着眼于全面深化医药卫生体制改革全局、健全全民医保体系和建立更加公平、更可持续的社会保障制度。这是第一次由部门出台的三医联动改革政策,强调以医疗服务体系改革为重点,积极探索发挥医保在医改中的基础性作用。

2016 年 11 月,《国务院深化医药卫生体制改革领导小组关于进一步推广深化医药卫生体制改革经验的若干意见》将福建三明"腾笼换鸟"的三医联动改革列为经验进行推广。按照腾空间、调结构、保衔接的基本路径逐步理顺医疗服务价格。积极稳妥推进医疗服务价格改革,在确保公立医院良性运行、医保基金可承受、群众负担总体不增加的前提下,按照总量控制、结构调整、有升有降、逐步到位的要求,分类指导理顺不同级别医疗机构间和医疗服务项目的比价关系。所有公立医院取消药品加成,统筹考虑当地政府确定的补偿政策,精准测算调价水平,同步调整医疗服务价格。通过规范诊疗行为、降低药品和耗材费用等腾出空间,动态调整医疗服务价格。价格调整要重点提高体现医务人员技术劳务价值的诊疗、手术、护理、康复和中医等医疗项目价格,降低大型医用设备检查治疗和检验等价格,并做好与医保支付、分级诊疗、费用控制等政策的相互衔接。

2016 年 12 月 27 日，《国务院关于印发"十三五"深化医药卫生体制改革规划的通知》（国发〔2016〕78 号）发布，在基本原则中提到坚持医疗、医保、医药联动改革。按照腾空间、调结构、保衔接的要求，统筹推进管理、价格、支付、薪酬等制度建设，提高政策衔接和系统集成能力。落实部门责任，解放思想、主动作为，以自我革命的精神推进改革，形成强大合力。该规划将三医联动改革升级为医改的基本原则，进一步强化了三医联动在医改中的重要地位，同时将贯穿于整个医改过程中发挥作用。

2017 年 3 月，国务院总理李克强在第十二届全国人民代表大会第五次会议上报告的《政府工作报告》中指出："深化医疗、医保、医药联动改革。全面推开公立医院综合改革，全部取消药品加成，协调推进医疗价格、人事薪酬、药品流通、医保支付方式等改革。"[1]

为完善统一的城乡居民基本医疗保险制度和大病保险制度，不断提高医疗保障水平，确保医保资金合理使用、安全可控，统筹推进三医联动改革，更好保障病有所医，《国务院机构改革方案》提出，"将人力资源和社会保障部的城镇职工和城镇居民基本医疗保险、生育保险职责，国家卫生和计划生育委员会的新型农村合作医疗职责，国家发展和改革委员会的药品和医疗服务价格管理职责，民政部的医疗救助职责整合，组建国家医疗保障局，作为国务院直属机构"。

2018 年 8 月，《国务院办公厅关于印发深化医药卫生体制改革 2018 年下半年重点工作任务的通知》（国办发〔2018〕83 号）公布，50 大项细分有 66 项重点任务，其中国家卫生健康委员会牵头的有 32 项，国家医疗保障局牵头的有 11 项。这是新体制下推进包括三医联动在内的政策，多部门协同配合的第一份具体路线图，初步形成了有示范意义的联动约定。

回顾三医联动的推进过程（图 4-2），从最开始的"提出""统筹考虑""统筹推进"，上升为"协调推进""积极推动""坚持推进""深化改革"。"提出""实行""推进""深化"体现了三医联动改革力度的变化，同时也意味着三医联动的发展经历了几个不同的时期。"统筹""协调""积极"等词也透露出政府对三医联动改革的态度，即在改革过程中要注重协调性、主动性（赵云，2017）。2017 年《政府工作报告》提出了"深化医疗、医保、医药联动改革"，这是在"全民健康"的目标下对三医联动提出的新要求，表明三医联动已经走到改革的关键时期，将面临更多、更复杂的阻碍，需要有关部门在改革中做出更大的努力，因为三医联动改革是深化医改的关键问题，也是急需解决的难题。

---

[1] 政府工作报告（全文）. http://www.gov.cn/xinwen/2017-03/16/content_5177940.htm，2017-03-16.

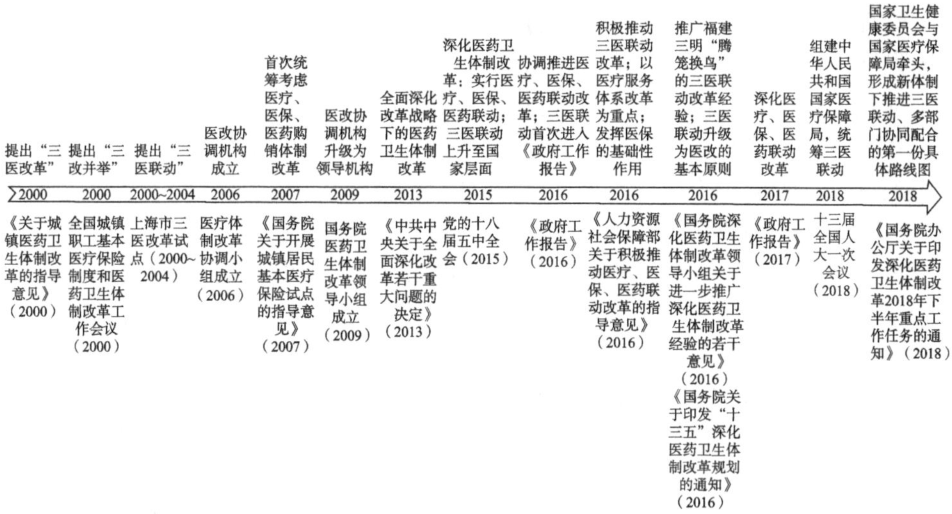

图 4-2 时间轴内容：

上方标注（按时间顺序）：
- 首次统筹考虑医疗、医保、医药购销体制改革
- 深化医药卫生体制改革；实行医疗、医保、医药联动；三医联动上升到国家层面
- 协调推进医改；医疗、医保、医药联动改革；三医联动首次进入《政府工作报告》
- 积极推动三医联动改革；以医疗服务体系改革为重点，发挥医保的基础性作用
- 推广福建三明"腾笼换鸟"的三医改革经验；三医联动升级为医改的基本原则
- 组建中华人民共和国国家医疗保障局，统筹三医联动
- 国家卫生健康委员会与国家医疗保障局牵头，形成新体制下推进三医联动、多部门协同配合的第一份具体路线图

时间轴下方标注（按时间顺序）：
- 提出"三医改革"
- 提出"三改并举"
- 提出"三医联动"
- 医改协调机构成立
- 医改协调机构升级为领导机构
- 医改协调机构领导小组成立
- 深化医药卫生体制改革

年份：2000　2000　2000~2004　2006　2007　2009　2013　2015　2016　2016　2017　2018　2018

对应文件（按时间顺序）：
- 《关于城镇医药卫生体制改革的指导意见》（2000）
- 全国城镇职工基本医疗保险制度和医药卫生体制改革工作会议（2000）
- 上海市三医改革试点（2000~2004）
- 医药体制改革协调小组成立（2006）
- 《国务院关于开展城镇居民基本医疗保险试点的指导意见》（2007）
- 国务院医药卫生体制改革领导小组成立（2009）
- 《中共中央关于全面深化改革若干重大问题的决定》（2013）
- 党的十八届五中全会（2015）
- 《政府工作报告》（2016）
- 《人力资源社会保障部关于积极推进医疗、医保、医药联动改革的指导意见》（2016）
- 《国务院深化医药卫生体制改革领导小组关于进一步推广深化医药卫生体制改革经验的若干意见》（2016）
- 《国务院关于印发"十三五"深化医药卫生体制改革规划的通知》（2016）
- 《政府工作报告》（2017）
- 十三届全国人大一次会议（2018）
- 《国务院办公厅关于印发深化医药卫生体制改革2018年下半年重点工作任务的通知》（2018）

图 4-2　三医联动政策推进过程

（三）三医联动的文献梳理

1. 国际经验

1）美国管理式医疗模式

美国的医保体系主要包括三方面内容：一是针对退伍军人、现役军人、印第安人等建立的公费医疗体制；二是政府举办的 Medicare 和 Medicaid，另外，也有州政府主办、面向儿童的儿童健保；三是商业医保。

医疗保险的改革主要是医疗服务的提供方式和保险费用支付方式的改变，即采用"管理式医疗保险"开展医疗保险业务。把商业经营的观念和办法引入医疗保险领域，对医疗保健的价格、医疗服务的质量和人们获得医疗服务的途径，都进行严格的管理。

管理式医疗将医保体制与医疗体系相结合，创造了一种将医疗质量和成本控制相结合的管理和运营模式，提供了一种控制医疗费用的新模式，在保证医疗服务供给方良性发展的同时控制了医疗价格，保护了需求方的利益。其特征如下：①基于成本-效益的原则选择签约医生或医院，组建自己的医疗服务网络，为参保人提供医疗服务，参保人可根据自己的个性化需求选择适合的医疗服务；②通过服务利用审核机制和医疗质量监控程序，主动参与临床治疗管理，以提高医疗服务质量和资源利用效率；③通过经济激励机制，引导参保客户合理选择就诊，鼓励医疗服务提供者控制成本；④通过健康教育、预防保健等措施，提高参保人的健康状况，防范和降低疾病风险，从而控制医疗费用。

管理式医疗模式中竞争机制的引入有利于促进提供方降低医疗服务价格，在不断发展的过程中促进医疗及医保的重点从治疗转移到预防，采用医疗服务和保险一体化经营模式，在产业纵向进行整合，以降低行政成本和医疗费用。在该整合模式下，医疗服务需求方根据自身需要选择合适的医疗服务模式，并通过接受健康教育、预防保健等方式，提升自身健康水平。

2）英国国民健康服务体系

英国的国家卫生服务（National Health Service，NHS）制度是政府主导下的全国福利性医疗保障。NHS由三个层次构成：第一层为社区全科医生；第二层为地区医院；第三层为国家医疗服务机构。中央政府将预算资金分配给地区卫生部门，再由地区卫生部门分配到医院和全科医生，由他们免费向全民提供医疗服务。政府在分配预算时，对公立医院主要采取总额预付方式，对全科医生通常采取按人头付费方式。

英国医改的主要精神是减少政府在医疗卫生体制中的作用，在医疗服务体系中实行进一步的管办分离。此次改革主要针对医疗服务供给方面，力图提高效率和质量，控制医疗费用的过快增长。其主要内容是在医疗费用风险承担上进行改革，将原来由政府直接承担的风险移交给全科医生。全科医生组合成新的医疗费用风险承担组织"全科医生联盟"，代表病人购买所有的医疗服务。英国的国民健康服务体系与新的全科医生联盟之间，将形成一种按人头付费的承包关系：政府按照全科医生联盟承担的人口数目，支付给全科医生联盟预算，全科医生联盟再根据病人的使用情况支付给其他医疗服务供给方。与此同时，所有公立医院和社区卫生机构将变成独立的组织。英国通过对医疗服务供给方的整合与改革，将医疗费用承担风险由政府转移给全科医生，为全科医生主动控制医疗费用提供了动力。在控费机制的作用下，全科医生更倾向于从预防保健出发，为医疗服务需求方提供优质、低价的服务，最终以较低的人均医疗费用取得很高的医疗质量。

NHS的药品使用管理包含两个层次：第一个层次是药品上市审批管理，保证药品质量，维护患者利益；第二个层次是以NICE（The National Institute for Health and Care Excellence，国家卫生和临床技术优化研究所）为核心和基础的基于成本-效益评价的药品使用管理，通过成本-效益评价对药品进行遴选，兼顾药品价格与效果。通过两个管理层次综合评估药品质量、安全、有效、成本等多维属性，满足药品使用方需求。此外，英国政府整合医保和医药体系，对NHS的药品偿付价格进行有效管理，限定了药品供应链的利润空间，推动了药品生产和流通环节的有效竞争，控制了药品费用的过快增长，尽可能实现成本-效益的最佳平衡。

　　3）德国、日本医疗卫生体制

　　从医疗保险类型划分来说，德国和日本属于典型的社会保险国家。政府与市场共同参与了医疗卫生体系的建设和运行：一是医疗费用承担主体的多元化。医疗费用由社会成员共同承担，具体分为国家、企业和个人。德国采取的是强制性社会保险和商业保险相结合的医保制度。二是医疗卫生服务社会化。管办分离，医院一般由专门的医院管理公司和行业组织进行规范监管以提升服务水平和效率。三是医保覆盖范围广泛化。医疗保险服务内涵较丰富，覆盖面大。四是政府市场责任明朗化。政府承担对医疗资源再分配以及低收入者的补助职能，保障政府职责不缺失，同时发挥市场在优化资源配置上的积极作用。在这样的制度下，财政的支付能力难以满足医疗费用的快速增长，且出现了重治疗轻预防，医疗消费结构不合理等问题。因此，德国采取了加强门诊和住院服务的合作关系、完善医保支付方式、减少住院天数、增强患者医院责任意识等方式控制医疗费用和节约医疗资源。同时，加强政府和非政府社团对医疗卫生体系的监督与管理，来有效抵制市场机制带来的副作用。

　　医保在德国的医疗卫生体制中处于枢纽地位，带动了医疗、药品等各方面的改革。德国的医保经办机构在竞争中有动力提高疾病基金的运营效率，主动控费并推动医疗服务效率和质量的提升。德国医保机构对药品的费用控制是通过综合手段实现的，通过支付制度改革、基金支付限额、专科使用限制、仿制药替换等多种支付工具，并通过信息化手段实时监控，与参考价格制度组合使用发挥协同作用。德国通过医保改革，带动医疗、医药等体系整合，有效控制药品和医疗服务价格，在保证医疗质量的同时降低患者就医成本，维护患者利益。

　　日本自 1950 年实施药价基准制度起就建立了医保药品支付价格调整机制。现阶段日本每两年对药价基准目录中所有药品进行一次支付价格调整，保证了医保支付价格能够及时反映市场信息，减小了药品价格差异。这种动态调整机制在管控药品价格、降低药品和医疗费用支出、保证价格公开合理等方面取得了显著成效。

　　2. 国内文献梳理

　　关于国内专家和学者的研究和看法，以三医联动为主题词在万方数据库中搜索了 1985~2018 年的国内文献，并进行了相关分析。通过文献分析发现，与三医联动关系最为密切的几个主题词分别为医疗保险、公立医院、社区卫生服务、改革、联动机制、分级诊疗、医院和联动（图 4-3）。从内容上来说涵盖了医疗和医保两方面，医药方面谈得较少。

关键词	出现频次	百分比
三医联动	85	15.60%
医疗保险	46	8.44%
公立医院	41	7.52%
社区卫生服务	23	4.22%
改革	22	4.04%
联动机制	21	3.85%
分级诊疗	20	3.67%
医院	20	3.67%
联动	19	3.49%

图 4-3 "三医联动"文献主题词分析

对以三医联动为主题词的文献进行脉络分析后发现，自 2010 年开始研究数量出现较大幅度增长，同时研究重点开始向体制机制、医保倾斜，但研究的总体数量较少。对以"三医联动""医疗""医保""医药"为主题词的大量文献进行比较分析，发现 2010~2012 年相关研究数量出现较大幅度的增长，"医疗"的变化最大（图 4-4）。2014 年之前关于三医联动的研究较少，而 2014 年之后的研究数量出现了增长，这与我国自 2013 年发布的《中共中央关于全面深化改革若干重大问题的决定》中提出的"深化医药卫生体制改革。统筹推进医疗保障、医疗服务、公共卫生、药品供应、监管体制综合改革"有着密切关系。此后又颁布多项文件强调统筹推进三医联动，国家在政策上开始真正重视三医联动，而国内的研究也开始思考和解决三者协同发展的问题，这与政策的推进是相一致的。

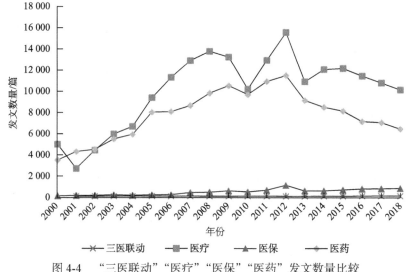

图 4-4 "三医联动""医疗""医保""医药"发文数量比较

　　自三医联动改革提出以来，国家决策层和国内学者对改革重点、改革模式等重要问题存在不同程度的分歧，并提出了不同的意见和看法。详细内容见表4-4。

表4-4　2002~2017年国内决策层和国内学者对改革重点、改革模式的观点比较

年份	观点来源	观点内容
2002	郝模、马安宁	积极推动医疗机构体制的转变是当下三医联动最应考虑的问题
2002	上海市三医改革试点	三医联动改革的重心为医疗保险体制改革
2002	胡善联	三医联动改革是一项系统工程，医疗保障制度的改革占有主导的地位，而医疗卫生和药品流通两个方面的体制改革则是医保改革的基础，要通过部门间的协调和合作，选择最佳行动计划，寻求三项改革收益或效用的最大化
2004	上海市三医改革试点	以医疗改革为核心，配套推进医保改革和医药改革
2016	《人力资源社会保障部关于积极推动医疗、医保、医药联动改革的指导意见》	三医联动要以医疗服务体系改革为重点，发挥医保的基础性作用，充分发挥医疗、医保、医药职能部门作用，加强协同合作，增强改革的整体性、系统性和协同性
2016	《国务院深化医药卫生体制改革领导小组关于进一步推广深化医药卫生体制改革经验的若干意见》	按照腾空间、调结构、保衔接的基本路径逐步理顺医疗服务价格。建立强有力的领导体制和医疗、医保、医药三医联动工作机制
2016	国务院《"十三五"深化医药卫生体制改革规划》	坚持医疗、医保、医药联动改革。按照腾空间、调结构、保衔接的要求，统筹推进管理、价格、支付、薪酬等制度建设，提高政策衔接和系统集成能力
2016	胡善联《三医联动 协同创新》	凡是医改比较成功的地区或经验均与政府主导、三医联动的协同改革分不开
2017	医改北京论坛	三医联动的核心是医疗服务和医保之间的联动。这包括两个层面：一个是管理部门之间的联动，是医保作为支付部门和卫生作为规制部门之间的联动；另一个是医保基金和医疗服务市场之间的互动、联动关系

　　可以看出，决策层及国内学者对三医联动改革的重点有着不同的看法，改革的模式因而可以分为行政化和市场化两种。无论改革的主体和重点如何变化，三医联动始终强调整体统筹、协同推进。行政化的改革思路是受我国计划经济时期政府主导医疗的影响形成的，本质上是在向"计划经济"靠拢，这与我国社会主义市场经济的现实定位是相悖的。联系医改的其他改革内容，如公立医院法人化治理改革、医疗保险付费方式的"预付制"改革，行政化的改革思路与它们都存在着较大的冲突。市场化的改革思路，意在正确处理市场与政府的关系，有机结合二者，发挥市场提升医疗服务与管理效率的优势，同时运用政府治理来预防和弥补市场机制带来的医疗不公平等不良后果。国内对于三医联动改革的争议表面上是改革重点和联动模式的争议，实质上反映的是对市场与政府的关系的认识差异、三医联动机制模糊不清等更深层次的问题。

　　自1985年以来，关于政府与市场在卫生资源配置中"谁占主导"的争论没

有停止过。这场争论反映了两个实质问题：一是政府职能如何定位；二是社会资本能否及如何进入卫生领域，且市场机制如何在这个过程中发挥作用的问题。这些基础性的理论问题至今未有定论，导致实践操作层面反复无常，具体表现为我国卫生资源配置在部分市场化的基础上，在政府干预和市场配置两个方向上的摇摆不定。党的十八届三中全会做出了《中共中央关于全面深化改革若干重大问题的决定》，将处理好政府与市场的关系作为经济体制改革的核心问题，强调市场在资源配置中起决定性作用和更好地发挥政府作用。医改作为全面深化改革的重要组成部分，必然会受到整个改革环境的影响，过去的经验也告诉我们一味追求政府干预，甚至退回行政配置是走不通的，因此新时期应当明确市场对卫生资源配置的决定性作用，寻找政府干预与市场机制的平衡点。为了尽可能减少改革中的摇摆局面，国家在宏观层面应建立共识，尽可能减少政策在执行过程中面临的阻力。

关于新时期健康中国战略目标下三医联动如何联动、谁是主导等问题，国内学者有着不同的看法，主要如下：①政府与市场谁主导的问题，即改革手段的问题。胡大洋（2017）认为医改中成功的经验与政府主导密切相关；赵云（2015）认为应当积极发挥市场的作用，去行政化，建立竞争机制。②医疗、医药、医保谁是关键的问题。某些学者认为医保划定了基本医疗服务的边界，对于促进药品价格合理化，规范约束医疗服务内容和行为有着积极作用，三医联动应当发挥医保的基础性作用。

三医联动机制是在医药卫生体制改革的环境下，开展医疗、医保、医药改革相关工作的原则、目标和秩序。"三医"之间既要有统一的认识、统一的目标，又要尊重"三医"各自的行业规律、功能定位和工作方式。因此，建设和完善三医联动机制还需要解决好以下几个问题。

1）加强相关部门的领导

坚持党中央的领导是三医联动的基本前提，是使三医联动改革与全面深化改革、经济体制改革、医药卫生体制改革目标一致的保证。相关部门的有效领导可以提高执行力和效率。相关部门应当对"三医"的关联性有深刻把握，尊重事物发展的规律，科学决策，增强三医联动的科学性和积极性。

2）统一认识

统一认识是三医联动的重要因素。首先，需要认清三医联动在医改中的角色定位，其中包括"三医"各部分的定位；同时要明确三医联动改革的目标服务于医改全局。其次，需要认清政府各部门在改革中的作用，找到切入点，增强主动性。此外，应增强大局意识，在工作过程中，应结合本部门职能，积极配合其他部门的工作，为改革做出努力（王东进，2015）。

3）明确"三医"功能定位，合理分工

医疗、医保、医药在发展的过程中有着自己的规律，在医改中也扮演着不同的角色，承担着不同的任务。明确"三医"功能定位、合理进行分工是三医联动的基础。医疗卫生部门首先应做好提供医疗卫生服务的本职工作，在落实推进公立医院改革的同时，积极配合医保、医药部门降低医疗成本、规范医疗行为、提高医疗效率。医保作为卫生服务的主要购买者，要加强对医疗卫生服务供方的监管，推进医保支付方式改革，促进医疗公平与效率。医药部门应当组织生产价廉质优的药品，维护药品流通秩序，为医疗卫生部门和医保部门的工作提供支持。"三医"相互依存，尊重其发展逻辑，合理调整三方利益才能让"三医""联"起来和"动"起来。

4）完善"三医"各方利益机制

三医联动作为医药卫生体制改革的重要内容，其改革过程是对医疗、医保、医药三方利益的调整和再分配，如何调整与分布利益，维护三方合理利益，破除不良利益机制是三医联动需要切实解决的问题。"三医"各方利益既是相互依存又是相互对立的，三方在追求利益的过程中浪费了大量医疗卫生资源，扰乱了就医环境与秩序。为了改变这种局面，重构三方利益机制，我国推出了大量医药卫生政策，采取了多种措施与手段。例如，全面推开公立医院综合改革，全部取消药品加成；2015年五部委联合发布了《关于控制公立医院医疗费用不合理增长的若干意见》，采取强有力的行政手段控制公立医院费用，包括推行临床路径管理、降低药品耗材虚高价格、推进医保支付方式改革、转变公立医院补偿机制等。在药品供应保障方面，国家推出了"药品集中采购""两票制""医药分开，取消药品加成"等政策，"两票制"更是作为"十三五"医药改革的核心，旨在减少药品流通环节，打通短缺药品研发、生产、流通、采购等环节，更好地满足人民健康和临床合理用药的需求。医保改革则集中在改革支付方式，发挥医保的治理功能方面。其中，支付方式改革目标为选择部分地区开展按疾病诊断相关分组付费试点，鼓励各地积极完善按病种、按人头、按床日等多种付费方式。到2020年，医保支付方式改革逐步覆盖所有医疗机构和医疗服务，全国范围内普遍实施适应不同疾病、不同服务特点的多元复合式医保支付方式。我国在"三医"利益机制的完善方面做出很大的努力，部分政策效果已初步显现，但在改革的过程中也发现了不少问题，因此需要继续完善，使三医联动进入良性循环，推动医药卫生体制改革的进程。

5）建立健全考核评价机制

三医联动在实践过程中出现诸多问题，一方面是由于认识不统一，另一方面是缺乏对工作结果的考核评价。通过考核评价可以了解改革中的问题，明确问题产生的原因，对相关责任人进行约束和追责，考核评价是保证改革目标实现的重要措施。

5

四、健康中国下实现三医联动的生态分析

（一）健康中国下实现三医联动的政治环境

无论是在国际上还是在中国，"健康"一词始终是卫生体系改革的核心要义。从国际上看，确保全民健康覆盖、避免因病致贫是实现联合国可持续发展目标之卫生目标的基石。实现全民健康覆盖，堪称建立健康世界的希望之灯，其被纳入可持续发展目标作为子目标之一为实现其他所有健康目标提供了平台，并通过提供预防为主、以人为本的综合保健服务来实现这些目标。全民健康覆盖是公平的最终表述，也是所有政策选择最有力的社会均衡器之一。全民健康覆盖包含几个要素：①一个有力、高效、运转良好、能够通过以人为本的综合保健服务（包括为艾滋病、结核病、疟疾、非传染性疾病、孕产妇和儿童健康提供的服务）满足重点卫生需求的卫生系统，包括：为人们提供信息，并鼓励人们保持健康、预防疾病；及早发现健康方面的状况；有能力治疗疾病；帮助患者康复。②可负担性：建立为卫生服务供资的制度，确保人们在利用卫生服务时不经历财务困难。③获得基本药物和技术以便诊断并处理医疗问题。④受到良好培训并积极工作的卫生工作者拥有提供服务并以现有最佳证据为基础满足患者需求的充分能力。这既为我国三医联动改革指明了方向，即以维护全人群健康为准则，也进一步肯定了三医联动的必要性，即居民在支付能力范围内获取健康服务。

在我国，党和政府一直关注人民群众的健康状况。早在 1997 年，《中共中央、国务院关于卫生改革与发展的决定》就提出人人享有卫生保健，全民族健康素质的不断提高，是社会主义现代化建设的重要目标，是人民生活质量改善的重要标志，是社会主义精神文明建设的重要内容，是经济和社会可持续发展的重要保障。2009 年，国家启动实施新一轮医药卫生体制改革，颁布了《中共中央 国务院关于深化医药卫生体制改革的意见》，确立把基本医疗卫生制度作为公共产品向全民提供的核心理念，进一步明确公共医疗卫生的公益性质，提出建立公共卫生服务体系、医疗服务体系、医疗保障体系、药品供应保障体系"四大体系"和医药卫生管理、运行、投入、价格、监管、科技和人才、信息、法制"八项支撑"，加快基本医疗卫生制度建设，推动卫生事业全面协调可持续发展。随后，国务院又印发了《医药卫生体制改革近期重点实施方案（2009—2011 年）》和《"十二五"期间深化医药卫生体制改革规划暨实施方案》，提出加快推进基本医疗保障制度建设，健全基层医疗卫生服务体系，促进基本公共卫生服务逐步均等化等改革任务。2012 年以来，

中国不断加大医药卫生体制改革力度，加快推进公立医院综合改革，推进药品和医疗服务价格改革，全面实施城乡居民大病保险，积极建设分级诊疗制度，优化完善药品生产流通使用政策。2015 年 10 月 29 日，健康中国建设正式写入《中共第十八届中央委员会第五次全体会议公报》。2016 年 8 月，全国卫生与健康大会提出："要坚持正确的卫生与健康工作方针，以基层为重点，以改革创新为动力，预防为主，中西医并重，将健康融入所有政策，人民共建共享。"2016 年 10 月，国家颁布《"健康中国 2030"规划纲要》，为推进健康中国建设，提高人民健康水平做出了战略部署。自此，国民健康上升到新的高度，成为民族昌盛的重要标志，人民健康被摆在优先发展的战略地位，强调为人民群众提供全方位全周期健康服务。

经过长期努力，中国卫生与健康事业发展跨上了崭新台阶，不仅显著提高了人民的健康水平，而且形成了符合本国国情的健康权保障模式，其主要特点如下：

（1）健康优先，把健康置于优先发展的战略地位，立足国情，将维护和提升健康的理念融入政策、法律、法规制定实施的全过程，实现健康的生活方式、生产条件和生态环境与经济社会良性协调发展。

（2）预防为主，把以治病为中心转变为以人民健康为中心，坚持防治结合、身心并重、中西医互补，注重慢性病、地方病、职业病防控，减少疾病发生，把握健康领域的发展规律，强化早诊断、早治疗、早康复。

（3）公益主导，坚持基本医疗卫生事业的公益性，把基本医疗卫生制度作为公共产品向全民提供，将公立医院作为医疗服务体系的主体，逐步实现全民享有公共健康服务。

（4）公平普惠，坚持卫生服务和医疗保障覆盖全民，以农村和基层为重点，逐步缩小城乡、地区、不同人群间健康水平的差异，保证健康领域基本公共服务均等化。

（5）共建共享，坚持政府主导与调动社会、个人的积极性相结合，推动人人参与、人人尽力、人人享有，正确处理政府与市场的关系，政府在基本医疗卫生服务领域有所作为，市场在非基本医疗卫生服务领域发挥活力。

这一国家战略与政策大环境，不仅指明了三医联动改革的明确方向，更为三医联动体系的建设提供了良好的政治环境，作为健康中国建设的保障制度范畴，三医联动体系建设兼具必要性与紧迫性。

（二）健康中国下实现三医联动的经济环境

1. 经济体制变革

1956 年底"三大改造"的基本完成，标志着高度集中的计划经济体制形成；1992 年 10 月召开的党的十四大，明确提出了中国经济体制改革的目标是建立社会主义市场经济体制，这标志着全党在经济体制改革目标上已形成共识；2002 年 10 月，十六大宣告我国社会主义市场经济体制初步建立；2003 年，十六届三中全会明确提出："大力发展国有资本、集体资本和非公有资本等参股的混合所有制经济，实现投资主体多元化，使股份制成为公有制的主要实现形式"；2003 年，十六届三中全会通过了《中共中央关于完善社会主义市场经济体制若干问题的决定》，标志着中国经济体制改革进入完善社会主义市场经济体制的新时期。社会主义市场经济，以公有制为主体，以计划为指导，以达到全民的共同富裕为目标，以坚持党的领导为政治保证。在社会主义市场经济下，一方面，要用社会主义原则改造市场经济本身，如增强和扩大公有制经济，防止私有化和私有制经济的蔓延；启动整个国民经济的市场机制、计划机制，使二者相协调，追求全社会成员根本利益。另一方面，需要市场经济外部采取措施，如运用完善的税收制度和社会保障制度，减缓和减小贫富差距，防止两极分化。因此，对于三医联动改革来讲，要适应社会主义市场经济的发展思路，也需要充分权衡好政府与市场的关系，既要通过市场的竞争、资源调配，提升医疗服务质量，也要通过政府采取多种举措进行宏观调控，把握改革的整体方向，并保证改革的最终受益方（即广大居民）能真正从改革中受益。

2. 经济发展迅猛

1953~2015 年，我国已陆续完成十二个"五年规划"，并取得举世瞩目的成就，为国民经济的发展打下了坚实基础；1978 年以来的改革开放，使我国经济得到前所未有的快速增长。进入 21 世纪后，我国经济继续保持稳步高速增长。市场经济体制已经初步建立，市场在资源配置中起决定性作用，宏观调控体系日趋完善；以公有制经济为主体，个体、私营、外资等非公有制经济共同发展的格局基本形成，经济增长方式逐步由粗放型向集约型转变。我国社会发展确实呈现出许多新的阶段性特征。一方面，我国经济依然保持中高速增长。我国综合国力与人民群众生活水平均有较大提升，经济总量稳居世界第二。2012~2017 年，我国 GDP 从 54 万亿元增长到 80 万亿元，对世界经济增长贡献率超过 30%。对外贸易、对外投资、外汇储备居世界前列。另一方面，我国人均 GDP 仍处在中等收入阶段，还有 4 300 多万名农村贫困人口，城乡之间、地区之间发展差距仍然较大，发展质量和效益还不高，实体经济还不够强，生态环境保护任重道远，民生领域还有不少短板，发展不平衡不充分的一些突出问题尚未解决。高速发展的经济水平和税收收入为我国卫生资源的扩张提供了坚实的经济基础。国家坚持以投入换机制的基本原则，兼顾供给侧和需求侧，加大财政投入力度,2017 年全国财政医疗卫生支出预算为 14 044 亿元,是 2008 年的 4.4 倍,医疗卫生支出占全国财政支出的比重提高到 7.2%,其中,中央财政医疗卫生支出预算为 3 982 亿元,是 2008 年的 4.7 倍。根据"十二五"规划,我国卫生总费用在 2020 年要达到 GDP 总量的 6.5%~7%,与美国等发达国家 17.2% 的比率相比仍有很大差距。在国民经济水平稳定增长的情况下,需要进一步保证居民健康服务利用的公平性,包括健康权利、健康服务花费、健康服务质量,三医联动体系的构建在这其中发挥着主力军的作用。

3. 城镇化

我国城镇化进度逐步加快。新型城镇化,是以城乡统筹、城乡一体、产业互动、节约集约、生态宜居、和谐发展为基本特征的城镇化,是大中小城市、小城镇、新型农村社区协调发展、互促共进的城镇化,其核心在于不以牺牲农业和粮食、生态和环境为代价,着眼农民,涵盖农村,实现城乡基础设施一体化和公共服务均等化,促进经济社会发展,实现共同富裕。城镇化一方面会带来健康产业结构的变化与发展,为健康产业发展带来新的机遇;另一方面,城乡融合伴随的是健康需求的同步增长与同质化转变,对健康服务的质量提出了更高要求,对城乡服务公平性亦提出了更高要求,医疗服务模式将发生转变,医疗服务与公共卫生服务、养老服务的融合也越来越重要,这对卫生机构的服务能力、机构之间的协调整合程度等,都带来了新的挑战。

4. 国民需求提升

2017 年 10 月 18 日,习近平总书记在十九大报告中强调,"中国特色社会主义进入新时代,我国社会主要矛盾已经转化为人民日益增长的美好生活需要和不平衡不充分的发展之间的矛盾"[①]。随着国民经济水平的整体提升,居民的健康需求已经不仅仅是治疗疾病、治好疾病,而是拥有健康,这一"健康"的范畴除了生理上的健康,还包括精神上的、社会性的健康。因此,目前的医学模式已由"纯生物性"向"生物—心理—社会"模式转变,并实现以疾病为中心转向以病人为中心,由以主要维护人类健康向以兼顾促进人类健康的方向转变。在居民健康需求日益提升的过程中,其支付能力决定的健康服务体系的服务内容、服务功能将发生转变,并为三医联动的运行目标提出了新的界定,即以维护居民健康为目标,同时,在"三医"协同运行体系的优化过程中,也需要充分考虑服务质量、服务效果,质量与效果的衡量则是以居民健康改善的情

---

① 习近平: 决胜全面建成小康社会 夺取新时代中国特色社会主义伟大胜利——在中国共产党第十九次全国代表大会上的报告. http://jhsjk.people.cn/article/29613458,2017-10-27.

况为基准。此外，居民健康需求在释放过程中，会产生一些不合理的就医行为，如住院服务过度需求（不合理入院）、跨级诊疗等，造成卫生资源的浪费，并反过来造成医疗机构的不均衡发展，因此，优化资源配置、提升服务合理性亦成为三医联动改革的目标范畴，并具有紧迫性。

（三）健康中国下实现三医联动的人口环境

健康事业的发展给人民群众带来实实在在的健康福祉，中国人均预期寿命从1981年的67.9岁提高到2016年的76.5岁，孕产妇死亡率从1990年的88.9/10万下降到2016年的19.9/10万，婴儿死亡率从1981年的34.7‰下降到2016年的7.5‰，居民的主要健康指标总体上优于中高收入国家平均水平，提前实现联合国千年发展目标。但是，中国目前又面临着新的挑战。

（1）老龄化日趋严重。人口老龄化将是21世纪不可逆转的客观现象。2000年第五次全国人口普查数据资料显示，我国60岁及以上老年人口占总人口的比重为10.33%，表明在21世纪初中国正式进入老龄型社会。自2000年以来，我国人口老龄化进入了快速发展的时期。2016年国家统计局数据显示，中国大陆60岁及以上老年人口的规模超过23 086万人，占总人口的比重为16.7%，在中国人口发展史上老年人口规模与比重首次超过0~14岁少儿人口的规模与比重，也从一个侧面反映出人口老龄化进入了加速发展的阶段。据有关学者的预测，2020年、2035年和2050年，中国大陆60岁及以上老年人口占总人口的比重将分别达到17.88%、28.83%和34.78%，预示着未来人口老龄化将经历急速增长和缓速平稳发展两个不同阶段。开启中国特色社会主义新时代之后，急速增长的人口老龄化与高龄化并存成为新时代必须面临的一个新国情，积极应对人口老龄化也势必成为破解老龄化所引发诸多挑战的一项新国策。事实上，老有所养不仅是新时代民生改善和保障的一个最重要议题，同时也是涉及国民最关心最直接最现实的利益问题，更是关系到人民群众的获得感、幸福感、安全感（陆杰华，2018）。

（2）疾病谱向慢性病转变。随着我国卫生条件的改善、预防接种的普及和抗生素的广泛应用，传染病的发病率总体呈稳步下降趋势。然而到了20世纪后半叶，我国疾病谱又发生了显著的变化，慢性病逐步取代传染病，成为威胁我国居民健康的主要因素。近40年以来，随着我国工业化、城镇化、人口老龄化进程不断加快，居民生活方式、生态环境、食品安全状况等对健康的影响逐步显现，慢性病发病、患病和死亡人数不断增多，群众慢性病疾病负担日益沉重。慢性病影响因素的综合性、复杂性决定了防治任务的长期性和艰巨性。由于慢性病具有病程长、流行广、费用高、致残致死率高等特点，若不及时得到有效控制，将会给社会、家庭及个人带来沉重的负担，当前慢性病已成为我国突出的公共卫生问题（申珂等，2017）。WHO、国家卫计委等机构联合发布的《中国医改联合研究报告》指出，全国现有慢性病患者近 3 亿人，癌症、糖尿病、心脏病等慢性病已成为最主要的健康威胁。慢性病已成为我国城乡居民死亡的主要原因，《中国医疗卫生发展报告 No.3》（2017 年）显示，我国城市和农村因慢性病死亡占总死亡人数的比例分别高达 85.3%和 79.5%。《中国防治慢性病中长期规划（2017—2025 年）》提出，"到 2020 年，慢性病防控环境显著改善，降低因慢性病导致的过早死亡率，力争 30—70 岁人群因心脑血管疾病、癌症、慢性呼吸系统疾病和糖尿病导致的过早死亡率较 2015 年降低 10%。到 2025 年，慢性病危险因素得到有效控制，实现全人群全生命周期健康管理，力争 30—70 岁人群因心脑血管疾病、癌症、慢性呼吸系统疾病和糖尿病导致的过早死亡率较 2015 年降低 20%"。疾病谱向慢性病的转变，决定了医疗服务模式将发生改变，对医疗、康复、长期护理等服务的连续性提出了更高要求；健康管理的范围、难度逐步加大，对管理模式、管理效率也提出了新要求；同时，由于慢性病带来的疾病负担加重，对医保支付方式的合理性也提出了更高要求。

（3）单独二孩政策带来的新机遇与新挑战。十八届三中全会通过的《中共中央关于全面深化改革若干重大问题的决定》明确提出"坚持计划生育的基本国策，启动实施一方是独生子女的夫妇可生育两个孩子的政策"，标志着"单独二孩"政策正式实施。放开"单独二孩"政策对于缓解社会保障制度的压力、老龄化速度等问题都有着积极效应，是有利于稳定社会和促进国家进步的重要政策措施（顾梦薇和孙丽洲，2014）。二孩政策将带来我国人口的大量增加，伴随着医疗服务需求的增加，短期看是新生儿、孕产妇医疗服务需求的增加，长期看则是全人群医疗服务需求的急速增长；同时，二孩政策将带来公共卫生服务需求的大量增加，包括孕产妇管理、新生儿健康管理、新生儿预防接种等；此外，二孩政策对人口的改变不仅仅是数量上的改变，也是全体人口素质的改变，在国家、社会日新月异的发展过程中，对人才种类、质量的需求提出了更高的要求，且从健康角度来看，居民的健康需求也必将发生质的转变，国民健康素质将成为人口增长过程中的重要保障范畴。

无论是老龄化、慢性病化，还是单独二孩政策，都对我国健康服务体系提出了更高的要求，亦为三医联动改革提供了新的方向：①三医联动如若再以疾病治疗为重心，将无法适应国民发展需求，只有以维护健康为目的，才能顺应国家发展趋势；②对三医联动改革过程中的公平性提出了更高要求，有的病人需要高、精、尖的医疗服务，而有的病人由于收入水平有限，只需要价格低廉的医疗服务，这就要求我国建立从预防到康复完整的医疗服务体系、药品供应保障体系，同时为居民提供不同层次的医疗保障；③对三医联动改革的进度提出了更高的要求，每一项新的挑战都将带来国民健康需求的量变与质变，作为健康服务体系中的保障范畴以及实现国民健康的关键推手，三医联动改革的健康导向转变迫在眉睫，三医联动的实现进程也必须加快进度，否则，将始终落后于国民健康需求发展速度，健康中国的实现也就举步维艰。

（四）健康中国下实现三医联动的技术环境

随着信息化在我国的飞速发展，信息化健康服务模式应运而生，"互联网+"便是产物之一。2015年，李克强总理在《政府工作报告》中首次提出，"制定'互联网+'行动计划，推动移动互联网、云计算、大数据、物联网等与现代制造业结合"[①]。医疗是信息化重点发展的行业之一，"互联网+医疗"就是利用互联网技术服务于传统的医疗活动。其包含的内容按诊疗时间顺序划分，分为诊疗前、诊疗中和诊疗后3个环节；按诊疗的内容分，分为医院挂号、检测诊疗、药物购买、健康监测、支付与保险5大核心模块；按诊疗场所、沟通方式划分，可分为线上诊疗和线下诊疗（上述3个环节和5大核心模块都有线上和线下之分）。线下内容可以看作传统医疗模式，线上内容则为互联网医疗模式；"互联网+医疗"模式，是传统医疗模式与互联网医疗模式（即线上诊疗、远程诊疗）、线上方式与线下方式的结合（朱劲松，2016）。

"互联网+医疗"的发展，为三医联动的实现提供了强大的助推力，也是新时代下促使三医联动朝向健康中国目标前进的重要工具：①提升服务效率。国民健康需求的激增，必将带来医疗人才供给紧缺，而通过信息化的医疗服务，可以优化稀缺资源配置，提高利用效率，如在线诊断、在线会诊、在线教育、在线医疗信息服务等。病人在当地医院即可接受远程专家会诊、随访，为医生和病人节省大量时间、金钱（孔祥溢和王任直，2016）。②优化医疗资源配置。由于我国三级医疗保障体系尚不完善，三甲医院承接了大量小病患者，而二级以下医院又病人不足，结构性过剩与卫生资源稀缺并存。在线远程医疗可通过利用二级及以下医院医生的碎片时间，为患者提供专业医疗咨询服务，提高这些医院医生的工作量和收入并帮助他们建立自己的品牌和社会化评价，以解决信任问题，逐步推动我国的分级诊疗。同时，可以筛选分流病人。在线远程医疗帮助过滤大量医患相互之间不匹配的病人，让专家真正对接有需求的大病、重病、难病患者，使优质医疗资源真正发挥作用。在线问诊后，部分病患可被排除去医院的必要性，于医院、医生、患者及家属而言，都节省了大量时间、精力、金钱；而另一部分患者则会被建议去医院现场做进一步检查，其间患者

---

① 看总理4年政府工作报告如何提升"中国制造". http://www.gov.cn/xinwen/2017-03/12/content_5176645.htm，2017-03-12.

往往已清楚了应去的科室、需准备的就诊资料。③帮助用户健康管理，更快捷地获得可信度更高的医疗建议，真正实现高效、个性化、精确化的医疗服务。"互联网+医疗"有助于构建以患者为中心的新型医患模式：伴随"互联网+医疗"的飞速发展，各种健康管理医学 APP 应运而生，网络家庭医生将逐渐走进千家万户。患者通过智能手机即可进行智能导医、在线预约、远程诊疗、检查报告查询、在线缴费，大大缩短排队等候时间，促进信息透明，保证患者安全，改善医疗关系。将医疗服务从院内延伸到院外，通过互联网平台，患者可便捷地获取良好的院外医疗服务。就诊前，通过网络或电话，患者提前向医生咨询病情，如果病情较轻，医生可以直接在线回答，患者不用前往医院，节省了挂号、排队、就诊的时间；如需去医院就诊，互联网平台则可帮患者提前预约相应专家，医生也会告诉患者需要带的资料，如此可以提高诊疗效率，起到事半功倍的效果。出院后，医生通过网络随访管理，降低疾病复发率。此外，"互联网+医疗"网络评价体系的建立，可使患者对医院医护人员的服务态度和服务质量进行评价，能够通过刷卡调出医师或医技人员的信息并在就诊后对其态度、水平、服务等进行评价。医院和医生根据患者评价，不断自我完善。"互联网+医疗"的发展，不仅极大程度提升了健康服务的效率，有助于优化资源配置，推进分级诊疗，促进医疗机构发展，提升医疗服务透明度，还可以促进实现健康服务过程中的全民参与，符合健康中国以人为本、共建共享的理念。

五、健康中国下的三医联动概念及原则

（一）健康中国下的三医联动概念

随着全国卫生与健康大会的举办及《"健康中国 2030"规划纲要》的发布，促进居民健康的改革不再只是医药卫生体制改革，而是从涵盖居民生活的方方面面，那么对于三医联动来讲，传统的概念界定或许已经不适应接下来的健康改革，必须对传统的三医联动概念进行完善。三医联动的内涵应该至少包含两个层次：一是"三医"各自的发展要协调；二是"三医"之间的协调机制问题，医保是医疗服务的购买者和支付者，医院是医疗技术和药品使用者、患者服务提供者，医疗服务资金的主要来源是医保基金和其代表的患者群体。

在完善三医联动的概念时，首先应明确三医联动的目的。在"将健康融入所有政策"的理念指导下，医疗、医药、医保联合运行的最终目的是促进居民健康，无论"三医"的内在运行机制如何，其最终的作用点都在患者身上，因此，如何

通过"三医"有机配合，才能让居民以低廉的价格享受高质量的医疗服务从而改善健康水平，是三医联动乃至整个卫生体系改革需要考虑的首要问题，把握了这一点，三医联动的设计才是合理的，其运行才是有成效的。其次，需要明确三医联动的利益相关主体。胡善联（2002）用集团利益分析的方法对医保、价格、卫生、医院、药品生产、药品监督、患者等多部门的集团利益进行了分析，他发现，与医疗、医保、医药相关的医院、医保部门和药企是"三医"运行中的首要利益相关者，但绝不是仅有的利益相关者，除了卫生系统内的利益相关者外，还需要将卫生体系外的如媒体等部门考虑进来。这也提示我们，要实现三医联动，必须用系统的理念去设计、规划，且不仅仅是卫生系统，而是需要将与居民健康有关的所有因素纳入进来，统筹规划。

综上所述，在健康中国的大环境下，三医联动可以界定为：以促进健康系统良性运转为目标，以医保、医药、医疗改革为路径，以公平效率为原则，以提供价廉高效的药品和优质的卫生服务为结果，以居民健康水平提升为最终产出的、适应国民健康维护体系的医疗、医药、医保协同发展模式。从宏观来看，三医联动是在政府与市场协调基础上，医疗体系、医药体系和医保体系间有条不紊的配合状态，能有效适应和促进整个健康系统的良性运转；从中观来看，是医院、药品生产流通企业与医保之间目标一致的互惠合作关系，为促进居民健康自发地发挥各自的功能；从微观来看，是患者在医保的风险分担下，以较低的价格享受到高质量的药品和健康相关服务。

三医联动的核心要义是"联动"，这一联动应包含两个层次：①"三医"各自的发展要协调。"三医"各自良性发展是"三医"相互之间能协调发展的前提，在"三医"的每一个子系统中，各要素需要寻求合理利益的满足，从而形成合力，"三医"各自的发展是由其要素发展累积而成的，这也是"三医"形成联动体系进一步服务于国民健康的基础。例如，医院要能够正常运营、医生要能获取收入；医保要维持基金平衡；医药要获取利润；等等。②"三医"之间要协调。在"三医"各自能良性发展的前提下，通过政府的宏观调控与市场的资源调配，维持"三医"之间的利益均衡，互不冲突。医保是服务购买和支付者，医院是药品使用者和患者服务的供方，且医院、医药的资金来源为医保。在各自功能充分发挥的基础上，最终促使"三医"体系朝向维护居民健康的方向共同发展，助力健康中国建设。

此三医联动概念相较于以往，变化主要体现在：①目的转变，"三医"协同模式的构建不是目的，而是建设健康中国、提升国民健康水平的重要路径；②更强调服务质量，通过卫生系统的供给侧改革，使居民享受到更高质高效的健康服务；③更强调公平，包括利益相关者的利益公平，以及产出中居民所享受的卫生服务的权利公平、质量公平；④在三医联动体系中，医疗机构的服务内容涵盖了患者生命全周期所需的健康相关服务，而医疗保险也在实现向健康保险的转化。

（二）健康中国下实现三医联动的原则

1. 协调性原则

三医联动的各个子系统的改革是相互依存、相互影响的，必须实现三者的有机协调，采取配套措施，才能在深化改革中达到整体大于部分之和的效果。实现三医联动，靠的不是某一项或某一个领域的改革措施得到突破性的进展，而是需要多项改革系统推进，互为补充，互相成就，从而放大医改的整体效果。例如，建立健全公立医院运行新机制，让公立医院回归公益性，就涉及建立医疗服务价格形成新机制、全面实施药品零差率、改革医保支付方式等医疗、医药、医保各方面措施的协调联动。虽然说医保是推动三医联动的杠杆，在三医联动中起着基础性作用，但若忽略了医药改革和公立医院改革，医保的作用也难以得到最大的发挥；如果医保机制不进行改革，则三医联动实施不起来，公立医院改革进程也将受到影响。

同时，在"健康中国"的大背景下，三医联动改革的方向要与之相适应。"健康中国"是党领导下的一项浩大的社会系统工程，它由政府主导，需要全社会、全民参与，故不仅仅是"三医"要相互协调，还需要国家各个部门、社会各个领域相互协调，才能形成合力，共同推动健康中国的实现。为了实现"健康中国"，在三医联动改革中，需要同步推进全科医生培养、家庭医生签约服务、分级诊疗等；要加强社区健康教育，改变居民健康行为；在三医联动的各项措施中融入促进居民健康的理念，使其积极主动地参与到以普及健康生活、优化健康服务、完善健康保障、建设健康环境、发展健康产业为重点的"大健康"的工程中。

2. 公平性原则

公平性原则首先体现在居民健康公平方面，包括健康享有权的公平性、健康服务利用的公平性以及服务质量的公平性等。三医联动的目标导向是维护居民健康，这是建设"健康中国"的核心要义，也是时代赋予三医联动的新的内涵和使命。"三医"要以维护居民健康公平为出发点，着力维护居民享受健康的权利；同时，缩小城乡差距，提升卫生资源配置合理性，促进机构之间的协作，使居民能及时地享受到适宜的、可支付的健康服务；此外，医保通过恰当的补偿政策，促使不同支付能力的居民能尽量享受到具有同样健康产出的健康服务。

三医联动的公平性还体现在利益主体之间的公平方面，利益是促进三医联动改革保持效果同向的核心驱动力，任何一方利益受损，都会影响其改革积极性，进而影响改革效果。只有在改革进程中，维护"三医"的利益公平，才能保证"三医"系统长期发挥作用，指向健康中国建设。这其中，包含医疗机构、医生、药品制造方、药品供应方、医保方，而医保方还涉及筹资主体，如何既保证利益相关主体的利益，又能使利益导向与患者健康利益相一致，是当前需要解决的重要问题。

3. 目标导向与问题导向相结合原则

在三医联动改革中，目标导向与问题导向同等重要，目标导向保证改革的方向明确且正确，指向患者健康，问题导向保证改革过程中能有的放矢，提高改革效率。首先，坚持"问题倒逼改革"，着力解决体制性障碍、机制性缺陷、结构性制约等深层次的矛盾和问题，而不是一些非本质的表象化的一般业务性的问题。其次，抓好"补短板"和"建机制"两个关键环节，这是新时期全面深化改革的显著特征和重要内容。"短板"通常是指那些对实现改革目标起着关键性作用但比较薄弱的领域与环节，如分级诊疗的推进，对调节医疗资源、促进居民健康和合理就医起着关键性作用，但是目前我国做得仍不够好。"机制"通常指那些对新体制、新制度具有基础性和支持性作用的基本运作构件，在三医联动的措施中，表现为医疗服务价格形成机制、公立医院补偿和运行机制、医务人员激励机制等。此外，要坚持目标导向的原则，在实施三医联动改革措施时，始终以建成更加公平、更可持续、更加成熟、更加定型的全民医保制度，建立公平高效质优的医疗服务制度，以及合规、合法、低价、物美、高效的药品供应保障制度为目标。只有把目标导向和问题导向相结合，才能使三医联动既有效果又有效率，形成实现改革目标的合力（王东进，2017）。

4. 政府与市场相配合原则

卫生事业的特殊性质决定了它必须是一项由政府主导的公共事业，作为一项民生工程，三医联动的实现始终离不开政府的宏观把控，否则，各部门出于各自利益难以真正配合，因此必须明确政府责任。政府需要在健康中国总体战略下，科学统筹规划，确立不同时期的不同目标，在实现目标过程中各个部门应该发挥怎样的功能。需要注意的是，政府的管理不是通过一个部门去将医疗、医药、医保统一管理，而是通过一个顶层的协调机制，去保护和协调各方的利益，使各利益主体所形成的合力能够最大化。

我国实行社会主义市场经济体制，这意味着市场机制在资源（包括医疗资源）配置中起决定性作用。2015年6月1日起，我国开始对药品价格实行分类管理，绝大多数药品的价格由市场决定，事实证明，由市场决定价格后并没有出现药价暴跌的严峻形势。另外，重庆率先建立药品交易所的实践探索也提示我们，政府与市场不是对立的，只要理顺两者关系，找准各自应该发挥作用的领域，政府为市场提供平台、制定规则以监管并维护市场秩序、做好卫生资源的宏观规划等，而微观层面就交给市场，如此一来，就能够在保证医疗服务市场有效率地运行的同时，还保持公平竞争，形成既反映价值又体现供求关系的价格。

5. 动态性原则

三医联动改革过程中，各项举措都要围绕促进和保障人民健康这个中心，同步同向、互相协作，形成改革合力。但是，"三医"有各自特殊的运行规律和职能范围，因此任何一项改革都要尊重这种差异性，在统一"三医"之间的意志、目标和行动的同时，又要有针对性地分开指导，有的放矢，形成各自的发展思路与特点。只突出某"一医"的改革或认为针对每个领域的改革都可以实施的措施都难以使"三医"形成合力，也难以达成健康体系改革目标。

同时，三医联动不是结果，而是需要不断进行动态调整的改革战略。三医联动改革在不同时期有不同的攻坚对象，"三医"发展到一定时期，也会面临新的问题。因此，既要同步推进改革，又要有的放矢，在攻克各自瓶颈后，需要及时调整改革策略，结合系统性原则，适应整个健康体系的发展。这既需要政府对当前局势有明确的把握，宏观调控，也需要"三医"各自把握动态，及时进行自身改革方略的调整，在始终形成合力的同时，动态地为国民健康做出最大贡献。

第二节　国内促进三医联动的典型做法、经验与问题

本节总结国内分别以医保、医药、医院及互联网等为支点或关键策略的三医联动模式，并重点分析福建省三明市、安徽省等地区在实现三医联动中的关键举措，总结经验，发现问题，为寻找实现三医联动的关键干预点奠定基础。

一、国内促进三医联动的典型做法

（一）强化医保功能

安徽省通过实行医共体按人头总额预付制度，健全医保支付机制和利益调整

机制，提高医保精细化管理水平，激发医疗机构规范行为、控制成本、合理收治和转诊患者的内生动力；健全各类医疗保险经办机构和医疗卫生机构之间公开、平等的谈判协商机制和风险分担机制；建立结余留用、合理超支分担的激励约束机制；建立健全与支付方式改革相关的管理规范、技术支撑和配套政策，制定符合基本医疗需求的临床路径等行业技术标准，规范病历及病案首页的书写，全面夯实信息化管理基础，实现全省范围内医疗机构医疗服务项目名称和内涵、疾病分类编码、医疗服务操作编码的统一；加大医保对县域医共体、家庭医生签约服务、中医药服务、医养结合等重大医改政策的支持力度。

云南省在取消定点医药机构资格的行政审批的基础上，完善和健全医保服务协议管理，对社会办医疗机构按照"宽进严管"的要求纳入医保协议管理，鼓励各种所有制医药机构公平竞争，完善定点医药机构的准入和退出机制。同时，为确保医保基金使用的安全、合理、有效，加大医疗保险领域违法违规成本，加大对医药机构违规违约处理力度。将监管从医疗机构延伸至医务人员，建立定点医疗机构医务人员医保诚信档案，维护基金安全、维护参保人员的切身利益。加快智慧医保建设，推行医保智能监控和智能预警，加强医保对医疗服务行为事前、事中、事后监管，到 2020 年实现事后审核、实时监控、事前提醒、信用评价和大数据分析等五大功能；对医疗服务发挥外部制约作用，控制不合理费用，减少医患矛盾，切实提高群众的获得感。

（二）药品购销"两票制"

"两票制"是目前国内促进医药分开、降低药品价格的重要举措。

北京市落实药品购销"两票制"（生产企业到流通企业开一次发票，流通企业到医疗机构开一次发票）。鼓励和规范集团采购、医疗联合体采购和区域联合采购，进一步提高医疗机构在药品集中采购中的参与度，降低药品、耗材价格。药品采购全部在政府搭建的网上药品集中采购平台上进行，药品采购价格实现与全国省级药品集中采购最低价格动态联动。公开公立医疗机构药品采购品种、价格、数量和药品调整变化情况，确保药品采购各环节在阳光下运行。

贵州省也通过"两票制"的建立规范了药品流通。生产企业向配送企业开具的发票为第一票，配送企业向医疗机构开具的发票为第二票。两票之间配送费用的差价标准，实行"见二验一"，即看到第二票要检验第一票，检查是不是执行"两票制"以及两票之间的差价是否合理。"两票制"让生产企业与流通企业的责任"连带"起来，并实行统一配送。

宁夏回族自治区在"两票制"基础上，进一步加快推进高值医用耗材联合采购。一是继续推进省际医用耗材联合采购，完成全区公立医院 8 大类高值医用耗材挂网采购工作。二是对取消药品加成价格调整不到位以及比价关系不合理的项目进行价格调整，逐步理顺医疗服务比价关系，引导分级诊疗，在此基础上，探索全面取消高值医用耗材加成。三是将通过阳光采购、压缩药品、耗材集中采购等所腾出的空间，部分用来调整医疗服务价格，让利于患者。

在药品零加成的基础上，深圳市也启动了公立医院药品集团采购改革试点工作。委托第三方药品集团采购组织，在保障药品质量安全并明确采购总费用降幅目标的前提下，为全市 25 家公立医院、1 100 多种临床常用药品提供"团购"服务，实现"带量采购、以量控价"。

（三）公立医院服务价格调整

2017 年，北京市按照"总量控制、结构调整、有升有降、逐步到位"的原则，推进医疗服务价格改革，建立完善动态调整、多方参与的医疗服务价格形成机制。降低大型医用设备检查项目价格，提高中医、护理、手术等体现医务人员技术劳务价值和技术难度高、执业风险大的医疗服务项目价格，逐步理顺医疗服务比价关系。上调床位、护理、一般治疗、手术、中医等体现医务人员技术劳务价值项目价格，如普通床位费从 28 元调整为 50 元，二级护理从 7 元调整为 26 元，阑尾切除术从 234 元调整为 560 元，针灸从 4 元调整为 26 元等；降低了 CT、核磁等大型设备检查项目价格，如头部 CT 从 180 元降低到 135 元，核磁从 850 元降低到 400~600 元，PET/CT 从 10 000 元降低到 7 000 元，并通过配套取消药品加成和药品阳光采购降低了药品价格，平均降幅在 20% 左右。

2017 年深圳市启动了医疗服务价格调整工作，将分三个阶段调整 2 617 项医疗服务项目。调价有升有降：降低大型设备检查检验的费用；提高手术、护理、治疗等体现医务人员技术劳务价值的医疗服务价格；同时通过分类调整、分档收费，促进分级诊疗。2017 年 1 月 1 日起，深圳市已调整了第一阶段 833 个服务项目，包括降低了 252 项大型设备检查检验费用，取消了挂号费等 7 项费用，提高了 357 项 4 级手术和 217 项综合治疗类医疗服务项目价格。还稳妥地继续实施第二、第三阶段的调价改革。通过改革，理顺医疗服务比价关系、优化公立医院收入结构。引导医院重点提升高精尖医疗技术，鼓励基层医疗卫生机构积极发展居民基本医疗服务，促进三级医院逐步向基层医疗机构分流普通门诊服务。扭转过去大医院"大小通吃"、人满为患，社区卫生服务中心"门可罗雀"的局面，让各级医疗机构"回归本位"。

（四）公立医院薪酬制度改革

为了体现医务人员劳务价值，同时在切断不合理利益流动之后确保医务人员积极性，国内普遍推进医务人员薪酬制度改革。

安徽省创新公立医院编制管理方式，落实公立医院用人自主权，对医院紧缺的专业技术人才或高层次人才，可按规定由医院采取考察的方式予以公开招聘。着力推进薪酬制度改革，逐步提高人员经费支出占业务支出的比例，扩大专项绩效奖励在工资结构中的比例。对工作时间之外劳动较多、高层次医疗人才集聚、公益目标任务繁重、开展家庭医生签约服务的公立医疗机构，在核定绩效工资总量时予以倾斜。在绩效工资分配上，重点向临床一线、业务骨干、关键岗位以及支援基层和有突出贡献的人员倾斜，做到多劳多得、优绩优酬。医务人员薪酬不得与药品、卫生材料、检查、化验等业务收入挂钩。公立医院可以探索实行目标年薪制和协议薪酬。公立医院主管部门对院长年度工作情况进行考核评价，确定院长薪酬水平，院长薪酬与医院工作人员绩效工资水平保持合理比例关系。

云南省全面推行的聘用制度和岗位管理制度是落实单位用人自主权、变固定用人为合同用人、变身份管理为岗位管理的事业单位基本用人制度。为促进公立医院的发展，向改革要红利，根据《中共中央印发〈关于深化人才发展体制机制改革的意见〉》和《中共云南省委 云南省人民政府印发〈关于深化人才发展体制机制改革的实施意见〉》的精神，云南省提出创新事业单位编制管理方式，对符合条件的公益二类事业单位逐步实行备案制管理，探索更多有利于公立医院发展和提供公益服务的管理制度。健全事业单位岗位动态管理机制，优化设置管理岗位、专业技术岗位、工勤技能岗位结构比例，规范专业技术二级岗位管理。核心理念就是要进一步破除束缚人才发展的思想观念和体制机制障碍，解放和增强人才活力，补齐人才短板，以人才驱动引领创新驱动，以人才政策创造人才红利。同时，建立符合医疗卫生行业特点的薪酬制度。2010 年以来，事业单位全面实施了绩效工资制度，加之近年来该省不断深化收入分配制度改革，广大医疗卫生事业单位工作人员收入水平逐年提高。针对公立医院的行业特点，完善绩效工资管理制度，合理提高医务人员薪酬水平。在基层深化收入分配制度改革，加大绩效工资的激励作用，切实搞活内部分配，提高基层医疗卫生事业单位奖励性绩效工资在绩效工资总量中的占比，奖励性绩效工资占比可以从原来的 30% 提高到不超过 50%。基层医疗卫生事业单位在收支结余中按规定提取的奖励基金，纳入绩效工资总量管理，实行项目单列、动态调整，由各县（市、区）进行统筹管理。

（五）信息化建设

浙江省从 2015 年 7 月启动实施药品集中采购相关工作，建设了全省统一的集"物流、信息流、资金流"为一体的三流合一网上药品采购交易平台。"三流合一"平台,将物流、信息流、资金流集于一体,通过设立统一的省药械采购结算账户,引入了结算银行,将药品货款支付方式变更为:医疗卫生机构在药品交货验收合格后的 29 天内必须将货款支付给结算账户,结算账户收款后次日按时支付给企业。平台引入的结算银行,充分保障了药品 30 天回款落实,企业无须担心资金链断层影响生产,平台内直接呈现资金流去向,也方便监管部门监督。

上海阳光平台支持多种采购模式,覆盖药品招、采、配、用全过程,监管部门共享共用信息的实时动态管理系统。阳光平台要求议价交易、采购配送、电子支付、使用全过程四位一体,对药品采购的数据上报范围实现从询报价到配送入库,再到结算支付的全覆盖,实现了全部环节的阳光化、自动化处理,该举措充分发挥了平台公开化、透明化的作用,有利于提高采购环节整体的运行效率。

作为全国首批健康城市试点之一的宜昌,通过"互联网+",在全市 774 家医疗机构搭建起"系统+服务"于一体的互联网+分级诊疗转诊协作平台新模式,建立以下三大智能便捷的信息平台来推进分级诊疗工作的进一步落实。首先,建立转诊协作平台,实现上下转诊全环节高速联通。通过引入第三方互联网公司,在全市 774 家医疗卫生机构联网应用分级诊疗转诊协作服务平台,实现了预约、就诊、转诊、结算的过程。其次,建立远程医疗平台,实现医疗机构零距离上下联动。宜昌市投入 350 万元建立市级医院和县级医院、基层医疗机构之间的远程信息共享平台。最后,建立健康信息平台,实现对重点人群提供全程智能化服务。医疗机构慢性病管理智能监测报卡系统和分拣系统将患者信息实时推送到居民所在基层医疗机构。为了更好地服务慢性病高危人群,让他们享受到全程智能化服务,宜昌市投放了 500 套智能穿戴设备,对高血压、糖尿病患者进行实时体征监测。宜昌市居民足不出户就可以得到大医院专家的医疗服务,基层转诊只需"点点鼠标"便可在十几分钟内完成。健康数据管理平台更是为医疗卫生服务提供了系统、全面的支撑。

二、典型案例——三明模式

2012 年,位于福建省西北山区的三明市,通过建机制、调结构,对综合医改的顶层设计、统筹协调、机制创新等不断探索,以三医联动为路径进行医疗卫生体制综合改革探索,使得医保基金扭亏为盈,人均出院费用和人均门诊费用下降,在药占比、检查化验收入比明显下降的情况下医药总收入仍稳步增长,在政府、患者、医院取得共赢的情况下，由于医疗服务性收入增长和薪酬制度的调整也使得医生获得医改红利。在当前深化医药卫生体制改革的攻坚克难时期，三明医改模式受到了国务院、世界银行等的关注和重视，其医改的亮点和模式在全国范围内引起一阵热议，其三医联动改革模式极具案例意义。

（一）管理体系整合为三医联动改革奠定行政基础

三明市于 2013 年 6 月率先在全国进行城镇居民医保和新农合医保的整合，并将城镇职工医保、居民医保、新农合医保经办机构整合，将全市各自隶属不同部门的 24 个医保经办机构，整合组建隶属于市政府、暂由市财政局代管的三明市医疗保障基金管理中心。2016 年 7 月 10 日，三明市将医管中心升级为医疗保障管理局，实现单位合法化和人员职业化。各县（市）相应成立分支机构，实行垂直管理，由一个经办机构直接与医院发生医保结算关系，由此解决各类医保分散管理造成的重复参保、政策执行不一致、管理成本高、资金使用效率低等问题，为提高医保的公平性与经办效率，并促使医保在三医联动改革中发挥核心作用提供了坚实的行政基础。

通过组织建设和职能调整，医疗保障管理局成为三明市医疗保障的核心管理部门与推行三医联动的重要抓手和平台，能充分发挥"指挥棒"和"筛子"的功能（乐虹等，2017）。管理权的集中，一方面，把控医保基金征缴和使用权，避免了以往医保基金整合中究竟归属于何部门的争端，有利于提升医保基金的公平性，节约管理成本；另一方面，部门及职能的整合，使得医疗保障管理局能从总体上把握医改的整体方向，提升其在医改中的主导权与政策导向权，助推医保在三医联动改革以及整体健康体系改革中发挥核心力量。医疗保障管理局的成立为三明市实现三医联动，大刀阔斧地进行医药卫生体制改革奠定了基础。

我国政府部门中存在的体制性障碍（如部门间协作能力较弱、职能部分重叠等问题）导致行政执行力不足，影响工作效率，给"三医"的管理带来重重困难。三明市在医疗体系改革过程中，敢于从政府的管理体制入手，从领导分工上打破常规，将本来涉及多个政府管理部门的职责，统一划归三明市深化医药卫生体制改革领导小组，强势统管"三医"，改变了医疗领域政府管理职能交叉、多头管理的现象，提高了管理效率，同时也是"三医"能够真正联动的制度性保障。同时，在改革过程中，从顽疾入手，多改并举，表现出了极大的改革决心，即使在改革过程中不免出现各种各样的阻碍，但改革步伐坚定，思路明确，导向清晰，为"三医"实现联动大胆开路，奠定了坚实的行政基础。

（二）以服务患者健康为导向的多重改革并举

患者健康是三明三医联动改革的核心政策导向，三明通过医保体系整合、卫生服务体系整合、药品限价采购与监管等多项举措，提升医疗服务质量，提高患者健康受益水平，促进改革向着"健康"目标迈进。图 4-5 为三明三医联动改革路径。

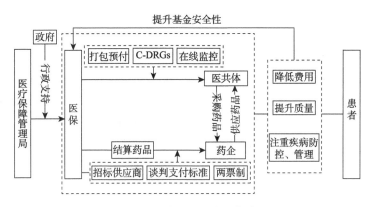

图 4-5　三明三医联动改革路径

1. 服务体系整合，促进优质资源下沉

2016 年以来，三明探索组建医共体，将县乡村三级医疗机构进行整合，每个县（市、区）分别组建一家总医院，构建横向到边、纵向到底、步调一致的医疗服务体系。横向上，加强综合性医院与中医院资源要素和功能融合，初步实现了科室强强联合、强弱联合，集聚人才、技术、资源，降低了管理成本，提高了县域医疗综合服务能力；纵向上，支持各地设立远程医疗诊断等平台，统一医共体内医学检验、影像检查结果互认、资源共享。同时，在人才下沉方面，三明建立医师定期驻乡驻村制度，将医生到基层服务的时间和成效与收入挂钩，并将其作为年度考核、职称评定的重要依据。

服务体系的整合，有利于不同层级、不同能力的医疗机构之间的纵深合作，优势互补，总体提升县域医疗服务，同时有利于将患者留在县域内就诊，降低患者就医负担，并可以在县域内获取更高质量的医疗服务，提升健康水平。

2. 医保偿付体系优化改革，向健康保障转型

2015 年 3 月，中共三明市委、三明市人民政府颁布《中共三明市委　三明市人民政府关于进一步深化医药卫生体制改革工作的意见》，规定从 2015 年 4 月 1 日起，城镇职工基本医疗保险、城镇居民基本医疗保险和新型农村合作医

疗执行统一的用药目录、诊疗目录、服务标准，实现"三统一"。三保合一的形成，极大程度上增加了医保在卫生体系改革中的话语权，同时，在医保整合过程中，实行筹资就低不就高、补偿就高不就低的原则，进一步提升患者就医水平，如城乡居民医保在一级医院设起付线 80 元，补偿比例高达 90%，二级医院设起付线 400 元，补偿比例为 85%，三级医院起付线 600 元，补偿比例为 65%，通过加大不同层级医疗机构之间的补偿水平，引导患者合理选择医疗机构就诊（李浩森等，2017）。

在门诊统筹方面，三明亦做出不少探索：城乡居民医保门诊补偿不设起付线，在符合条件的基层定点医疗机构就诊的政策范围内费用补偿比例 60%（中药饮片在各级定点医疗机构均可就诊，补偿比例 100%），次均封顶 40 元/（日·人），年封顶 120 元/人。职工医保自 2016 年 8 月 1 日起，参保人员在一级医疗机构（社区服务中心，含医养结合服务站）普通门诊就医的报销比例由 40% 提高至 90%，二级以上（含二级）医疗机构由 30% 提高至 70%。门诊特殊病种的补偿不设起付线，不区分医院等级。高血压、糖尿病和重性精神病门诊特殊病种患者在社区卫生服务机构使用免费限定基本药物治疗的，补偿 100%。开设便民门诊，便民门诊的诊察费每人每次 18 元，医保基金全额报销。同一患者在医院同一科室多次就诊的，48 小时内不得重复收取诊察费。门诊统筹政策的完善，防止医院重复收费行为，满足特殊病种的用药需求，减少了患者不合理入院的发生，进一步降低了患者尤其是慢性病患者的就医负担。

2016 年，医保支付体系与医共体建设配套改革：一方面，充分发挥医保杠杆作用，采取"一组团、一包干、两确定"机制，以县总医院为单位，将医保基金打包给总医院，并确定结余的医保基金可直接纳入医务性收入、健康促进经费可从成本中列支，引导医疗卫生机构和医务人员主动减少不合理服务的提供，提升服务质量，优化疾病治疗及愈后管理，同时参与普及健康教育和健康促进，优化健康服务，最大限度地让群众少得病、不得大病。另一方面，实行按疾病诊断分组付费方式改革。三明作为"按疾病诊断相关分组（C-DRGs）收付费改革试点城市"全国三个试点市之一，按照疾病严重程度、治疗复杂程度和医院治疗疾病消耗的成本对疾病进行分组，极大程度提升了医疗服务的规范性与合理性，进一步促进医疗服务质量的提升。如果说管理体系的整合为三明的三医联动改革打下了坚实的行政基础，"全民健康四级共保"工程的实施，包括医共体建设与针对医共体的医保总额预付，则是三医联动改革迈出与健康中国建设相适应的重要一步，促进医疗保险向健康保障的转型，其目标导向体现了健康中国建设的要义。

3. 药品采购与配送机制调整，提升用药合理性

药品采购与配送机制的调整也是三明三医联动改革的重点。药品价格虚高的

关键原因是药品流通链条较长、涉及的利益集团较多。三明市面对来自相关利益主体的巨大压力，从根源入手，切断药品生产配送公司与医院之间的灰色利益链，极大提升了医疗服务供给过程中药品使用的合理性，切实解决医院药价虚高的问题，降低患者用药负担。具体举措如下。

1）限价采购

《三明市深化医药体制改革领导小组关于进一步深化公立医疗机构药品采购改革的意见》（2013 年 6 月 15 日）、《三明市深化公立医疗机构（含医保定点医疗机构）药品采购改革方案》（2013 年 6 月 15 日）、《三明市 2014 年深化公立医院综合改革实施方案》（2014 年 10 月 13 日）、《三明市深化医药卫生体制改革领导小组办公室 三明市卫生和计划生育委员会 三明市财政局关于鼓励医疗机构积极开展药品耗材议价和相关账务处理的通知》（2016 年 5 月 23 日）等多项政策文件对三明实施药品限价采购提出了相关规定。要求三明在全市范围内实施药品限价采购，本着"为用而采、去除灰色、价格真实"的采购原则，委托三明药品配送企业邀请生产企业报价，选择同一通用名药品报价低的进行采购。严格执行"一品两规"、"两票制"和"药品采购院长负责制"等规定，在执行过程中实行药品价格调节机制，个别病种有特殊需求的实行备案采购，并鼓励医疗机构积极开展药品议价。

（1）一品两规：同一通用名药品，注射剂型、口服剂型各采购一个品规。进口原研、进口仿制、进口原料国内分装归为进口类，如有进口类的，则从中按注射剂型、口服剂型各采购一个品规。特殊病种如高血压、糖尿病等患者所需的缓释片或控释片采购一个品规。

（2）"两票制"：按照"药品生产企业—配送企业—医疗机构"模式，药品从药品生产企业到配送企业开一次发票，配送企业到医疗机构再开一次发票，且货票同行，杜绝假劣药流入。

（3）药品采购院长负责制：经查医院有收受药品回扣的，对院长年薪考核一票否决，并追究其监管责任。

（4）药品价格调节机制：药品采购价格将随市场行情变化不定期进行调整，将供货更合理的企业纳入供货名单。

（5）备案采购：药品采购目录由全市所有公立医疗机构上报确定，个别病种需要用药超出药品采购目录的，实行备案采购。但要严格控制备案采购药品，限价目录中已有国产药品品种的，原则上不得再申请该品种的国产品规备案采购，根据临床需要可申请进口原研品规备案采购；限价目录中没有国产品规的，可以申请国产品规备案采购。

（6）医疗机构药品议价：鼓励各医疗机构在全市联合限价采购的基础上，在现有的药品耗材供货厂家开展议价工作（不受低于限价 10% 的约束），也可以在低于 10% 的情况下自行选择其他厂家议价采购。

（7）其他：医疗机构必须首先采购使用限价目录内的药品，特殊情况可备案采购；各医保定点医疗机构必须使用药品通用名称，在处方中不得出现商品名；各医保定点医疗机构要备全临床需要品种，不得为了收取"进院费"而故意不采购。医保经办机构（职工医保、新农合）要适时调整药品报销目录，对同一通用名、同一剂型、同一规格的药品，不得指定特定厂家；对于医疗机构自行采购的低于本市采购同一品规价格 10% 以上药品按照同等报销比例予以报销。

2）药品统一配送结算

市医疗保障基金管理中心增设药品配送结算科，负责公立医疗机构限价目录内的药品配送和结算工作。各级公立医院按药品通用名提出采购计划报给市医疗保障基金管理中心，经审核汇总后，公布药品限价采购目录；由市医疗保障基金管理中心将审核汇总的采购目录及需要量发布到网上，在网上竞价采购，通常按最低价中标；由配送公司向医院配送药品，医院验货确认；配送公司根据医院验收单与市医疗保障基金管理中心结算货款，市医疗保障基金管理中心在 30 个工作日内予以结算，切断医院与药品供应商之间的资金往来。

3）全面实施药品零差率

《三明市人民政府关于县级以上医院实施药品零差率销售改革的通知》（2013 年）要求三明市全面实施药品零差率销售，各医疗机构特别是县级以上医院务必按照要求取消药品加成，绝不允许变相或片面解读政策，造成不良影响，阻碍医药卫生体制改革。《三明市深化医药卫生体制改革领导小组关于在医养结合点和民营医疗机构实行药品零差率销售的通知》（2016 年 4 月 11 日）指出全市所有医养结合点要全面取消药品加成，实施药品零差率销售。民营医疗机构暂时按照自愿原则，由各民营医疗机构自行申报，待运行成熟后再全面推行。

4）重点药品监控

《第八标药品三明市第一批重点跟踪监控品规（厂家）目录》（2012 年 4 月 20 日）将福建省医疗机构第八批药品集中采购中标药品目录中（三明片区）的 129 个品规列为三明市第一批重点跟踪监控品规（厂家）目录。凡采购使用第一批重点跟踪监控品规药品的医疗机构，必须执行采购备案制（院长审批、开具处方医生、采购数量等情况），按照分级管理原则报备，同时报送市药品采购办。

5）医药领域商业贿赂治理

《卫生部关于进一步深化治理医药购销领域商业贿赂工作的通知》（2010 年）：严禁药品生产企业、经营企业向医疗卫生机构、医务人员及相关人员进行贿赂。

《三明市 2014 年深化公立医院综合改革实施方案》（2014 年 10 月 13 日）：建立治理医药购销领域商业贿赂院长负责制，并列出了公立医院医务人员有相关违规行为时，视影响严重程度对院长进行惩罚。

4. 医疗费用管控，降低患者就医负担

三明执行严格的费用管控制度，进一步控制医疗费用的不合理上涨，保障患者利益。

一是实行医疗费用总额控制制度，要求公立医院医药总收入年增长率控制在8%以内，并将该指标列入政府对公立医院院长考核的指标。在总额控制的前提下将门急诊次均费用、住院率、检查化验收入占医药总收入比例、药品收入占医药总收入比例、卫生医用耗材费用占比等指标控制在考核指标之内。可以发现，改革后21家公立医院医药收入总量保持增长，增速放缓，年均增长率为8.83%，显著低于2014年全国公立医院平均增速16.1%。

三明医改为医院运行设立了明确的目标：药品、耗材的直接费用比重降低到30%以下，医务性收入比重提高到70%以上。其中，检查化验收入比重低于25%，床位诊察护理收入比重提高至20%以上，手术治疗收入比重提高至25%以上。改革后21家公立医院医务性收入（不含检查、化验收入）占比持续平稳增长。其中，挂号床位诊察护理收入比重逐步增长，由2014年的11.52%增至13.48%。手术治疗收入稳步增长，由2014年的26.61%增至31.73%，2017年达到改革目标。药占比持续下降，由2012年改革当年35.92%降至2017年的16.13%，说明破除"以药养医"成效显著。卫生材料收入占比持续下降（图4-6），2017年，药品、耗材共占比32.65%，接近改革目标。

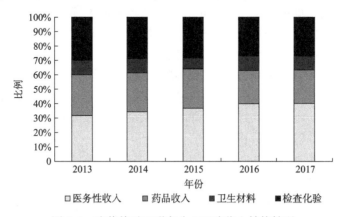

图4-6 改革前后三明市公立医院收入结构情况

二是实行次均费用限额付费制度。2015年颁布《三明市深化医药卫生体制改革领导小组关于调整二级以下定点医疗机构2015年度住院医疗费用次均限额标准的通知》，针对不同医疗机构设定不同的次均住院费用限额。医保基金的日常结算按《三明市城乡居民基本医疗保险 2015 年统筹管理实施方案》的补偿政策执行，年度结算中，实际次均费用低于限额费用的，差额部分按 60% 结算，超过限额费用的部分不予结算。

三是实行床日限额付费制度，经过参照医院等级和医疗水平差异的核定之后，超过限额的部分医保基金将不予支付。

四是严格控制总费用中个人自付比例，各定点医疗机构要遵循合理检查、合理治疗、合理用药的原则，严格控制总费用中的个人自付比例，促使医疗行为回归医学本质。严禁医院将住院范围内费用通过门诊、外购处方等方式变相增加患者负担。个人的自付费用超出控制指标的部分（金额），在年底结算时，市医疗保障基金管理中心从应支付的医保基金中按同等金额扣减，同时列入院长综合考评项目，扣减综合考评分数。

（三）配套措施

1. 调整薪酬制度

2018 年，三明市人民政府办公室发布《三明市人民政府办公室关于建立现代医院管理制度的实施意见》。首先，在市属医院探索实行人员控制数管理，控制数内人员实行备案制管理。健全岗位管理、公开招聘和人员聘用制度，变身份管理为岗位管理。县级公立医院落实在核定的编制内，明确备案管理办法及流程后，实行编制使用备案制。其次，落实"全员目标年薪制、年薪计算工分制"，合理确定正常增长机制，促进分配公平公正公开。在核定的工资总额范围内制订内部分配方案，并经职代会表决通过后进行自主分配，做到多劳多得、优绩优酬、编内编外同工同酬，重点向临床一线、关键岗位、业务骨干和做出突出贡献的人员倾斜。最后，打破专业技术职务聘任终身制，实行任期制，竞争上岗，公开选聘科室负责人，形成有激励、有约束、能上能下、能进能出的灵活用人机制。通过将医务人员的收入与个人绩效挂钩，保障医务人员合理合法又体面的收入，体现医务人员价值，调动医务人员积极性。

2. 信息化驱动

大力推行"互联网+医疗"，加快卫生信息化建设，推进医学检验检查结果互认，充分利用市第一医院的远程会诊平台、心电诊断平台、医学影像检查中心、消毒供应中心、病理和血透室等，实现资源共享，及时掌控病人信息，做好双向转诊。

（四）需进一步探索的问题

尽管三明在促进三医联动中做出了卓越的努力，成效明显，但也依然面临问题，其中最重要的隐患便是存在相关利益主体利益受损，需要监测改革的长期效果。

1）医药集团

（1）药品流通企业的强烈抵制：由于在三明的改革中医疗流通领域的利益既得者利益严重受损，他们动员了利益链上的所有力量，如行政部门、媒体舆论，阻碍公立医院改革经验的传播、进行负面宣传等。有的药商还利用各种关系给政府施加压力。

（2）药品流通领域的利益链无法完全斩断：特别是进口原研药、国内独家药品等，由于一个地方体量小，无法通过谈判降低价格。

（3）医药公司绕开三明市场：一些规模较大的医药公司为了利益的最大化，选择放弃三明市场，部分药品面临无药可配的窘境；并且药品供应不畅的现象仍有发生，《经济观察报》曾报道，2015年第一季度三明54种药出现超过20次缺货的情况。

（4）药品质量问题的担忧：三明的药品限价采购是最低价中标，使得诸多学者对三明的药品质量问题有些担忧。

2）医生

（1）部分医生外流：部分医生尤其是骨干医生可能出于现实的利益考虑而外流。

（2）部分医生抵制：访谈发现，改革初期曾受到部分医生的抵制，医生开药时称没有某些药，误导患者，使其以为改革影响了患者用药可及性，而不是引导患者合理用药。

3）患者

（1）部分药品可及性下降：由于实行限价采购，医院能用的药品种类变少，部分患者对于很多常用的药不能在医院买到产生一些不满。

（2）医保目录外药品经济负担加重：由于少数药品缺货，部分医生建议患者前往药店购药，药店药品并未纳入医保报销目录，需要全部自费，加重了患者医保目录外的药品经济负担。

相关利益集团利益受损可能会影响三医联动的长期效果，如何发挥各利益主体参与改革的主观能动性，是三明下一步改革中需要重点关注的部分。

对于年薪制，也存在争议。一是年薪数额的设定。年薪制的前提是将灰色收入挤压殆尽，通过医务性收入提升来增加医务人员的阳光收入。目前的年薪制采取的是按职称行政定价，没有市场参考标准。如果年薪制没有足够大弹性，公立医院也许会出现人才流失转移的情况。二是院长年薪虽由财政负担，医务人员年薪却全部来自医院的医务性收入，这样的弥补方式可能诱导医务人员的过度治疗。三是医务性收入能否持续性增长将直接影响医务人员薪酬的稳定性。四是绩效考核与医德医风挂钩，但医德医风评判标准十分抽象，难以进行具体界定，若是指标细化不明更容易滋生不公平现象，导致薪酬差距，产生负面影响。

三、典型案例——安徽模式

安徽省的三医联动模式是打组合拳的方式，医疗方面，整合卫生服务体系，在县域内建立医共体，强调资源共享、利益共享、优质下沉、分级诊疗、签约服务。医保方面，促进医保支付方式改革，积极探索实行复合式的多样结合的支付方式。医药方面，重点解决"价格要合理、供应要保证"两个问题，通过统一平台、集中招标、带量采购、阳光操作，保证供应充足、价格合理，防止短缺、假冒。通过医保和医药发力作用于"医疗"，使"医疗"充分发挥降低患者就医负担、维护居民健康的职能和作用。

（一）安徽省三医联动的路径

图 4-7 为安徽省三医联动路径图。

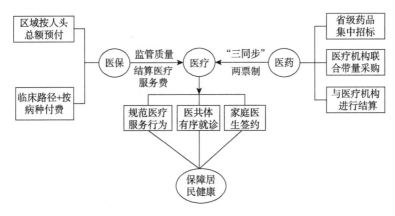

图 4-7　安徽省三医联动路径图

1. 医保与医疗

首先，在医疗方面，实现县域医疗服务体系的整合，建立医共体，为保障县域内城乡居民健康提供平台和基础。驱动医共体良好运行的核心动力是实施"区域按人头总额预付制",该支付方式基于大数原则及总量稳定原则,不考虑供方提供服务的内容及数量,依据医共体内覆盖服务人口数量,医保管理部门将门诊、住院、转诊等相关服务统一预先打包支付给医共体内牵头机构,具体支付标准是新农合按不超过当年筹资总额提取风险基金后95%作总预算,并将总预算转换成参合人头费(对应辖区每个参合居民)。遵循超支不补、结余留用的结算原则,并通过绩效考核方式决定内部机构利益分配及下一结算期资金拨付额。

这一支付方式使县乡村三级医疗卫生机构成为利益共同体,一方面,激励医生注重服务质量,尽量以最低的投入获得最大的健康产出,全面提升服务能力;另一方面,激励医生注重疾病防控,从源头上降低患者就医负担,节约新农合资金;同时激励牵头单位主动帮扶乡镇卫生院,促进资源下沉提升乡级能力,使患者有序就医的同时降低就医负担。

同时,在公立医疗机构实行的"临床路径+按病种付费",对规范医疗服务行为,提高医疗服务质量,控制医疗费用不合理上涨,转变公立医院运行机制和完善县级公立医院补偿机制具有重要作用。安徽省卫生健康委员会统一制定了171个单病种临床路径规范,将符合条件的临床路径管理的病种全部纳入新农合按病种付费(外伤、分娩除外),并实行动态调整机制。医共体牵头医院全面实行临床路径,按照国家卫生健康委员会和安徽省统一规范的病种路径,对照医院能够收治的病种目录,扩大实施临床路径管理的病种数目。并且还定期开展临床路径执行情况自查,确保病种数、病例数、入径率、出径率达到省级标准,省卫生计生行政部门每季度开展临床路径执行情况考核。

医保与医疗相结合,形成县域内的分级诊疗模式。由于县域医共体内的区域按人头付费的支付方式使县乡两级成为利益共同体,使县乡两级尽量做到"减少基金消耗,增加结余",在各自分工基础上加强协作的同时也促进了县域患者就医秩序的规范。这也是安徽省实现三医联动的一大亮点。截至2017年,县域医共体试点已达66个县市区,覆盖参合人口4 914万人,占参合人口的96%。县域医共体的推广,给基层患者看病带来方便和实惠。2016年,39个试点县内住院病人数平均增长9个百分点,住院病人外流现象比非试点县少5个百分点以上,县内基层医疗卫生机构的活力和能力明显提升。

县域医共体内采取了一系列促进分级诊疗的举措:

(1)落实好医疗机构的分工协作。县级医院主要负责"100+N"病种及重症患者收治,对基层提供技术帮扶,对县外实行集中转诊。中心(乡镇)卫生院主要负责"50+N"种常见病住院、急诊转诊、接收下转患者康复,并继续做好公共卫生等工作。村卫生室主要负责门诊、导诊、签约服务、健康管理和公共卫生、疾病防控工作,充分发挥村医导诊作用,引导群众养成"有序就医、逐级转诊"

的习惯。

（2）实现有序的双向转诊。对于村卫生室和乡镇卫生院确需转诊的患者，由县级医院为其提供优先接诊、优先检查、优先住院服务。患者在县级医院完成难度较大的诊治且病情平稳后，转回乡镇卫生院，县级医院派原经治医生跟踪病人至乡镇卫生院，指导后续诊治工作。

（3）牵头医院精准帮扶乡镇卫生院。启动县乡村"1+1+1"模式，牵头县级医院要定期委派骨干医生到基层成员单位坐诊、巡诊、驻点、定点帮扶，或组成技术团队与中心（乡镇）卫生院开设联合病房、共建特色专科，促进优质医疗资源共享下沉。例如，阜南第一医共体牵头单位县医院为了提升基层服务能力，采取物质投入（如救护车、医用设备配置等）、技术输入、人员派驻与专家巡视相结合的模式，提升基层服务能力。

2. 医保与医药

安徽省围绕运行机制、医保支付、薪酬制度等关键环节深化公立医院综合改革，实现医药与医疗联动，力破"以药养医"。2015 年 4 月 1 日起，全省 100 所城市公立医院"三同步"改革，取消药品加成、调整医疗服务等技术劳务价格、医疗机构联合带量采购药品和耗材。

其中，"取消药品加成、调整医疗服务等技术劳务价格"这一改革大幅提升医务人员的劳动技术价值，引导医务人员提供有价值的诊疗服务来获得补偿，切断了医院、医生与药品供应流通单位的不合理利益关系。"省级招标、医疗机构联合带量采购"和"两票制"的实施，挤出了药价中虚高的部分，为调整医务人员技术劳务价值腾出了空间，更重要的是降低了患者的就医经济负担，使患者得到实惠。

1）招标与采购

（1）省级层面。创造性实施省级招标、医疗机构联合带量采购相结合，以省级招标中标价作为支付参考价。全省 16 个市和十几家省级医院组成 17 个采购单元，通过带量采购把药品和耗材价格压下来。政府负责搭建采购平台，制定基本药品目录，通过有效发挥医院和医生最了解药品特性、价格的优势，充分尊重其在药品采购和使用中的主体地位，医疗机构组成药品采购联合体，与药品企业在双方自愿、公开透明、协商一致前提下，以量换价，确定实际成交价格。全力挤压药品耗材价格空间，集中招标中标价格与政府定价相比，平均降幅达 42.21%，药品带量采购在此基础上又降低约 15%，2015 年全省共节约药品采购费用 33 亿元。由此节约的采购成本由医疗机构支配，有效调动医疗机构和医务人员积极性。

（2）县乡两级层面。整合县乡两级药品采购平台，医共体内成立药事管理委员会，建立统一药品管理平台，加强用药指导，统一用药范围，统一开展带量采购、集中配送和药款支付。医共体优先配备使用国家和省基本药物，确保下转病人等疾病诊治连续性用药需求。

2）流通与支付

全省公立医疗机构药品耗材采购实行"两票制"。药品生产企业与公立医疗机构之间直接结算药品货款，药品生产企业与药品经营企业之间只结算配送费用。

目前，安徽省正在实施新一轮药品集中招标采购，继续开展联合带量采购，积极参与"沪苏浙皖闽"四省一市药品耗材联合采购，进一步降低药品耗材价格。

3）药品耗材费用监管

三医联动改革的大部分地区由卫生部门统筹管理，通过组织医政管理、卫生监督和新农合"三力"协同，严格监管；利用全省联网信息系统，加强对定点医疗机构药费、检查化验费、材料费"三费"通报，严密监测；通过省、市、县新农合中心"三级"督查，严厉处罚，达到了基金使用效率最大化和医疗服务质量最优化的目的。

（二）改革经验

1. 勇于探索，整合医疗服务体系

安徽省在我国医改方面一直处于先驱地位，进行了多种探索。在面对目前我国医疗卫生服务体系分层断裂和服务碎片化问题时，安徽省作为国务院首批4个综合医改试点省，大胆尝试，将群众"获得感"作为医改的方向和着力点，开启了国内整合型卫生服务的新尝试，聚焦县域，将建机制作为推进县域医改的"牛鼻子"，在全国首创县域医共体模式，重点解决农村患者就医问题，通过加强不同层级医疗机构之间的协作关系，强化基层卫生综合改革推动医改向纵深发展，为三医联动提供了新的思路和实践基础。

2. 多种支付方式相结合，充分发挥医保杠杆调控作用

安徽省充分发挥医保作用空间，积极探索支付方式改革，实行复合式的支付方式。在医共体内实行新农合"区域按人头总额预付"支付方式，这也是有别于国内其他医联体实践最重要的部分，医共体与医保支付制度相结合，一方面使医疗机构有动力控制医疗成本，从而将患者更多地控制在本区域内就诊，同时尽可能分流至基层医疗机构，另一方面使县乡医疗机构间有了共同利益的纽带，使县乡两级从以前的竞争状态转为相互协作的方式，医共体牵头单位主动帮扶乡级发展，促进优质服务下沉，安徽医改不仅发展了县级机构还发展了乡级机构，促进了县乡协作。除此之外，在公立医疗机构内部实行临床路径病种按病种付费，能进一步规范医疗服务行为，减轻患者就医负担。

3. 转变健康理念，充分保障居民健康

健康中国背景下，安徽医改的重要航向标是保障居民健康。开展家庭医生签约服务，注重慢病管理都是保障居民健康的重要举措。尤其是阜南县非常强调保障人群健康，通过在县人民医院成立慢性病管理工作领导小组、加强健康宣传教育等措施，期望全面提高居民防病意识，同时丰富卫生技术人员团队，使其除了具备传统的治病功能，也具备防病能力。定远县开展的家庭医生签约服务在国内也颇为典型，有偿签约的开展使家庭医生真正成为居民健康守门人，引导居民提高防病意识，重视做好预防工作，真正实现维护健康。

（三）需进一步探索的问题

安徽省三医联动突出体现在"医疗"方面，通过医保、医药分别作用于医疗，实现医保与医疗、医药与医疗的联动，而医保与医药联动方面比较不足。与三明市通过医保直接介入招标供应商、谈判支付标准，并与医药方直接结算的方式不同，安徽省采取省级招标，政府集中招标中标价为医保支付标准参考价，药品生产企业与公立医疗机构之间直接结算药品货款的方式，未充分发挥医保在控制药品价格中的作用，还不能够充分压缩药价中水分。目前安徽省正制定公立医疗机构药品货款第三方统一支付办法，优化医保资金结付流程，减少药品流通企业财务成本，保障药品供应及群众用药需求。

同时，针对医共体的总额预付、结余留用，理论上可以促进医疗机构主动节约成本，并主动维护居民健康，但机构的行为不等同于医生行为，医生观念的转变还需要一定时间，而且结余资金的激励作用对于机构来讲较强，但对于医生来讲，可能并不是太明显。因此，无论是提升服务的合理性，还是预防和管理疾病，维护居民健康，还需要更多的配套措施来转变医生的观念。此外，对于结余合理性的界定，尽管有针对机构的诸多考核指标，但结余究竟多少为合理，目前尚无定论，尤其是关于健康产出，目前国内暂时没有一套完整的评价指标体系，在界定结余医保基金时，如果因为居民健康水平提升引起的结余增多，目前很难去考核，而这部分结余作为改革成效，是合理的。

综上，安徽的三医联动改革要朝着健康中国的战略目标去发展，还需要进一步从药品采购及管理入手，从医生观念及行为入手，从医保支付方式的合理性入手，加强改革的深度，全面推进三医联动在健康维护方面的纵深发展。

第三节　基于健康中国建设的医疗、医保、医药协同发展策略

本节以实现健康中国建设为总体导向，以居民健康产出为政策目标，系统分析健康中国背景下实现三医联动各要素之间的相互关联以及三医联动系统的运行机制，结合国内改革经验，寻找三医联动改革中的关键干预点，并提出政策建议。

一、以健康产出为导向的三医联动系统分析

（一）三医联动的系统要素

1. 医疗系统

医疗机构作为医疗卫生服务的提供者，在三医联动系统中承担着桥梁作用，联结医药系统、医保系统与患者。仅从医疗机构与其他利益主体的关系看，医疗机构从医药生产和流通企业处购买药品，决定着药品的使用和销售，是医药生产流通企业实现利润的主要场所；之后由医生根据患者病情，将药品提供给患者；医疗保险向医疗机构购买服务。因此，医疗机构上可制约医药生产和流通企业，下可制约患者和医疗保险机构。但是，医疗系统的要素及功能远不止于此。如图 4-8 所示，首先医疗系统包含着医疗机构和机构工作人员两大要素：医疗机构从属性可划分为公立医疗机构与私立医疗机构，从功能可划分为综合性医疗机构与专科医疗机构，从级别上也有一、二、三级的差异；机构工作人员则包括管理者、医生、护士等多个种类，医生还可分为全科医生、专科医生、家庭医生/乡村医生等。因此，三医联动改革中的医疗系统改革部分，并不仅仅等同于公立医院改革。从医疗系统功能来看，也不仅仅是治疗疾病，医疗系统的功能是维护居民健康，需要为居民提供疾病预防、治疗、康复、长期护理等覆盖生命全周期的一体化服务，因此，医疗系统既需要内部的整合、职能分配，也需要与公共卫生机构、急救系统、医养结合机构等健康服务机构的协调配合。

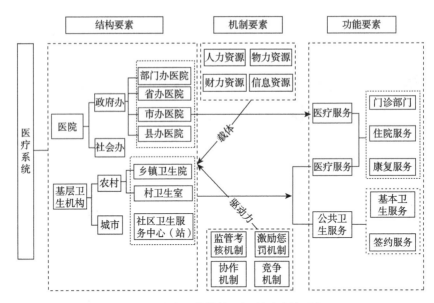

图 4-8　医疗系统结构、机制及功能要素

由此可见，医疗系统的改革本身也是系统化改革，外部监管机制与医疗机构内部管理机制需要有机统一、需要与医生薪酬制度协调配合；医疗机构服务除了内部的有序划分，还需在疾病预防、康复与护理方面，与其他机构合理分配；不同医疗机构之间，还需有职能分配、协作配合，着力构建分级诊疗体系。

2. 医保系统

医疗保障的主要目标是合理组织财政资源，满足与经济发展水平相适应的医疗资金需求（杨征帆，2013）。如图 4-9 所示，城镇职工基本医疗保险、城乡居民医疗保险（整合前包括城镇居民基本医疗保险、新型农村合作医疗）构成我国公共医疗保险体系，并和城乡医疗救助制度共同构成我国基本医疗保障体系。医疗保险通过其筹资、支付、补偿、管理等基本职能的发挥，降低居民就医负担，提升医疗服务可及性，具有购买服务、风险共担、监管、资源配置、谈判支付标准等职能。

医疗保险体系涉及医疗保险基金的管理机构、筹资主体、支付及补偿范围等范畴。在当前医疗保障系统中，主要面临几大关键问题：①医保整合问题。为了促进医疗保障覆盖的公平性，我国正着力整合三大基本医疗保险体系，目前在整合城镇居民医疗保险和新型农村合作医疗方面取得了突破性进展，但是，依然面临整合后的归属问题、整合后相关政策延续性的问题、城乡居民医保与职工医保补偿差距大的问题等，阻碍全面医保体系的建设。②医保支付方式的问题。支付

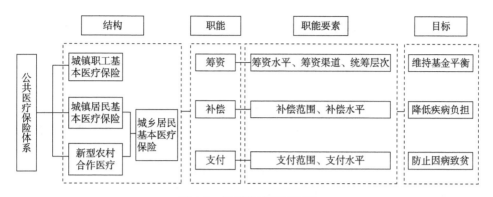

图 4-9　医保系统运行要素

方式改革是改善供方行为、促进医保使用公平性的重要推手，目前来看，各地探索了各种支付方式，成效与问题并存，需进一步总结经验。③参保覆盖方面，随着人口老龄化程度日益加剧，以往通过扩大医保覆盖面来稀释制度抚养比和扩大资金池从而维系制度持续高速发展的做法已经不适应健康体系发展速度。医疗保险制度启动初始的政策红利和扩充效应锐减，反而将转化为更为长久并日益加剧的医疗保障负担（仇雨临，2016）。④居民医保筹资过程中，个人缴费是固定金额，与居民实际收入没有太大的关系，仅仅依靠财政投入、政府补贴，既会带来制度内的不公平性，也会给财政带来巨大压力，医保基金的安全性亦会受到威胁。

　　此外，在健康中国建设的大环境下，医疗保险要可持续发展，居民健康水平必须提升，防止人口老龄化、疾病谱慢病化带来的基金风险；而在促进居民健康过程中，医保又是关键的作用点，医疗保险向健康保险的转型是未来发展的必然方向。健康保险是将医保基金的重点由降低疾病发生后的医疗负担转移至维护居民健康。医保需要在预防疾病发生，疾病发生后的治疗、康复与护理等多环节发挥作用，如健康管理相关费用的分担、对家庭医生签约式服务的费用支付、长期护理保险的建立，既能从源头上控制疾病发生带来的经济风险，又能分担疾病发生后带来的经济风险，提高医保基金使用的公平性与效率，更重要的是通过医保费用的支付，更好地满足居民的健康服务需求、保障居民的健康。

　　3. 医药系统

　　医药系统主要指我国的药品供应保障体系，而药品供应保障体系涉及药品从研发、生产、采购、流通到使用的全过程（图 4-10），每一过程涉及的利益主体繁多、工序复杂，而每一步流程的规范与否，都会直接或间接影响最终患者使用药品的质量与可及性。目前国家在药品供应保障体系方面，主要攻克以下重点问题：①多方位、多层次逐步建立健全短缺药品供应保障体系，为完善我国药品供应保障机制奠定基础。2017 年 2 月，国务院办公厅印发《国务院办公厅关于进一步改革完善药品生产流通使用政策的若干意见》（国办发〔2017〕13 号），提出"保障药品有效供应。卫生计生、工业和信息化、商务、食品药品监管等部门要密切协作，健全短缺药品、低价药品监测预警和分级应对机制"。6 月，《关于改革完善短缺药品供应保障机制的实施意见》出台，要求完善短缺药品监测预警和清单管理制度，建立短缺药品供应保障分级联动应对机制，实行短缺药品供应保障分类精准施策。②完善医保目录动态调整机制，使全民用药可及性、可负担性及安全性得到提高。2019 年，《国家基本医疗保险、工伤保险和生育保险药品目录》发布。新版医保目录的西药、中成药部分共收载药品 2 643 个，包括西药 1 322 个，中成药 1 321 个，中药饮片采用准入法管理，共纳入 892 个。③加快推进仿制药质量和疗效一致性评价，提升仿制药的质量疗效，促进仿制药研发创新，提高了仿制药品的供应保障能力和水平。2017 年 12 月 29 日，国家食品药品监督管理总局公布了第一批通过仿制药质量和疗效一致性评价的药品，共计 13 个品种、17 个品规。同时，在官网上正式发布了《中国上市药品目录集》。该目录收录了国家食品药品监督管理总局历年批准上市的药品信息，其中指定仿制药的参比制剂和标准制剂，在一定程度上为仿制药一致性评价提供了规范的参考。2018 年 1 月 23 日，中央全面深化改革领导小组第二次会议审议通过《关于改革完善仿制药供应保障及使用政策的意见》，重申促进药品仿制生产，要求坚持鼓励创新与促进药品仿制生产、降低用药负担并重，进一步引导仿制药研发生产，提高公众用药可及性。

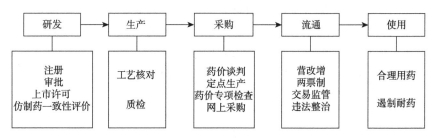

图 4-10　药品从研发到使用流程

（二）"三医"的内在关联分析

图 4-11 为医保、医院、医药和患者四方之间的相互关系。

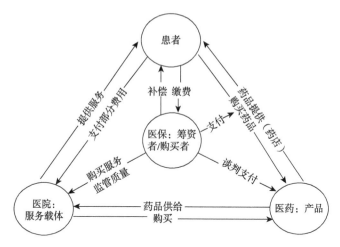

图 4-11 "三医"的内在关联分析

1. 医保与医院

医保作为患者利益的代表者,在"三医"系统中主要承担着筹资者和购买者的角色。医保通过向不同筹资主体筹集医保资金后,向医院购买医疗服务。传统医保主要与医疗机构谈判服务价格,并向医疗机构购买医疗服务,包含药品、检查等,并通过相关的监管机制,维持医保基金安全性。随着医保功能的完善,医保与医院的关系正逐渐发生变化,在购买服务过程中,除了医疗相关服务,亦拓展到预防、健康管理等服务范畴,即健康相关服务;支付方式的多样性亦改变医保与医院的关系,如安徽省的医共体按人头总额预付,医保基金已经交给医共体,医保基金转换为医院成本,医保机构则主要承担的是监管者、统筹者的职能。

2. 医保与医药

在传统的"三医"体系中,医保与医药系统的联系主要体现在医保经办机构与药品供应商的谈判机制上,医保与医药的联系更多体现在以医院和药店为服务载体的费用支付上。随着改革的深化,医保在医药体系中的职能也越来越丰富。例如,参与药品招标采购,监督药品流通环节,并通过谈判确定药品支付标准,最后与药品供应商直接结算。医保一方面可以通过对医院、医生的支付和监管来影响药品服务的种类、价格和数量;另一方面也可以通过直接采购、谈判药品支付标准等方式,影响药品供给的质量、数量和价格,从而引导药品市场供给者的行为。例如,2018 年 10 月,国家医疗保障局组织专家按程序就部分抗癌药品进行讨论,将阿扎胞苷等 17 种药品纳入《国家基本医疗保险、工伤保险和生育保险药品目录（2017年版）》乙类范围，并确定了医保支付标准，各省（区、市）医疗保险主管部门不得将谈判药品调出目录，也不得调整限定支付范围，这项举措从政策层面体现了国家对于降低重病患者疾病负担的决心，体现了国家对医药创新的重视和支持，也体现了医保谈判能力的提升。医保与医药的协同，可以共同为社会利益最大化的实现而服务。

3. 医院与医药

医院是药品流向患者的载体。随着公立医院改革的深入推进，医院逐渐控制药品费用，并在药品价格上有一定的主导权，通过有效发挥医院和医生最了解药品特性、价格的优势，充分尊重其在药品采购和使用中的主体地位，医疗机构组成药品采购联合体，与药品企业在双方自愿、公开透明、协商一致前提下，以量换价，确定实际成交价格。"两票制"的实施，进一步挤压药品价格水分，由药品生产企业到药品经营企业开具一次发票；由药品经营企业到公立医疗机构开具一次发票。药品生产企业与公立医疗机构之间直接结算药品货款，药品生产企业与药品经营企业之间只结算配送费用。在十九大上，习近平总书记提出"全面取消以药养医，健全药品供应保障制度"[①]，医院与医药之间的联系逐步透明化、合理化。

4. "三医"与患者

"三医"的最终作用点都指向患者，医药通过医院、药店，向患者提供药品，医院还向患者提供治疗、预防、健康管理等其他服务，医保作为患者利益的代表方，既向患者筹资，又为患者支付部分健康服务费用，实现风险共担。患者健康水平的提升可以提升医保基金的安全性，患者与医保还可作为医药系统与医疗系统的利益来源之一。患者的健康水平提升是三医改革的目标，而在保证患者利益的前提下维护"三医"自身的利益是三医联动改革的重要推力。

（三）"三医"的利益诉求分析

利益是"三医"系统协同运行的核心驱动力，涉及各方利益相关者的利益再分配和再调整，均衡各方利益是"三医"系统有效协同运行的前提条件。因此，有必要全面分析各利益相关者群体的利益诉求。表4-5为"三医"系统中的利益相关者分析。

---

① 习近平：决胜全面建成小康社会 夺取新时代中国特色社会主义伟大胜利——在中国共产党第十九次全国代表大会上的报告. http://jhsjk.people.cn/article/29613458，2017-10-27.

表 4-5　"三医"系统中的利益相关者分析

各利益集团		政策目标	各利益相关者目标	潜在动力	潜在阻力	基本诉求	资源
医保方	国家医疗保障局	减轻患者疾病经济负担；各行业协调发展	基金收支平衡	基金赤字压力	各部门的不协调	医保基金的收支平衡	较强
医疗服务供方	医院	提高医疗服务质量与用药质量；保障患者健康	医院运行与发展；患者健康	年轻医生等非利益既得者群体	利益既得者	医院运行与发展	较弱
	医生	提高医疗服务质量与用药质量；保障患者健康	提高社会经济地位；患者健康	收入阳光化，提升医生的职业尊严	灰色收入减少	提高社会经济地位；患者健康	较弱
医药、器械集团	药品器械生产企业	生产低价、高质高效药品	企业发展，获取利润	纯利润增加	市场份额	收回成本；获得市场份额	一般
	药品流通企业	保障药品及时、保质、保量配送；减少流通环节	获得较大利润；扩大市场规模	纯利润增加	市场份额、收入减少	收回成本；扩大市场份额	一般
	医药代表	杜绝医药领域的商业贿赂	获得较大利润		利益既得者	更多收益	一般
政府和社会	政府	居民得实惠、机构得发展、医生得鼓舞、政府得民心	公共利益	医保资金赤字；政府公信力及民心	各利益集团利益既得者的压力	公共利益	非常强
需方	患者	保障患者健康；减轻患者就医负担	重获健康；减轻经济负担	较低的药品费用		重获健康；减轻经济负担	非常弱

　　医保作为筹资者和健康服务购买者，一方面要确保医保基金收支平衡，另一方面代表患者利益，确保参保者的健康需要能够得到满足。作为超强大的购买者（买方垄断），医保是市场医疗服务价格和药品价格的形成者，甚至是决定者，为了实现医保利益，需要监管产品价格、产品种类、产品质量。医保与医疗、医药之间存在博弈关系。

　　医疗是健康服务的载体，医疗机构是连接医保、医药与患者的重要纽带。医疗机构的利益诉求主要是医院运行费用保障，包括医生工资绩效的费用保障和医院的整体发展。作为服务提供者和医院的核心元素，医生的利益诉求包括劳动价值被认可，获取更多收入；得到患者的尊重；有更好的职业发展；等等。同时，医院和医生由于其本身的服务公益性质，也需要保障患者健康。

　　医药体系主要包括药品与医疗器械生产、流通企业（配送企业）与医药代表。药品生产流通企业的利益诉求是获得较大的利润、扩大市场规模；医药代表的利益诉求同样是获取利润。当前诸多改革措施，会触及医药集团的利益，压缩其获利空间、减少其市场份额、大幅减少员工收入及使员工积极性下降等，因此需要从减少公关成本、增加纯利润以及增加配送费等方面着手，保证医药集团利益诉求的满足。

除了医保、医疗、医药以外，在"三医"系统中还存在几类关键利益主体：①政府和社会。政府和社会代表着公共利益，需要保证居民得实惠、机构得发展、医生得鼓舞、政府得民心，实现各行业（包括医疗）的平稳发展。政府受资源的限制，政府及其职能部门需要保证财政资金的合理分配。②患者。作为确定型利益相关者，其利益诉求是获得有效、方便、价廉的健康服务，提升健康水平。患者健康利益的满足，也是三医改革的共同目标指向。

二、健康中国下三医联动运行机制剖析

（一）三医联动的宏观运行机制

从宏观层面来看，三医联动改革涉及体系层面的有管理机制、监督机制、协调机制和评价机制。

1. 管理机制

管理是决策的基础，尤其是对于政策而言，决策的科学性、民主性、与政策环境的适应性等，直接决定改革措施是否能实现改革目标，决策的价值观也直接影响着改革最终的方向（张立军，2008）。医疗、医药、医保的分散管理状态下，不同管理机构各为其政，目标很难实现统一，因此，集权化的管理很有必要。2018 年 3 月，《国务院机构改革方案》公布，实现了卫生系统管理部门功能的整合与协调，组建国家卫生健康委员会，不再保留国家卫生和计划生育委员会，不再设立国务院深化医药卫生体制改革领导小组办公室，同时组建国家医疗保障局。国家卫生健康委员会负责拟定国民健康政策，协调推进深化医药卫生体制改革，组织制定国家基本药物制度，监督管理公共卫生、医疗服务、卫生应急，负责计划生育管理和服务工作，拟定应对人口老龄化、医养结合政策措施等。为完善统一的城乡居民基本医疗保险制度和大病保险制度，不断提高医疗保障水平，确保医保资金合理使用、安全可控，统筹推进三医联动改革，更好地保障病有所医。《国务院机构改革方案》提出，"将人力资源和社会保障部的城镇职工和城镇居民基本医疗保险、生育保险职责，国家卫生和计划生育委员会的新型农村合作医疗职责，国家发展和改革委员会的药品和医疗服务价格管理职责，民政部的医疗救助职责整合，组建国家医疗保障局，作为国务院直属机构。国家医疗保障局负责拟定医疗保险、生育保险、医疗救助等医疗保障制度的政策、规划、标准并组织实施，监督管理相关医疗保障基金，完善国

家异地就医管理和费用结算平台，组织制定和调整药品、医疗服务价格和收费标准，制定药品和医用耗材的招标采购政策并监督实施，监督管理纳入医保范围内的医疗机构相关服务行为和医疗费用等。同时，为提高医保资金的征管效率，将基本医疗保险费、生育保险费交由税务部门统一征收。国家卫生健康委员会的成立，能够保证三医联动改革的有序性、系统性，而国家医疗保障局的成立进一步强化了医保在三医联动改革中的基础性作用。

2. 监督机制

监督机制解决的是如何保证改革不产生偏离，满足各方要求的问题。"三医"系统内部监督机制关系其运行效果、收益等，而更重要的，外部监督机制是在改革过程中，维持各方利益均衡，保证各方不会为了自身利益而偏离总体改革轨迹，使得各方改革目标同向的重要工具。因此，强化监督主体的力量对于实现三医联动来讲至关重要，也是当前三医联动改革区别于过去医疗卫生改革的一个重要方面。

三医联动改革的监督核心主体应该是政府和卫生行政部门，这是维持三医联动改革公益性与健康导向性的基础，是保证"三医"各部门维持健康价值、行使健康维护责任的一大前提。但是，政府和卫生行政主管部门一方面既要制定相关政策，另一方面要负责监督医疗行为，且目前来讲，部分尚未完全整合，可能会存在效率不高、职责不清的弊端。因此，有必要发挥公众监督和第三方监督的力量，探索建立第三方监督机制，这样既能形成医疗机构良性发展的外部约束力量，又能与良好的内部激励机制一起确保医疗市场的健康有序发展。同时，还可以利用第三方监督机制对"三医"系统中的各个子系统进行监督、协调和指导，形成医疗、医保、医药三者相互促进、环环相扣的联动发展机制，使改革的目标更加清晰，改革的政策逻辑更加合理。

3. 协调机制

在三医联动改革中，利益的协调十分重要。尽管三医联动是政府主导的改革，但三医联动最终的成果由公众共享，而改革的主体是政府、医疗卫生行政主管部门、药品生产监督管理部门、医保管理部门、医疗机构、药品生产流通机构，涉及的利益调整比较广泛。因此，在决策实施过程中必须统筹、协调好各方利益，保证各方改革目标同向。

医疗保障的筹资机制改革是政府、医保管理单位和患者共同作用的结果。"政府投入与市场化联动"战略的实现需要在医疗卫生机构之间展开竞争，竞争的规则即医疗机构的运营机制。所以，医疗机构运营机制的设计是实现"三医"系统内部市场化战略的重要机制，它决定了各医疗机构之间如何通过竞争实现自身的利益，通过何种市场化手段达到资源的最优配置。药品供应保障制度的建立，亦是维持我国医药市场稳定的基础，且直接关系到药物质量、药物价格，医药集团之间的良性竞争可以起到加速三医联动的作用，而在市场与政府规制下的药品流通中，与医疗机构、患者、医保之间亦有复杂的联系。"联动"是实现政府投入和市场化协调一致的桥梁。通过医保管理单位和医疗卫生机构制定的医保费用支付机制和医疗效果监督评价机制，把政府投入通过市场化竞争的手段转移至医疗卫生机构，既维持了医疗机构的运营，又激励着医疗机构保持服务的高效率。因此，医保、医药、医疗之间的协调、政府投入与市场化的协调，都是促使"三医"能够联动运行的重要机制。

4. 评价机制

评价机制解决的是改革效果是否真正达到了目标要求的问题。经过三医联动改革后，患者的医疗负担是否减轻，减轻的程度是多少，患者满意度、医疗机构满意度、社会各界满意度等，都需要通过客观的评价机制给出答案。同时，三医联动改革的终极目标指向患者健康，因此，也需要评价患者健康水平的改善情况，并且从公平和效率的角度，评价患者健康服务享受的公平性、改善患者健康水平的服务成本投入情况。

三医联动绩效评价需要多个主体的参与，但第三方评价主体的结论应该是确定三医联动改革效果的主要依据，公众评价也是三医联动评价主体的主要方面，自我评价是三医联动评价机制的补充。三医联动的绩效评价内容需要以三医联动的目标和战略为依据，公平目标是三医联动改革的首要目标，高效和节约是在公平基础上的更高层次的目标。三医联动绩效评价应该分阶段进行，在渐变阶段、突变阶段和稳定阶段分别进行评价，有利于总结经验和教训，为新一轮医疗改革提供借鉴。

（二）三医联动的微观运行机制

三医联动机制必须既维护患者利益又尊重医疗机构、医药集团的利益，这一战略的实现需要通过微观机制设计，转换为既保证公众利益又维持"三医"系统平稳运行的各种制度。通过"政府投入"建立人人享有的医保体系是实施市场化战略的前提，也是实现三医联动成功的首要决定要素，因此，以政府投入为导向的医疗保障筹资机制是所有微观机制的基础，它为患者提供了稳定的医疗保障，是医疗行为发生的基础，也为"三医"系统获得稳定的资金提供了保证，另外，它还关系到患者医疗费用负担的轻重，直接影响到改革效果，因此这一机制设计是其他机制良好运行的前提。

"三医"微观机制联动设计的目的是设计出"三医"各子系统发挥其功能所必需的基本机制和子系统之间的联动机制，使"三医"系统能够协调、一致地运行和发展。

（1）医疗机构运营模式：包括医疗机构运营经费补偿机制，当前广泛存在的是"以药补医"的盈利模式，针对此，取消药品加成多项举措正着力推行；医院人员激励机制，需要改变当前医务人员收入与科室经济收入挂钩的激励方式，构建以患者利益为中心的激励机制，使医务人员的经济利益与服务质量、服务态度挂钩；机构之间的协作机制，为了促进分级诊疗制度的构建，需要转变不同层级医疗机构之间的非良性竞争关系，因此，需要转变机构之间的隶属关系，以医联体、医共体等为载体，构建双向转诊制度。这些机制的共同作用是保证医疗机构服务高效、资源节约的关键。

（2）医疗保险资金运作模式：为实现人人享有的基本医疗保障，须增加政府投入，改变当前"自愿参加"的医保筹资机制，实行强制参保的筹资机制；为提升医疗保障对医疗机构的监督能力，转变医生行为，需要构建科学的医保支付机制；为了提升医保覆盖的公平性和效率，需要构建医保对参保居民的补偿机制；同时还包含政府对医保单位的绩效考核机制等。这些机制的共同作用能够使人人享有公平的医疗保障，并增强其保障能力，减轻患者负担。

（3）药品生产流通监管模式：为配合医疗机构运营模式改革和医疗保障运作模式改革，规范药品生产流通的竞争秩序，加强药品价格管制的效率，必须实行药品定价和药品审批联动的机制；为避免医药销售代表直接接触医疗机构和医务人员，并增强医药买方的谈判能力，需要建立药品集中采购制度。这些机制的共同作用能够使药品生产单位走向以提高药品价值为主的发展道路，使医药流通机构走向以提供良好的服务为核心的竞争轨道（张立军，2008）。

三、健康中国下实现三医联动的关键干预点与政策建议

（一）明确政府责任

首先，拥有一个先进、完善、科学的顶层制度设计，在此基础上，政府积极履行相应职责：①确保医改的资金来源，对医改进程实施全程监管，将整个城市的医疗相关资源整合，然后重新分配；②控制公立医院规模，及时补偿，保证公立医院生存与发展；③推进医药分离，加快医院处方合理流动，减少公立医院药品销售体量和垄断地位；④积极引入社会资本，发展民营医院；⑤规范公立医院

负债经营行为，降低运营负担；⑥行政手段和经济手段相结合，建立更加完善的医疗服务价格形成机制，充分体现医务人员技术劳务价值；⑦采取法律手段，规范医务人员的医疗行为，并结合信息平台监管医疗服务的质量与安全；⑧加大对基层的财政投入，提升基层医务人员的待遇和工作条件，完善全科医生培养体系，推进分级诊疗的进程；⑨加强对医药生产流通领域的监管，减少领域内的腐败，使患者获得质优价廉的药品。

在政府的领导下，构建多元化的三医联动综合监管体系：推进医疗、医保、医药领域立法，健全地方法规体系；加快转变政府职能，持续深化简政放权、放管结合、优化服务改革，创新监管机制和监管方式，提升监管效率和水平；建立健全以政府监管为主导、第三方广泛参与、医疗机构和医保经办机构以及药品招标采购机构自我管理、社会监督为补充的综合监管体系；加大信息公开力度，拓宽公众参与监管的渠道；强化行业自律，鼓励符合条件的第三方积极开展或参与评价标准的咨询、技术支持、考核评价等工作，推动医疗机构考核评价由政府主导逐步向独立第三方评价转变。

（二）整合卫生服务供给体系与医保体系

国内经验证明，整合是实现三医联动的重要推手。首先，卫生服务供给体系需要整合，各级医疗机构需要均衡发展，这也是分级诊疗真正能够落地的基础。国内医联体、医共体的建设均属于卫生服务体系的整合，只是在整合的过程中存在紧密与非紧密的问题，由于财产属性等因素，医联体/医共体内的不同层级医疗机构、同一层级不同医疗机构之间的关系存在差异，部分医联体/医共体内依然存在非良性竞争关系，机构之间仍旧只是帮扶关系，难以长期维持，也有部分医联体/医共体真正实现了机构利益共享、风险共担。只有真正转变医联体/医共体内的机构竞争关系，尤其是上下级机构之间的不对等竞争关系，以彼此发展为己任，才能实现真正意义上的机构整合，为三医联动的实现打下机构基础。

其次，医保体系与卫生服务体系的整合也十分必要。医保作为超强大的购买者，为了维持基金平衡，常与医疗机构之间处于对立态势。这是因为对于医疗机构来说，医保费用是收入或者利润，医疗机构需要为了谋求自身发展，去获取这一收入。因此，需要整合医保体系与卫生服务体系，将医保基金融入医疗机构，转为医疗机构的成本而不是收入，如此可以刺激医疗机构的成本节约意识，主动控制费用，提升服务合理性。公立医院应当是以成本为中心，而不是以利润为中心。医保预付制是转利润为成本的方式之一，既可以提高公立医院资金支付能力，又可以促使医疗机构主动节约成本。国内预付制包含单一机构总额预付及多机构

（医联体/医共体）总额预付。随着医保的角色从被动地偿付参保人医疗费用（后付制），转变到主动购买适宜的医疗卫生服务（预付制），医保的作用就从单一的分散参保人的疾病经济风险逐步扩展到影响医疗卫生资源配置、改善卫生系统绩效、促进人群健康等综合功能，医保与医疗、医药的关联度随之愈加紧密。总额预付需要注重科学性，精确测算医疗机构服务量、服务质量，既要确保医疗机构能够运营，又要确保预付金额不会超太多。同时，仅仅依靠总额预付，也还不足以短期内改变医生行为，还须配合按病种付费、按人头付费等多种住院、门诊支付方式，规范医生服务行为，提升服务质量。

（三）强化医保在三医联动改革中的基础性作用

医保既是医药卫生体系的重要组成部分，又是社会保障制度的重要组成部分。在医药卫生体系内，医保的制度安排涉及筹资、支付等核心内容，对筹资公平性、群众医疗卫生服务利用、疾病经济负担等有直接影响。筹资机制和支付方式的设计，既能影响供方的行为，又会影响需方的行为；医保对医疗费用的控制和对医疗服务质量的监管对卫生系统绩效有重要影响。基本医保的保障范围，实质上划定了基本医疗服务的边界。医保药品支付标准、医保药品谈判机制等，则将使医保与医药的关联度变得更为紧密。

医保支付方式改革是实现三医联动、规范药品采购行为的政策保障。在探索逐步将医保对医疗机构的监管衍生到对医务人员医疗服务行为监督的基础上，医保支付方式改革，全面推行按病种付费为主，按人头付费、按床日付费等多种支付方式并存，这将更加合理地确定医保支付标准，将药品耗材等由医院的收入转为成本，促进医疗机构主动规范医疗行为，降低运行成本，规范药品采购方式并降低价格谈判的利益驱动。此外，需要统一制度，把原来不同政府部门分管的不同形式医保制度整合起来，不断提高医疗保障水平和保障的公平性。发挥医保在资源调配中的枢纽性作用，统筹推进三医联动。

（四）创建药品招标采购透明机制

国内针对药品招标采购采取了诸多措施，事实证明，透明化的招标采购平台能为药价合理化奠定基础。建立采购平台时，应当积极地将各个环节纳入采购平台管理范围，涵盖招标采购、议价交易、采购配送、支付回款全过程，共享共用实时动态信息，保障各个环节均在平台内公开透明执行，以避免医疗机构与企业私下谈判、寻租行为的出现。除应当统计招标目录及中标价格外，也应当将药品最终采购价格与实际采购数量等信息进行统计，且应确保数据的真实可靠性，完善该项数据收集功能才能为医保部门提供准确可靠的数据支撑，方便其制定科学合理的医保支付标准，进一步控制医疗费用。完善医保在线结算功能，确保资金按时给予医疗机构，资金流的交易情况能真实体现药品采购的最终价格与数量，资金流交易环节是采购过程中最重要的环节。在建立平台时，可考虑将银行纳入平台管理范畴，保障药品及时结算，确保流通环节资金流有效周转。加强重要资质信息证明文件审查要求，确保药品质量。建立健全对医疗机构及企业的奖惩制度，对不规范行为应当予以点名批评，并在平台内发布通告，以规范整体采购制度，确保合理用药，进一步控制药品医疗费用。为实现"一个平台、上下联动"，单纯完善平台内部功能难以发挥其监督管理作用，应当与医保、医疗机构、医药企业的系统一一对接，实现互联互通，一方面方便各机构查询药品招标采购信息，另一方面可获得各机构反馈信息，方便监督考核，以实现多方共赢（丁锦希等，2016a，2016b）。

（五）信息化驱动

以当前"互联网+健康"的浪潮为契机，在全国加快建设高效统一、互联互通的信息化平台，使群众获得更加公开透明全面的信息。政府能够实时对医院运营状况、医生医疗活动、财务流程、患者个体信息及群体疾病特征各个子系统进行监测，为公立医院运行和监管提供有力手段，同时，加强居民对医疗服务行为的线上监管，真正实现"共建共享"。此外，通过信息化平台的建设与优化，实现五大转变：①由以疾病为中心转向以健康为中心。将信息化平台应用于健康档案，开展从出生到死亡的个人健康全面记录，更加全面地从社会、心理、环境、营养、运动、医疗、体征等角度，对每个人进行全面的健康保障服务，帮助指导人们成功有效地维护自身健康。②从以医院为基础转向以社会、家庭为基础。将居民与家庭医生和医院联系起来，通过开展电子化的签约、在线预约服务、健康实时监测、双向转诊、在线健康教育、医患实时沟通服务等基本医疗、公共卫生、健康管理的服务，切实提高家庭医生的签约服务能力，将大部分医疗行为从医院转向社会和家庭，真正解决看病难问题。③从碎片化、非连续的服务转化成连续的、整合性的服务。为患者提供个人健康管理服务，整合多渠道采集的信息丰富个人健康档案，提供从预防、诊断、治疗到康复全周期的连续的服务。④从被动诊治转变为主动预防。通过"大数据+可穿戴医疗设备"，对佩戴者的体征参数进行实时监测，获取相关数据，及早发现身体异常情况，实时适当地调查和干预，并促进健康生活方式的养成。⑤从为单个患者服务转变成为群体服务。通过大数据分析，确定某类疾病的易感人群和易发生地区等，从而做出相关提醒和应对。不再局限于为单个个体提供健康服务，而是主动呵护相关群体的健康。

参 考 文 献

陈仰东.2016. 三医联动的内涵、意义与机制建设. 中国医疗保险,（10）：19-21.

陈迎春，李浩淼，方鹏骞，等.2016. 健康中国背景下构建全民医保制度的策略探析. 中国医院管理，36（11）：7-10.

陈迎春，李浩淼，方鹏骞.2017a. 医保下一步向哪里发力. 中国卫生,（4）：111.

陈迎春，李浩淼，高红霞，等.2017b. 安徽省县域医改模式探讨及成效分析. 中华医院管理杂志，33（7）：481-485.

丁锦希，胡雪莹，李伟，等.2016a. 三医联动政策框架下药品集中采购平台功能完善研究. 上海医药，37（11）：61-65，67.

丁锦希，周琳，李伟，等.2016b. 三医联动下的药品医保支付标准结算模式及其社会效应探讨. 中国医疗保险,（10）：13-18.

段梦瑶.2017. 我国"三医联动"改革的问题研究. 江西财经大学硕士学位论文.

顾梦薇，孙丽洲.2014. 关于单独二胎政策出台的思考. 南京医科大学学报（社会科学版），14（2）：109-111.

顾雪非.2017. 进入深水区的医改更强调三医联动改革. 中国医疗保险,（1）：16.

郝模，马安宁，罗力，等.2002. "三医联动"改革快速突破的政策研究概述. 中国医院管理，22（9）：32-35.

胡大洋.2017. 三医联动的顶层要求和专家观点及思考. 中国医疗保险,（9）：5-10.

胡善联.2002. "三医联动改革"中的集团利益分析. 卫生经济研究,（11）：12-14.

胡善联.2016. 三医联动 协同创新. 中国卫生,（5）：7.

孔祥溢，王任直.2016. "互联网+医疗"重构中国医疗生态圈的现状与思考. 医学信息学杂志，37（3）：46-52.

赖建清.2007. 所有权、控制权与公司绩效. 北京：北京大学出版社.

乐虹，陶晓羽，殷晓旭，等.2017. 面向"三医"联动的三明医改管理体制及运行机制研究. 中华医院管理杂志，33（4）：247-251.

李浩淼，方鹏骞，高红霞，等.2017. 福建省三明市城乡医保整合模式探索. 中国卫生经济，36（11）：16-19.

梁鸿，王峦，荆丽梅，等.2013. 上海市城镇职工基本医疗保险支付方式改革的历程及启示. 中国卫生资源，16（4）：265-267.

梁万年.2017. 让医保成为"三医联动"的"发动机". 中国卫生,（1）：21.

陆杰华.2018. 新时代积极应对人口老龄化顶层设计的主要思路及其战略构想. 人口研究，42（1）：21-26.

仇雨临. 2016. 回顾与展望：构建更加公平可持续的全民医保体系. 江淮论坛, 275 (1): 127-131.

申珂, 郭娜娜, 邓健, 等. 2017. 中国近 40 年慢性病疾病谱变化情况. 山西医药杂志, 46 (8): 903-905.

王东进. 2013. 切实转变医保发展方式 加快健全全民医保体系. 中国医疗保险, (9): 10-13.

王东进. 2014. 深化医改要引入市场机制. 中国医疗保险, (5): 5-8.

王东进. 2015. "三医联动"是深化医改的不二方略. 中国医疗保险, (11): 5-7.

王东进. 2017. 理性推进三医联动 合力建设健康中国. 中国医疗保险, (1): 1-4.

向国春, 顾雪非, 李婷婷, 等. 2014. 我国医疗救助制度的发展及面临的挑战. 卫生经济研究, (3): 3-5.

杨征帆. 2013. 我国基本医疗保险发展中的政府作用问题的研究. 浙江师范大学硕士学位论文.

应亚珍. 2014. 三医联动 多方共赢——三明市公立医院改革调研报告. 卫生经济研究, (10): 30-33.

张立军. 2008. 三医 (医疗/医保/医药) 联动改革总体设计研究. 同济大学博士学位论文.

张勇, 黄海涛. 2003. 三医联动之改革政策问题的内部机制研究篇. 世界临床药物, 24(1): 58-62.

张勇, 汪强. 2003. 三医联动之改革政策问题的关系研究篇. 世界临床药物, 24 (2): 124-127.

赵云. 2015. 老三医联动模式向新三医联动模式的转型. 医学与社会, 28 (11): 1-5.

赵云. 2017. "三医"联动改革的历史进程和发展动态. 中国卫生事业管理, 34 (12): 881-883, 920.

郑功成. 2012. 全面深化医改需要理性选择行动方案. 中国医疗保险, (5): 23-26.

朱劲松. 2016. 互联网+医疗模式：内涵与系统架构. 中国医院管理, 36 (1): 38-40.

Chan M, Brundtland G H. 2016-12-12. Universal Health Coverage: an affordable goal for all. http://www.who.int/mediacentre/commentaries/2016/universal-health-coverage/en/.

第五章 健康中国建设策略分析与路径

第一节 弱势群体健康问题与促进策略

2002年3月，在第九届全国人民代表大会第五次会议的《政府工作报告》中，朱镕基总理第一次使用了"弱势群体"这个词，指出对弱势群体要给予特殊的就业援助。当时的弱势群体主要包括四部分人：一是下岗职工，或已经出了再就业服务中心但仍然没有找到工作的人；二是"体制外"即没有在国有单位工作过，靠打零工、摆小摊养家糊口的人，以及残疾人和孤寡老人；三是进城的农民工；四是较早退休的"体制内"人员。

本章研究所指的弱势群体是对在健康等方面处于弱势地位的人群的总称，其缺乏健康资源的占有能力，主要关注儿童、老年人、农民工和残疾人的健康问题与促进策略。

一、儿童主要健康问题与促进策略

儿童时期是人生发展的关键时期。为儿童提供必要的生存、发展、受保护和参与的机会和条件，最大限度地满足儿童的发展需要，发挥儿童潜能，将为儿童一生的发展奠定重要基础。儿童是人类的未来，是社会可持续发展的重要资源。儿童发展是国家经济社会发展与文明进步的重要组成部分，促进儿童发展，对于全面提高中华民族素质，建设人才强国具有重要战略意义。

（一）儿童健康政策演进

1.《九十年代中国儿童发展规划纲要》

1992 年，我国参照世界儿童问题首脑会议提出的全球目标和《儿童权利公约》，从我国国情出发，发布了《九十年代中国儿童发展规划纲要》。这是我国第一部以儿童为主体、促进儿童发展的国家行动计划。

20 世纪 90 年代，我国主要通过推行人口计划生育、改善妇幼保健与营养、加强社区家庭保障、保护儿童权益、提高生活与环境质量、强化基础教育与扫盲、优生优育优教等措施。主要目标是将 1990 年的婴儿死亡率和 5 岁以下儿童死亡率分别降低三分之一；使 1990 年 5 岁以下儿童中度和重度营养不良患病率降低一半；到 2000 年，缺水地区农村饮用水（含水源型防氟改水）受益人口达到 95%，普遍提高生活污水、垃圾无害化处理率和卫生厕所普及率；使 90% 儿童（14 岁以下）的家长不同程度地掌握保育、教育儿童的知识；重点支持少数民族、边疆、贫困地区儿童工作的开展；大幅度减少残疾儿童出生率，促进残疾儿童的康复与发展，使多数残疾儿童能够入学，改善儿童福利机构设施条件，强化其供养、教育、康复的功能，提高服务水平；完善保护儿童合法权益的立法，健全相应的执法机构和队伍。

2.《中国儿童发展纲要（2001-2010 年）》

按照《中华人民共和国国民经济和社会发展第十个五年计划纲要》的总体要求，根据我国儿童发展的实际情况，以促进儿童发展为主题，以提高儿童身心素质为重点，以培养和造就 21 世纪社会主义现代化建设人才为目标，《中国儿童发展纲要（2001-2010 年）》从儿童与健康、儿童与教育、儿童与法律保护、儿童与环境 4 个领域，提出了 2001~2010 年的目标和策略措施。通过国家宏观政策创造条件，让儿童享有可达到的最高标准的健康服务；完善和落实关于妇幼卫生保健的法律法规和政策措施；进一步完善医疗保障制度，确保儿童享有基本卫生医疗和保健服务。

与儿童健康直接相关的主要目标包括以下几个：

（1）提高出生人口素质：婚前医学检查率城市达到 80%，农村达到 50%；减少出生缺陷的发生。

（2）保障孕产妇安全分娩：孕产妇死亡率以 2000 年为基数下降 1/4；农村孕产妇住院分娩率达到 65%，高危孕产妇住院分娩率达到 90% 以上，农村消毒接生率达到 95% 以上；孕产妇缺铁性贫血患病率以 2000 年为基数下降 1/3；孕产妇保健覆盖率在城市达到 90% 以上，在农村达到 60% 以上。

（3）降低婴儿和 5 岁以下儿童死亡率：婴儿和 5 岁以下儿童死亡率以 2000 年为基数分别下降 1/5；降低新生儿窒息和 5 岁以下儿童肺炎、腹泻等构成主要死因的死亡率；新生儿破伤风发病率以县为单位降低到 1‰以下；免疫接种率以乡（镇）为单位达到 90%以上。将乙肝疫苗接种纳入计划免疫，并逐步将新的疫苗接种纳入计划免疫管理。

（4）提高儿童营养水平，增强儿童体质：5 岁以下儿童中重度营养不良患病率以 2000 年为基数下降 1/4；低出生体重发生率控制在 5%以下；婴幼儿家长的科学喂养知识普及率达到 85%以上；婴儿母乳喂养率以省（自治区、直辖市）为单位达到 85%，适时、合理添加辅食；减少儿童维生素 A 缺乏；合格碘盐食用率达到 90%以上；儿童保健覆盖率在城市达到 90%以上，在农村达到 60%以上，逐步提高女童及流动人口中儿童保健覆盖率；中小学生《国家体育锻炼标准》及格率达到 90%以上。

（5）加强儿童卫生保健教育：减少未成年人吸烟，预防未成年人吸毒；预防和控制性病、艾滋病、结核病的蔓延和增长；提供多种形式的儿童心理健康咨询及不良心理矫正服务。

3.《中国儿童发展纲要（2011—2020 年）》

依照《中华人民共和国未成年人保护法》等相关法律法规，遵循联合国《儿童权利公约》的宗旨，按照国家经济社会发展的总体目标和要求，结合我国儿童发展的实际情况，2011 年 7 月 30 日，国务院印发了《中国儿童发展纲要（2011—2020 年）》。

其中，儿童与健康的主要目标如下：严重多发致残的出生缺陷发生率逐步下降，减少出生缺陷所致残疾。婴儿和 5 岁以下儿童死亡率分别控制在 10‰和 13‰以下。降低流动人口中婴儿和 5 岁以下儿童死亡率。减少儿童伤害所致死亡和残疾。18 岁以下儿童伤害死亡率以 2010 年为基数下降 1/6。控制儿童常见疾病和艾滋病、梅毒、结核病、乙肝等重大传染性疾病。纳入国家免疫规划的疫苗接种率以乡（镇）为单位达到 95%以上。新生儿破伤风发病率以县为单位降低到 1‰以下。低出生体重发生率控制在 4%以下。0~6 个月婴儿纯母乳喂养率达到 50%以上。5 岁以下儿童贫血患病率控制在 12%以下，中小学生贫血患病率以 2010 年为基数下降 1/3。5 岁以下儿童生长迟缓率控制在 7%以下，低体重率降低到 5%以下。提高中小学生《国家学生体质健康标准》达标率。控制中小学生视力不良、龋齿、超重/肥胖、营养不良发生率。降低儿童心理行为问题发生率和儿童精神疾病患病率。提高适龄儿童性与生殖健康知识普及率。减少环境污染对儿童的伤害。

主要策略措施包括：加大妇幼卫生经费投入；加强妇幼卫生服务体系建设；

加强儿童保健服务和管理；完善出生缺陷防治体系；加强儿童疾病防治；预防和控制儿童伤害；改善儿童营养状况；提高儿童身体素质；加强对儿童的健康指导和干预；构建儿童心理健康公共服务网络；加强儿童生殖健康服务；保障儿童食品、用品安全；加大环境保护和治理力度。

4.《"健康中国 2030"规划纲要》中儿童健康的内容

2016 年 10 月，中共中央、国务院印发了《"健康中国 2030"规划纲要》。作为推进健康中国建设的宏伟蓝图和行动纲领，该纲要对儿童这一重点人群的健康问题进行了规划。健康中国建设主要指标明确 5 岁以下儿童死亡率从 2015 年的 10.7‰，到 2020 年的 9.5‰，再到 2030 年的 6.0‰。在防治重大疾病中加强学生近视、肥胖等常见病防治，12 岁儿童患龋率控制在 25% 以内。实施健康儿童计划，加强儿童早期发展，加强儿科建设，加大儿童重点疾病防治力度，扩大新生儿疾病筛查，继续开展重点地区儿童营养改善等项目。同时，建立残疾儿童康复救助制度，保障儿童用药。加强儿童和老年人伤害预防和干预，减少儿童交通伤害、溺水和老年人意外跌落，提高儿童玩具和用品安全标准。

（二）儿童健康取得成绩

1949 年到 20 世纪 80 年代末，我国儿童健康状况有了较大的提高，取得了举世瞩目的成绩。婴儿死亡率由 1949 年的 200‰ 左右下降到 1986 年的 51.05‰（监测数据）；5 岁以下儿童营养不良发生率约为 21%；1990 年儿童计划免疫接种率以县为单位达到 85% 的目标，儿童身高、体重等生长发育指标有明显增长（国务院，1992）。

20 世纪 90 年代初，儿童健康基本实现了《九十年代中国儿童发展规划纲要》的主要目标，取得历史性的进步。婴儿死亡率、5 岁以下儿童死亡率分别从 90 年代初的 51‰ 和 61‰ 下降到 2000 年的 32.2‰ 和 39.7‰；5 岁以下儿童低体重患病率从 1990 年的 21% 下降到 2000 年的 10%；儿童计划免疫接种率以县为单位达到 90% 以上；实现了无脊髓灰质炎的目标[①]。

"十五"和"十一五"期间，儿童健康、营养状况持续改善。婴儿死亡率、5 岁以下儿童死亡率分别从 2000 年的 32.2‰、39.7‰ 下降到 2010 年的 13.1‰、16.4‰；纳入国家免疫规划的疫苗接种率达到 90% 以上；孤儿、贫困家庭儿童、残疾儿童、流浪儿童、受艾滋病影响儿童等弱势儿童群体得到更多的关怀和救助[①]。

2017 年，国家统计局根据相关部门统计数据和资料，在健康、教育、福利、

① 数据来源：《中国儿童发展纲要（2001—2010 年）》。

社会环境和法律保护等五个领域对《中国儿童发展纲要（2011—2020 年）》实施
情况进行了综合汇总和分析。结果显示，2016 年婴儿死亡率为 7.5‰，5 岁以下儿
童死亡率为 10.2‰，分别比 2010 年下降 5.6 个千分点和 6.2 个千分点；儿童低出
生体重发生率为 2.73%，低于目标 1.27 个百分点；0~6 个月婴儿纯母乳喂养率达
75.5%，远超 50% 的目标；5 岁以下儿童中重度营养不良患病率为 1.44%，5 岁以
下儿童贫血患病率为 4.78%；卡介苗、脊灰疫苗等国家免疫规划疫苗接种率继续
保持 99% 以上；3 岁以下儿童系统管理率为 91.1%，7 岁以下儿童保健管理率为
92.4%，分别比 2010 年提高 9.6 个百分点和 9 个百分点；18 岁以下儿童伤害死亡
率为 15.09/10 万，比 2010 年降低 7.32 个十万分点（国家统计局，2017）。

（三）儿童健康存在的主要问题

根据国家统计局、联合国儿童基金会、联合国人口基金会发布的《2015 年中
国儿童人口状况：事实与数据》，2015 年中国 0~17 周岁儿童人口为 2.71 亿，占
全国人口的 19.7%。同年，中国总人口位居世界首位，占世界总人口的 18.9%；
儿童人口位居世界第二，占世界儿童人口的 12.9%，明显低于总人口份额。在经
济快速发展、城镇化进程加速和人口结构转变的过程中，儿童健康取得了上述诸
多成就，但仍然存在着不少需要解决的问题。

1. 儿童健康城乡差距较大

《中国居民营养与慢性病状况报告（2015 年）》显示，2013 年我国儿童营养
与健康在城乡间差异巨大，农村地区尤其是贫困农村地区形势严峻（图 5-1）。此
外，2015 年《中国贫困地区 0-6 岁儿童营养及家庭养育状况》报告指出，贫困地
区儿童的锌、维生素 A 和 D 等微量元素缺乏情况严重，其中锌缺乏比例高达 50%
以上；维生素 A 缺乏率高达 23.8%，是大城市同龄儿童的 6.3 倍。

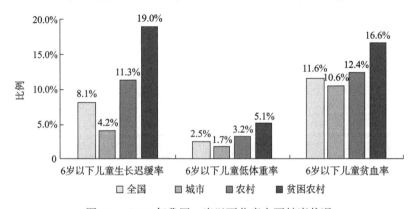

图 5-1　2013 年我国 6 岁以下儿童主要健康状况

2. 人口流动带来的儿童健康问题

《2015 年中国儿童人口状况：事实与数据》显示，2015 年贫困地区外出流动的儿童数量达到 966 万人，流动参与率为 15.9%，比 2010 年提高了 2.5 个百分点，也高于 12.6% 的全国儿童的平均流动参与率。同时，贫困农村留守儿童达到 1 366 万人，占贫困地区农村儿童的比例为 30.9%。《北京市流动儿童健康状况调查报告（2017）》指出，流动儿童家庭经济条件差、家长健康知识缺乏、流动人口居住与卫生医疗社会保障政策和服务不完善，家长无力或无意识为其提供良好的居住环境、健康医疗、健康行为引导和心理支持。

3. 社会文化环境对儿童健康的消极影响

生活节奏加快、教育环境变化、互联网新媒体的广泛运用，对儿童健康来说是一把双刃剑。在改善社会环境、提高健康知识、便捷服务利用等方面促进了儿童健康，同时也产生了较为严重的影响。既有儿童视力不良、龋齿、超重/肥胖的直接影响，又有环境污染对儿童的伤害威胁，同时还面临儿童心理行为问题（如网络成瘾）、精神疾病等。这些直接或间接影响儿童的身心成长，危害其心理健康。

（四）儿童健康促进策略

针对这三方面的问题，我国儿童健康促进的主要方向如下：一是关注农村地区尤其是贫困农村地区的营养不良。开展科学喂养、合理膳食与营养素补充指导，提高婴幼儿家长科学喂养知识水平。加强卫生人员技能培训，预防和治疗营养不良、贫血等儿童营养性疾病。实施贫困地区学龄前儿童营养与健康干预项目，继续推行中小学生营养改善计划。

二是跟踪流动儿童的健康状况。鼓励社会组织吸纳社会各种资源，加大针对流动儿童及其家庭的公益服务，项目化、系统性、持续性给予支持，协助流动儿童及其家庭成长。加强对社会的倡导服务，让流动儿童及其家庭关于健康的需要最大化传递到社会。

三是通过宏观—中观—微观多层次、政府—社区—学校—医疗机构—家庭—其他组织多主体改善社会文化环境，提高健康素养，最终促进儿童身心健康。推动儿童健康支持政策的制定、宣传和落实。推动财政在社区与学校增加投入，使得儿童享有医疗保障，从学校、社区加强和规范专业的健康教育、培养，让儿童享受医疗收费社保报销的权利。

二、老年人主要健康问题与促进策略

改革开放以来，我国老龄事业发展较快。党的十三大明确提出"要注意人口迅速老龄化的趋向，及时采取正确的对策"。1982 年，国务院正式批准成立中国老龄问题全国委员会，并在各地建立老龄工作机构，系统开展老龄工作。

（一）老年人健康政策演进

1.《中国老龄工作七年发展纲要（1994—2000 年）》

20 世纪 90 年代，预测 2000 年我国老年人口将达到 1.3 亿、占总人口 10%，并开始进入人口结构老年型国家。1999 年 10 月，党中央、国务院决定成立全国老龄工作委员会，先后出台了相应的政策文件，推动我国老龄事业的发展。

1994 年 12 月，国家计划委员会、民政部等部门联合制定了《中国老龄工作七年发展纲要（1994—2000 年）》，并指出了 2000 年前老龄工作的基本任务：从我国的国情出发，围绕老龄工作的总目标，从思想、理论、政策、法律、社会服务等方面做好迎接人口老龄化的准备工作，初步建立具有中国特色的老龄工作体系，形成适应我国人口老龄化社会的条件与环境。

具体任务目标包括：积极推进老年立法，建立健全老年法规；实现老有所养，建立起适合我国国情的国家、社区、家庭、个人相结合的社会养老保障体系；实现老有所医，大力发展老年医疗保健康复事业，完善老年医疗服务网络；实现老有所为，发挥老年人作用；实现老有所学，保障老年人受教育的权利，不断提高老年人的素质；实现老有所乐，丰富老年人文体生活；增加老年福利设施，扩大老年社会化服务；巩固发展老年福利企业，为振兴老龄事业提供物质条件；加强老龄科学的理论研究与应用研究，提出对策建议。

2.《中国老龄事业发展"十五"计划纲要（2001—2005 年）》

进入 21 世纪，我国 60 岁以上老年人口超过总人口的 10%，人口年龄结构开始进入老龄化阶段。据预测，老年人口还将以较快速度增长。我国与先期进入人口老年型的国家相比，具有老龄化发展快、老年人口数量多、地区之间不平衡、超前于社会经济发展等特点。老年人对经济供养、医疗保健、生活照料和精神文化等方面需求的日益增长，将给国民经济和社会发展带来巨大的挑战。

根据《中华人民共和国老年人权益保障法》、《中共中央、国务院关于加强老龄工作的决定》（中发〔2000〕13 号）和《中华人民共和国国民经济和社会发展第十个五年计划纲要》，结合我国人口老龄化的实际，制定了《中国老龄事业发展"十五"计划纲要（2001—2005 年）》。

"十五"的总目标是初步建立适应社会主义市场经济要求、体现城乡不同特点的城市和农村养老保障体系；建立以城市社区为基础的老年人管理与服务体系；进一步丰富老年人的精神文化生活，加强思想政治工作；切实维护老年人的合法权益；建立老龄事业的正常投入机制；健全老龄工作体系。

具体健康相关任务：健康教育普及率城市达到 80%，农村达到 50%；老年人体育健身参与率达到 40%~50%；城市养老机构床位数达到每千名老人 10 张，农村乡镇敬老院覆盖率达到 90%。

3.《中国老龄事业发展"十一五"规划》

"十一五"期间，我国 60 岁及以上老年人口持续增长，到 2010 年达到 1.74 亿人，约占总人口的 12.78%，其中，80 岁以上高龄老年人达到 2 132 万人，占老年人口总数的 12.25%。和"十五"时期相比，老年人口增长速度明显加快，高龄化显著，农村老龄问题加剧，社会养老负担加重，养老保障问题突出，社区照料服务需求迅速增加，老龄问题的社会压力日益增大，对我国政治、经济、社会都将产生深刻影响。

"十一五"的总体目标是继续增加财政对社会保障的投入，多渠道筹措老年社会保障基金，合理确定保障标准和方式，逐步建立广泛覆盖、持续发展，与经济社会相适应，与其他保障制度相衔接的老年社会保障体系。基本建立相对完善的老龄政策法规体系。健全与人口老龄化相适应、协调高效的老龄工作体制。积极推进方便老年人生活的基础设施建设，建立健全适应家庭养老和社会养老相结合的为老服务网络和满足老年人特殊需求的老年用品市场，进一步营造敬老、养老、助老和代际和谐的良好社会氛围，为实现"老有所养、老有所医、老有所教、老有所为、老有所学、老有所乐"的目标创造更为有利的社会条件。

具体任务：使老年人的健康教育普及率城市达到 85%，农村达到 55%；农村五保供养服务机构要实现集中供养率 50%的目标，新增供养床位 220 万张，使生活不能自理的农村五保供养对象的生活得到有效照料；要新增城镇孤老集中供养床位 80 万张，有效缓解城镇孤老安置床位紧张局面；加强农村乡镇敬老院、老年活动中心和综合性老年福利服务中心建设，争取使其覆盖 75%以上的乡镇。

4.《中国老龄事业发展"十二五"规划》

"十二五"时期，随着第一个老年人口增长高峰到来，我国人口老龄化进程进一步加快。2011~2015 年，全国 60 岁以上老年人由 1.78 亿人增加到 2.21

亿人，平均每年增加老年人 860 万；老年人口比重由 13.3%增加到 16%，平均每年递增 0.54 个百分点。老龄化进程与家庭小型化、空巢化相伴随，与经济社会转型期的矛盾相交织，社会养老保障和养老服务的需求将急剧增加。未来 20 年，我国人口老龄化日益加重，到 2030 年全国老年人口规模将会翻一番，老龄事业发展任重道远。

与健康相关的主要发展目标是建立应对人口老龄化战略体系基本框架，制定实施老龄事业中长期发展规划；健全覆盖城乡居民的社会养老保障体系，初步实现全国老年人人人享有基本养老保障；健全老年人基本医疗保障体系，基层医疗卫生机构为辖区内 65 岁及以上老年人开展健康管理服务，普遍建立健康档案；建立以居家为基础、社区为依托、机构为支撑的养老服务体系，居家养老和社区养老服务网络基本健全，全国每千名老年人拥有养老床位数达到 30 张。

5.《"十三五"国家老龄事业发展和养老体系建设规划》

"十三五"时期是我国全面建成小康社会决胜阶段，也是我国老龄事业改革发展和养老体系建设的重要战略窗口期。预计到 2020 年，全国 60 岁以上老年人口将增加到 2.55 亿人左右，占总人口比重提升到 17.8%左右；高龄老年人将增加到 2 900 万人左右，独居和空巢老年人将增加到 1.18 亿人左右，老年抚养比将提高到 28%左右；用于老年人的社会保障支出将持续增长；农村实际居住人口老龄化程度可能进一步加深。

表 5-1 为"十三五"期间国家老龄事业发展和养老体系建设健康相关主要指标。

表 5-1　"十三五"期间国家老龄事业发展和养老体系建设健康相关主要指标

类别	指标	目标值
社会保障	基本养老保险参保率	达到 90%
	基本医疗保险参保率	稳定在 95%以上
养老服务	政府运营的养老床位占比	不超过 50%
	护理型养老床位占比	不低于 30%
健康支持	老年人健康素养	提升至 10%
	二级以上综合医院设老年病科比例	35%以上
	65 岁以上老年人健康管理率	达到 70%

健康相关的主要措施包括：健全完善社会保障体系，完善养老保险制度，健全医疗保险制度，探索建立长期护理保险制度；健全养老服务体系，夯实居家社区养老服务基础，推动养老机构提质增效；健全健康支持体系，推进医养结合，加强老年人健康促进和疾病预防，发展老年医疗与康复护理服务，加强

老年体育建设。

6. 《"健康中国 2030"规划纲要》中老年人健康的内容

《"健康中国 2030"规划纲要》在零散的表述中涉及制订实施老年人的体质健康干预计划；加强科学指导，促进老年人积极参与全民健身；加强康复、老年病、长期护理、慢性病管理、安宁疗护等接续性医疗机构建设；加强老年人伤害预防和干预，减少老年人意外跌落。

同时，明确促进健康老龄化的具体措施。推进老年医疗卫生服务体系建设，推动医疗卫生服务延伸至社区、家庭。健全医疗卫生机构与养老机构合作机制，支持养老机构开展医疗服务。推进中医药与养老融合发展，推动医养结合，为老年人提供治疗期住院、康复期护理、稳定期生活照料、安宁疗护一体化的健康和养老服务，促进慢性病全程防治管理服务同居家、社区、机构养老紧密结合。鼓励社会力量兴办医养结合机构。加强老年常见病、慢性病的健康指导和综合干预，强化老年人健康管理。推动开展老年心理健康与关怀服务，加强老年痴呆症等的有效干预。推动居家老人长期照护服务发展，全面建立经济困难的高龄、失能老人补贴制度，建立多层次长期护理保障制度。进一步完善政策，使老年人更便捷获得基本药物。

（二）老年人健康取得成绩

经过 20 世纪 90 年代的发展，我国老年人的经济供养与医疗保障得到改善，老年福利、文化、教育、体育事业有了较快发展，老年人合法权益受到重视，敬老、养老、助老的社会氛围逐步形成，老年人生活质量明显提高，老龄组织健康发展，各级老龄工作委员会及其办事机构正在健全和加强[①]。

"十五"和"十一五"时期是老龄事业快速发展的阶段。养老保障体系逐步完善，覆盖范围进一步扩大，企业职工基本养老保险制度实现全覆盖，企业退休人员养老金水平连续五年提高，基本养老保险实现了省级统筹，新型农村社会养老保险开始试点并逐步扩大范围。职工和城镇居民基本医疗保险制度实现全覆盖，新型农村合作医疗参与率稳步提高。老年社会福利和社会救助制度逐步建立，城乡计划生育家庭养老保障支持政策逐步形成。老龄服务体系建设扎实推进，在城市深入开展并逐步向农村延伸，养老服务机构和老年活动设施建设取得较大进步（全国老龄委，2006）。

"十二五"时期我国老龄事业和养老体系建设取得长足发展，确定的目标任

---

① 资料来源：《中国老龄事业发展"十五"计划纲要》。

务基本完成（表 5-2）。

表 5-2　"十二五"期间老龄事业发展和养老体系建设健康相关主要指标完成情况

主要指标	完成情况	预期目标
城镇职工基本养老保险参保人数（亿人）	3.54	3.57
城乡居民基本养老保险参保人数（亿人）	5.05	4.5
企业退休人员社会化管理比例（%）	81.1	80
离退休人员养老金待遇年均增长率（%）	10.7	7
农村五保供养平均标准年均增长率（%）	15.3	7
城乡居民基本医疗保险参保人数（亿人）	13.3	13.2
每千名老年人拥有养老床位数（张）	30.3	30

（三）老年人健康存在的主要问题

我国老龄事业总体上仍滞后于人口老龄化的要求和社会经济的发展。涉老法规政策系统性、协调性、针对性、可操作性有待增强；城乡、区域老龄事业发展和养老体系建设不均衡问题突出；养老服务有效供给不足，质量效益不高，人才队伍短缺；老年用品市场供需矛盾比较突出；老龄工作体制机制不健全，社会参与不充分，基层基础比较薄弱。

老年群体是我国最大的"健康脆弱"群体，老年人的健康和照护问题是人口老龄化过程中最为突出的问题（何耀，2012）。

一是老年人平均寿命延长，但面临慢性病、认知功能和心理健康问题。慢性病患病率逐年升高，且多种疾病并存，老年人带病存活期延长，生活质量下降。1998~2008 年，慢性病患病率的高峰段主要集中在 55~64 岁和 65 岁及以上人口两个组别，65 岁及以上人口慢性病患病率上升迅速。而且年龄组越高，城乡之间的差异越大（程怀志等，2014）。有研究对 22 个省市城乡和男女老年人按照分层抽样的方法，应用简单智力状态检查法（mini-mental state examination，MMSE）的中文译文进行评测，发现 2 161 名老年人的认知障碍率为 26.42%（郝习君等，2009）。

二是老年人健康需求增长与资源配置的不协调。有研究采用 2014 年中国老年人健康长寿影响因素调查数据发现：我国约有 1 200 多万名居家失能老人，大约占老年人口数量的 9%；54%居家失能老人存在部分未满足的需求，4%的居家失能老人的照料需求完全未得到满足；中/重度失能、生活来源不够用、西部以及城镇的失能老人的部分未满足的需求凸显；轻度失能、中低龄、上过学、独居、中部以及农村的失能老人是存在完全未满足需求的高风险人群（曹杨和 Vincent，2017）。

（四）老年人健康促进策略

加强对老年人心脑血管疾病、糖尿病、恶性肿瘤、呼吸系统疾病、口腔疾病等常见病、慢性病的健康指导、综合干预。指导老年人合理用药，减少不合理用药危害。研究推广老年病防治适宜技术，及时发现健康风险因素，促进老年病早发现、早诊断、早治疗。重视老年人心理健康，加强老年人严重心理健康问题的社区管理和专业服务。

加强老年康复医院、护理院、临终关怀机构和综合医院老年病科室建设。提高基层医疗卫生机构康复护理床位占比，积极开展家庭医生签约服务，为老年人提供连续的健康管理和医疗服务。

支持养老服务产业与健康、养生、旅游、文化、健身、休闲等产业融合发展，丰富养老服务产业新模式、新业态。

引导支持相关行业、企业围绕健康促进、健康监测可穿戴设备、慢性病治疗、康复护理、辅助器具和智能看护等重点领域，推进老年人适用健康产品、技术的研发和应用。

三、农民工主要健康问题与促进策略

农民工是改革开放进程中成长起来的一支新型劳动大军，是现代产业工人的主体，是中国现代化建设的重要力量。农民工队伍的产生和不断壮大，对推动城镇化进程、建设与发展城市、改变农村面貌做出了特殊的重大贡献，成为推动中国经济发展和社会结构变革的巨大力量（《我国农民工工作"十二五"发展规划纲要研究》课题组，2010）。农民工的就业身份使其在社会交往、角色转换、心理调适等方面都较容易出现问题，面临健康风险。这来自于农民工自身较弱的健康风险意识，以及医疗、保障、信息等多方面的弱势因素的影响（蒋长流，2006）。

2003年12月，财政部、劳动保障部、国家人口和计划生育委员会等五部委联合发出《关于将农民工管理等有关经费纳入财政预算支出范围有关问题的通知》，保障有关部门用于农民工管理和服务的必要经费。同时提出，按照输入地属地管理的原则，将对农民工的管理服务纳入输入地公共管理和服务工作范围。

2006年，《国务院关于解决农民工问题的若干意见》明确提出，依法保障农民工职业安全卫生权益。各地要严格执行国家职业安全和劳动保护规程及标准。加强农民工职业安全、劳动保护教育，增强农民工自我保护能力。根据农民工最紧迫的社会保障需求，坚持分类指导、稳步推进，优先解决工伤保险和大病医疗保障问题，逐步解决养老保障问题。

2010 年，卫生部决定组织开展农民工健康关爱工程项目试点工作，探索农民工健康保障的有效途径，切实保障广大农民工的身体健康。试点工作的具体目标主要有：项目地区农民工艾滋病、结核病、计划免疫等传染病防治知识知晓率达到 85%以上；项目地区农民工接受血压测量率达到 90%以上，慢性病及营养相关知识知晓率达 60%以上；项目地区 80%以上农民工接受 1 次以上提高心理适应力培训，50%以上有心理压力的农民工接受 1 次以上心理健康指导；集中用人单位农民工健康档案建立率达到 80%以上；在项目地区实施现代结核病控制策略，新涂阳肺结核患者治愈率达 85%以上；项目地区孕产妇艾滋病检测率、梅毒筛查率及乙肝检测率分别达到 80%以上；农民工职业病防治知识知晓率达到 80%以上，农民工职业健康检查率达到 85%以上。

2012 年，我国流动人口数量达 2.36 亿人，相当于每六个人中有一个是流动人口，农民工是流动人口的主体。《中国流动人口发展报告 2013》指出，流动人口是卫生和计生工作的重点人群和弱势人群。2012 年流动已婚育龄妇女占全国已婚育龄妇女的近 1/4。在孕产期保健、儿童健康管理、预防接种等方面，流动孕产妇和儿童是应当关注的重点人群。同时，新生代流动人口婚前同居、婚前怀孕、生殖健康问题比较突出（国家卫生计生委，2013）。

2013 年 12 月，国家卫计委启动流动人口卫生和计划生育基本公共服务均等化试点工作。一是突出重点，优先落实好流动人口健康档案、健康教育、儿童预防接种、传染病防控、孕产妇和儿童保健、计划生育等 6 项基本公共服务，探索流动人口服务管理新机制。二是统筹考虑流动人口的需求，健全基本公共服务网络体系，增强基层服务能力。

《中国流动人口发展报告 2016》显示，流动人口参加社会医疗保险的比例持续上升。2015 年，89.3%的流动人口至少参加一种医疗保险，比 2011 年提高 21 个百分点。

2016 年 6 月，《流动人口健康教育和促进行动计划（2016-2020 年）》提出关注新生代流动人口（农民工）健康教育。以新生代流动人口（农民工）集中的工地、企业、市场为重点场所，通过多种方式以及新媒体手段，开展职业安全、职业伤害预防、传染病防治、心理健康、健康生活方式、控烟、安全性行为等内容的健康教育活动。依托企业流动人口计生协会等平台，招募并培训有一定文化程度、沟通能力强、热心为工友服务的流动人口作为健康指导志愿者，通过同伴教育开展健康知识传播。

2016 年 9 月，《中华全国总工会农民工工作规划（2016—2020 年）》明确，"积极开展源头参与，以参与养老保险顶层设计、医改工作等为重点，认真开展调查研究，准确反映农民工诉求，继续推动社会保障法规政策完善，并推动《社会保险法》的贯彻落实。加快推进建筑企业农民工参加工伤保险。鼓励农民工积极参加工会互助活动和保险"。"推动《关于加强农民工尘肺病防治工作的意见》的贯彻落实，配合做好《安全生产法》《女职工劳动保护特别规定》的执法检查。推广应用《职业病防治专项集体合同实用指南》，指导做好农民工相对聚集的高危行业企业的职业病防治工作。"

2017 年 2 月，《中共中央 国务院关于深入推进农业供给侧结构性改革 加快培育农业农村发展新动能的若干意见》指出，完善城乡劳动者平等就业制度，健全农业劳动力转移就业服务体系，鼓励多渠道就业，切实保障农民工合法权益，着力解决新生代、身患职业病等农民工群体面临的突出问题。

总体来看，现阶段农民工的健康问题主要体现在农民工如何在有序进入城市生活并逐步成为市民完成城市化的过程中，保障健康权益、改善就业环境。

四、残疾人疾病负担与改进策略

在我国，残疾人是指生理功能、解剖结构、心理状态的异常或丧失，部分或全部失去以正常方式从事活动的能力，在社会生活的某些领域中不利于发挥正常作用的人（国务院，1988）。

1987 年，我国进行了残疾人抽样调查。在被调查的 36.98 万户，157.93 万人中，有残疾人的家庭占总户数的 18.10%，残疾人占总人数的 4.90%。据此抽样调查结果推算总体，全国五类残疾人总数约为 5 164 万人，其中约有听力语言残疾 1 770 万人，智力残疾 1 017 万人，肢体残疾 755 万人，视力残疾 755 万人，精神病残疾 194 万人，综合残疾（有两种或多种残疾）673 万人。

（一）残疾人健康政策演进

1998 年，国务院批转国家计划委员会、国家教育委员会、民政部、财政部、劳动部、卫生部及中国残疾人联合会编制的《中国残疾人事业五年工作纲要（一九八八年——一九九二年）》，推动我国残疾人事业与社会经济协调发展。

其中，与健康密切相关的有：一是要制定相应政策、法规和措施，动员社会力量，坚持优生优育，加强计划免疫，防治地方病，搞好环境保护，控制污染和公害，减少事故，改进保健服务，防止滥用药物，严禁生产低劣药品，以减少残疾的发生。同时，积极推广补救控制技术，减少二次损伤。二是着重进行广大残疾人亟待解决的白内障复明、小儿麻痹后遗症矫治、聋儿听力语言训练等康复工作。同时，借鉴国外经验，结合我国传统医学，充分利用现有医疗卫生网和社会保障网，充实康复内容，增加康复功能，开展康复工作，逐步形成以康复机构为骨干，以社区康复为基础的符合我国国情的康复体系。

残疾人康复的基础性工作已经起步，社区康复逐步展开。随后，1991 年底国务院批转国家计委等 16 个部门制定的《中国残疾人事业"八五"计划纲要（1991 年—1995 年）》。

"八五"计划期间，探索建立社会化、开放式的精神残疾防治康复体系；开展智力残疾的预防和康复，逐步走上轨道，得到发展；开展残疾人后期康复训练，使训练渠道拓宽、内容扩充、人数增加。

具体措施包括：逐步在全国四分之一的三级综合医院设立康复科（室）；有计划地在省及大中城市残疾人联合会建立和改造后期康复训练机构（场所）；每个县（区）至少建立一个社区康复站；编写残疾人康复丛书，指导残疾人广泛开展家庭训练。加强聋儿听力语言训练基础建设，建立、完善 30 个聋儿康复中心、400 个语训部、一批基层语训点，形成与家庭训练有机结合的听力语言训练体系。选择 30 个市、30 个县进行精神残疾综合防治康复试点，当地政府、有关部门及精神病院、社区、单位、家庭密切配合，各尽其责，使精神残疾者安定情绪、缓解症状、解除关锁、参加劳动、改善生活。在智力残疾高发地区，制定地方性法规，控制遗传因素导致的智力残疾；选择若干典型地区，进行病因调查分析，采取措施防治，总结经验予以推广。

"九五"计划期间，为残疾人普遍开展康复训练，同时通过实施一批重点工程，使 300 万人得到不同程度的康复；系统开展残疾预防，努力减少残疾发生。"十五"期间，康复仍然是残疾人健康的重点问题，继续实施一批重点工程，使 510 万名残疾人得到不同程度的康复；进一步完善社会化的训练服务体系，为残疾人提供康复服务；加强残疾预防宣传教育，强化措施，减少残疾发生；加强康复人才的培养，重视高新科技成果在康复领域的应用；落实各项康复经费。

2016 年国务院印发的《"十三五"加快残疾人小康进程规划纲要》指出，到 2020 年，残疾人权益保障制度基本健全、基本公共服务体系更加完善，具体健康相关目标见表 5-3。

表 5-3　《"十三五"加快残疾人小康进程规划纲要》主要健康相关指标

指标	目标值
残疾人家庭人均可支配收入年均增速	>6.5%
困难残疾人生活补贴目标人群覆盖率	>95%
重度残疾人护理补贴目标人群覆盖率	>95%
残疾人城乡居民基本养老保险参保率	90%
残疾人基本康复服务覆盖率	80%
残疾人辅助器具适配率	80%

主要任务：确保城乡残疾人普遍享有基本养老保险和基本医疗保险；加快发展残疾人托养照料服务。具体包括：建立残疾儿童康复救助制度；落实符合条件的贫困和重度残疾人参加城乡居民社会保险个人缴费资助政策；制订实施国家残疾预防行动计划；继续实施残疾儿童抢救性康复、贫困残疾人辅助器具适配、防盲治盲、防聋治聋等重点康复项目，加强残疾人健康管理和社区康复。

（二）残疾人健康的成绩与问题

1988~1990 年，全国完成白内障复明手术 43 万例、小儿麻痹后遗症矫治手术 14 万例、聋儿听力语言训练 1 万人，分别完成 5 年（1988~1992 年）总任务的 85%、46% 和 33%；白内障手术脱盲率为 99.7%，小儿麻痹后遗症矫治手术有效率为 98.7%，聋儿语训效果明显（国务院，1991）。

"八五"计划期间，107 万名白内障患者重见光明、3.9 万名低视力残疾者提高了视力、近 6 万名聋儿开口说话、36 万名儿麻后遗症患者经矫治手术改善了功能、10 万名智残儿童增强了认知和自理能力、45 万名重性精神病患者得到综合防治，共使 208 万人不同程度地康复；为残疾人提供 70 多万件特殊用品和辅助用具（国务院，1996）。

残疾人事业"八五""九五"计划纲要的相继完成，使我国残疾人事业达到了新的水平，为 21 世纪残疾人事业持续健康发展奠定了良好的基础。但是残疾人事业仍滞后于经济和社会的发展，地区发展不平衡；残疾人状况与社会平均水平相比还存在不小的差距，有些方面甚至呈拉大趋势；残疾人参与社会生活的环境和条件有待于进一步改善。

经过"十五""十一五""十二五"时期的不断发展，我国残疾人健康进一步改善，1 000 多万名残疾人得到康复服务，但康复、托养等基本公共服务还不能满足残疾人的需求。

（三）残疾人疾病负担

课题组分别于 2016 年 8 月和 2017 年 3 月在湖北省和山东省选择了 4 个城市，调研残疾人（包括精神残疾、智力残疾、肢体残疾、听力残疾、视力残疾、语言残疾等残疾类型）的健康保障情况。

课题组一共调查 386 名残疾人，其中湖北省 227 人，山东省 159 人。整体来看，调查对象中男性（58.3%）、10 岁及以下（50.4%）、小学文化（81.3%）、无业（36.3%）、家庭人数 1 人（40.5%）居多。

对获取的计量资料进行正态性检验与方差齐性检验，个人与家庭月可支配收入、家庭年消费性支出、医疗卫生服务支出及占比等非正态分布资料通过中位数（四分位数间距）即中位数（最小值，最大值）进行描述。个人可支配收入为 0（0，600）元/月，家庭可支配收入为 2 000（1 000，3 000）元/月；家庭年消费性支出为 27 000（12 000，40 000）元，其中医疗卫生服务支出为 8 000（3 000，20 000）元、占家庭消费者支出的比例为 40（20，67）%。

调查发现，残疾人的社会保障尤其是医疗保障覆盖较好，30%的残疾人享受低保，38%享受其他资助；92%参加医疗保险，其中 10%参加城镇职工基本医疗保险、33%参加城镇居民基本医疗保险、56%参加新型农村合作医疗、1%参加公费医疗，但没有人参加商业医疗保险。从参保的满意度来看，参加医疗保险的 354 人满意的占 44%，满意度一般的占 50%，不满意的占 6%。从参保缴费主要承担主体看，个人、单位与政府的比例分别为 68%、8%、23%。从保障结果看，21%的调查对象认为加入医疗保险基本缓解就医难，70%认为部分缓解，9%认为不能缓解就医难。

残疾人医疗费用的负担较重，31%的调查对象认为费用很高、难接受，54%认为费用偏高、勉强支撑，13%认为费用正常、合理，2%认为便宜、可以接受；39%的调查对象认为医疗费用对个人和家庭负担很大、尽量不去医院，50%认为会造成一定的经济负担，11%认为不会造成经济负担。

残疾人就医行为具有一定的特征，在首选就医机构选择上，17%为省、市三级医院，46%为市、区（县）二级医院，24%为社区卫生机构（乡镇卫生院），2%为私立医院，9%为私人诊所，2%不去医院；在选择医疗机构的标准上，61%是就近、方便，18%是医疗水平高，9%是医疗保险定点，8%是医疗服务价格，1%是医院名气高，3%是其他标准。

最后，对现有医疗保障制度的改进方向上，35%的调查对象认为缴费过高，65%认为报销比例低，45%认为报销范围窄，19%认为报销手续复杂、同一疾病不同医疗保险报销差异大。主要问题集中在残疾人医疗需求较高，但保障范围相对较窄，由于群体健康的特殊性，残疾人较多的医疗利用需要去二级以上医疗机构，受制于收入状况和报销比例，存在一定需求未满足或有病不医的情况。

从调查结果看，残疾人的健康保障面较好，但政策倾斜与利用不足，疾病经济负担较重，可能增加健康扶贫的困难。此外，部分调查对象表达了较为强烈的反映问题的愿望，且残疾人照护者的经济、心理负担较重。在健康扶贫过程中，在优化政策设计的同时，需要提高残疾人（及家属）的健康意识，增加其对政策的认知和参与。

第二节　案例分析：云南省临沧市临翔区 健康扶贫调查研究

一、研究背景

贫困是一种社会物质生活和精神生活贫乏的现象。1998 年诺贝尔经济学奖获得者阿马蒂亚·森认为：贫困的真正含义是贫困人口创造收入能力和机会的贫困；贫困意味着贫困人口缺少获取和享有正常生活的能力。国家统计局在研究报告中指出，贫困一般是指物质生活困难，即一个人或一个家庭的生活水平达不到一种社会可接受的最低标准。人们由于缺乏某些必要的物质或者服务，生活陷入困难的境地（国家统计局《中国城镇居民贫困问题研究》课题组，1991）。贫困问题是贫穷直接导致或者衍生的一系列社会问题。贫穷问题是当今世界最尖锐的社会问题之一，受到各国政府和社会各界的关注。健康贫困是指居民参与健康保障的机会丧失，获得基本医疗卫生服务的能力被剥夺，导致健康水平低下，并进一步导致居民收入减少、贫困的发生和加剧（胡鞍钢和孟庆国，2000）。

消除贫困、改善民生、逐步实现共同富裕是社会主义国家制度的本质要求，是我们党的重要使命。党的十八大以来，党中央把扶贫开发摆到治国理政的重要位置，全面实施精准扶贫精准脱贫方略，将我国扶贫开发推进到一个全新的阶段（陈成文和李春根，2017）。党的十九大报告指出，"坚决打赢脱贫攻坚战。让贫困人口和贫困地区同全国一道进入全面小康社会是我们党的庄严承诺"[①]。2018 年 2 月，习近平总书记在打好精准脱贫攻坚战座谈会上强调，"打好脱贫攻坚战是党的十九大提出的三大攻坚战之一，对如期全面建成小康社会、实现我们党第一个百年奋斗目标具有十分重要的意义"[②]。

国家扶贫办 2016 年调查数据显示，全国 7 000 多万名贫困人口中，因病致

---

① 习近平：决胜全面建成小康社会 夺取新时代中国特色社会主义伟大胜利——在中国共产党第十九次全国代表大会上的报告. http://jhsjk.people.cn/article/29613458，2017-10-27.

② 扎扎实实把脱贫攻坚推向前进——习近平总书记在打好精准脱贫攻坚战座谈会上的重要讲话引起强烈反响. http://www.xinhuanet.com/politics/2018-02/15/c_1122421979.htm，2018-02-15.

贫占比达 42%（陈成文和李春根，2017）。无论城市还是农村，贫穷的最主要原因就是因病致贫和因病返贫（杨路耀和贺清明，2017）。为了解决因病致贫问题、秉持扶贫工作的精确性及可持续性，本节对云南省临沧市临翔区这一国家级贫困地区的医疗卫生服务体系改革进行分析，在"以健康为中心，以预防为重点，建立全民健康保障体系"的大健康观引导下，梳理和分析贫困地区卫生资源配置和制度改革与建设等方面的关键问题，了解贫困家庭卫生服务利用与疾病经济负担情况和困难，提出相关政策建议，以指导贫困地区实施健康扶贫工程，保障贫困人口享有基本医疗卫生服务，防止因病致贫、因病返贫（方鹏骞和苏敏，2017）。

二、数据来源及研究方法

（一）数据来源

本节的数据来自云南省临沧市某贫困乡 400 户建档立卡的贫困家庭调查。该现场调查由华中科技大学进行总体组织协调，华中科技大学健康政策与管理研究院负责调查设计，并在当地政府的协调下执行调查，具体的调查时间为 2017 年 12 月。调研团队结合问卷调查和深入访谈法，先后前往云南省临沧市某贫困乡大田村、大树村、邦看村、中寨丫口寨村、街子村、丫口田村，杏勒村的上杏勒村、下杏勒村，以及曼启村、糯恩村、新民村等乡村，并根据研究内容，对该贫困地区的贫困家庭卫生服务利用和疾病经济负担情况进行入户问卷调查，调查问卷包括被调查对象的个人情况以及家庭整体情况，每户调查一人。

本节研究选取云南省临沧市某贫困乡进行现场调研。以该地区作为分析贫困家庭卫生服务利用和疾病经济负担的样本地区，既有现实实践意义又具有科学代表性。习近平总书记在云南考察工作时提出："希望云南用全面建成小康社会、全面深化改革、全面依法治国、全面从严治党引领各项工作，主动服务和融入国家发展战略，闯出一条跨越式发展的路子来，努力成为民族团结进步示范区、生态文明建设排头兵、面向南亚东南亚辐射中心，谱写好中国梦的云南篇章。"[①]云南省处于古代南方丝绸之路要道，与缅甸、老挝和越南接壤，拥有面向"三亚"、肩挑"两洋"的独特区位优势。落实习总书记对云南的定位、做好云南省的脱贫工作对我国具有重要的战略意义。

---

① 习近平总书记考察云南一周年：谱写好中国梦的云南篇章. http://yn.people.com.cn/news/yunnan/n2/2016/0104/c228496-27454953.html，2016-01-04.

云南省临沧市集中了边远山区、革命老区、少数民族地区和边境地区等多种特殊区域，贫困面大，贫困程度深，脱贫攻坚任务很繁重。临沧市 8 个县（区）都属于集中连片特困地区滇西边境片区县，除耿马自治县外，其余 7 个县（区）均属国家扶贫开发工作重点县。8 个县（区）中，按现有标准统计仍有建档立卡的贫困乡（镇）27 个、贫困村 241 个，因灾、因病、因学等返贫情况不同程度存在。2015 年底全市有农村扶贫对象 20.129 2 万人，占云南省 471 万贫困人口的 4.27%，农村扶贫对象人数居云南省第 9 位；贫困发生率为 9.85%，居云南省第 9 位。这些人口主要分布在偏远、交通不便、生态失调、自然条件差、生产手段落后、粮食产量低、生活能源短缺的地方。城镇居民人均可支配收入和农村居民人均纯收入都低于全国平均水平。贫困形势严峻，贫困维度复杂。

（二）研究方法

本节将定性研究方法和定量研究方法相结合，对相关资料进行汇总整理和分析。通过问卷法调查了云南省临沧市某乡贫困居民的经济情况、医疗支出情况以及认知情况等。用 epidata 软件对数据进行科学严谨的双向录入并做认真核对；依据问卷反馈的数据结果，结合数据分析方法，将统计资料分为连续性资料与分类资料，将统计指标分为若干类（如人口学特征、经济描述指标、保险相关指标），每一类目对主观认知指标做显著性因素判断，根据 P 值筛选类目下的关键因素；用频数分布描述多分类变量，如居民年龄、家庭年收入或医疗支出等数据资料；用概率来描述二分类变量，如性别、医疗保险参与率等，概率值可以使数据表述更直观；用构成比来描述多分类变量，明晰每一分类选项的选择频数次序。综合运用描述性统计分析、单因素分析等多种统计学方法处理和分析数据，以此分析贫困家庭的卫生服务利用和疾病经济负担情况，并为改善路径及策略集的提出提供依据。

为了保证和提高调查质量和依据科学性，本节研究从以下几方面加强调查质量控制：①为保证测量工具的科学性和有效性，在测量工具的设计过程中多次与相关专家讨论，并在正式调查前进行了预调查，检验测量工具的有效性和可操作性，最终确定测量工具。②调查人员熟悉调查目的和意义、指标含义及调查的主要内容，了解可能导致调查质量问题的情况及其避免方法。在正式调查之前，在一定范围内进行预调查，完善和修改测量工具，并使调研人员掌握访谈技巧。③依靠统计学方法，建立严格的资料质量检查制度，控制在方案设计、资料收集和整理过程中可能出现的偏倚，如一致性检查、完整性检查、现场调查数据和信息的质量保证等。④资料的整理遵循标准化、准确性的原则，建立统一数据库，培训资料输入人员并实施平行核对原则。采取双机录入，保证数据录入的质量。定性访谈资料采用定性资料分析软件，进行标准化处理分析。

三、贫困家庭卫生服务利用现状分析

（一）调查对象个人基本情况

1. 户口性质、性别、年龄和民族等构成

参与调查的建档立卡贫困户合计 395 户，被调查的蚂蚁堆乡贫困家庭户主全为农业户口，人员中男性 250 人，占 63.3%，女性 145 人，占 36.7%，性别比为 1.72（以女性为 1）。65 岁及以上人口占调查人口的 7.1%，25 岁以下人口占 2.5%。被调查人员的民族以汉族为主，有 338 人，占 85.6%，此外还有拉祜族、彝族、傣族、回族、苗族和布朗族。表 5-4 为调查对象的个人基本情况。

表 5-4 调查对象的个人基本情况

类别	分类	人数/人	比例
户口性质	农业户口	395	100%
性别	男	250	63.3%
	女	145	36.7%
年龄	25 岁以下	10	2.5%
	25~34 岁	74	18.7%
	35~44 岁	101	25.6%
	45~54 岁	124	31.4%
	55~64 岁	58	14.7%
	65 岁及以上	28	7.1%
民族	汉族	338	85.6%
	彝族	16	4.1%
	傣族	2	0.5%
	拉祜族	34	8.6%
	其他	5	1.3%

2. 婚姻状况、文化程度及就业情况

调查对象中未婚者占 7.8%，已婚者占 88.1%，离异者占 1.3%，丧偶者占 2.8%；调查对象的受教育程度以没上过学（178 人，占 45.1%）和小学学历（181 人，占 45.8%）为主，高中或技校或大专及以上学历的各仅有 1 人；调查对象以贫困居民为主，达到了 369 人，占 93.4%（表 5-5）。

表 5-5　调查对象婚姻状况、文化程度及就业情况

类别	分类	人数/人	比例
婚姻状况	未婚	31	7.8%
	已婚	348	88.1%
	离异	5	1.3%
	丧偶	11	2.8%
文化程度	没上过学	178	45.1%
	小学	181	45.8%
	初中	33	8.4%
	高中	1	0.3%
	技校	1	0.3%
	大专及以上	1	0.3%
就业情况	贫困居民	369	93.4%
	个体工商户	1	0.3%
	自由职业	8	2.0%
	在校学生	1	0.3%
	企事业单位职工	2	0.5%
	离退休	3	0.8%
	失业/无业	5	1.3%
	其他	6	1.5%

调查家庭户籍人口共 1 571 人，其中有 1 563 人参加了新型农村合作医疗保险，有 8 人未参加医疗保险，参保率为 99.49%。参加医疗保险的人中有 98.85% 参加了大病医疗保险。

（二）贫困家庭医疗卫生服务可及性

1. 家庭住址距最近医疗机构的距离和时间

26.70% 的调查对象的住所距最近的医疗机构在 5 千米以内，共有 88.48% 的调查家庭距最近医疗机构的距离在 14 千米以内，但有 4.19% 的调查家庭距最近医疗机构的距离在 25 千米以上（含）。21.84% 的调查家庭能够在 15 分钟以内到达最近的医疗机构，16~30 分钟的比例最多，为 46.05%，有 7.37% 的家庭需要花 60 分钟以上才能到达距离最近的医疗机构（表 5-6）。

表 5-6　调查家庭住址距最近医疗机构的距离和时间

距离/千米	比例	时间/分钟	比例
<5	26.70%	≤15	21.84%
5~9	31.68%	16~30	46.05%
10~14	30.10%	31~45	14.21%
15~19	6.54%	46~60	10.53%
20~24	0.79%	≥61	7.37%
≥25	4.19%		

2. 贫困家庭患一般疾病时的就医机构选择

根据调查结果，贫困居民对于常见病和多发病等一般疾病，有 46.6% 的家庭通常选择到村卫生室就医，43.0% 的家庭会选择前往乡镇卫生院就医，即选择基层医疗机构就医的比例为 89.6%（表 5-7）。

表 5-7　一般疾病的就医机构

就医机构	人数/人	比例
村卫生室	184	46.6%
乡镇卫生院	170	43.0%
区（县）医院	27	6.8%
省、市级医院及以上	3	0.8%
私人诊所	7	1.8%
其他	4	1.0%

大多数调查对象家庭在选择患常见病或多发病后就医的医疗机构时，主要出于地理位置的考虑，一般是因为首选医疗机构就近、方便，还有小部分会因为医疗水平高或医疗费用低和医疗报销比例高来决定他们的首选医院（图 5-2）。

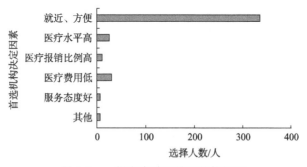

图 5-2　一般疾病首选就医机构原因

在未选择基层卫生机构作为一般疾病首选就医机构的调查家庭中，有不少人是认为基层卫生机构技术水平较差，还有一些是认为基层卫生机构药品种类少、就医环境差、基础设施和设备较差等（图 5-3）。

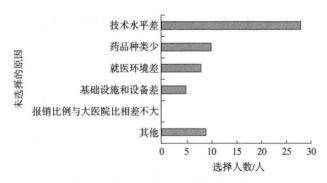

图 5-3　不选择基层医疗机构的原因

3. 贫困家庭成员住院首选就医机构

调查对象中，有 70.1% 的居民表示如果家里人生病需要住院，首选的机构是区（县）级医院，有 8.9% 的居民选择留在乡镇卫生院进行住院治疗，还有 17.0% 的居民如果碰到需要住院的情况会选择去更高级别的医疗机构就医治疗（表 5-8）。

表 5-8　住院的首选就医机构

就医机构	人数/人	比例
乡镇卫生院	35	8.9%
区（县）级医院	277	70.1%
省、市级医院及以上	67	17.0%
其他	16	4.1%

大部分居民在需要住院时会选择医疗水平高的机构进行治疗，有些同时会考虑自身疾病的严重程度，少部分人会考虑到医疗费用和地理位置的远近（图 5-4）。

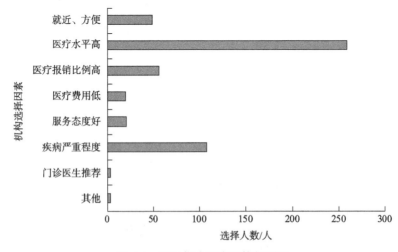

图 5-4　选择住院医疗机构的原因

4. 就医方便程度和费用变化

有 58.0%的贫困家庭认为，与 5 年前相比，在看病方便程度方面略有改善，有 13.4%的居民认为看病方便程度得到了大幅改善，有 24.8%的居民认为没有变化，3.8%的居民认为略有变化（图 5-5）。

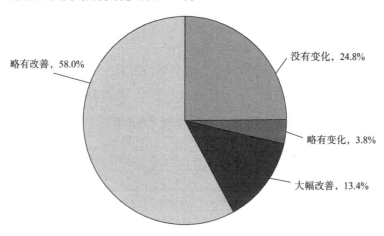

图 5-5　与 5 年前相比看病方便程度的变化

有 42.0%的贫困家庭认为看病花费与 5 年前相比降低了，35.7%的居民认为没有变化，22.3%的居民则认为看病的花费增加了（图 5-6）。

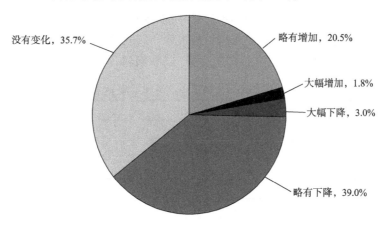

图 5-6　与 5 年前相比医疗费用的变化

（三）居民健康和卫生服务需要

1. 两周患病情况

两周患病率指每百名被调查者中两周内患病伤的例数。本次的 395 份有效问卷中，患病例数为 221，在调查对象中两周患病率达到了 55.9%。根据《2013 第五次国家卫生服务调查分析报告》，我国居民 2013 年的两周患病率为 24.1%，调查地区的两周患病率远远高于全国平均水平。

如表 5-9 所示，随着年龄组的增大，各年龄组两周患病率随之升高。25 岁以下居民的患病率较低，为 20.0%；55 岁及以上年龄组的患病率高达 75.0%以上（含）。

表 5-9　调查对象年龄组两周患病率

年龄	病例数/例	人数/人	患病率
25 岁以下	2	10	20.0%
25~34 岁	29	74	39.2%
35~44 岁	44	101	43.6%
45~54 岁	81	124	65.3%
55~64 岁	44	58	75.9%
65 岁及以上	21	28	75.0%

2. 两周患病的疾病类型

从疾病类别看，本次调查两周患病排在前 15 位的分别是感冒、胃肠疾病、腰椎疾病、颈椎病、肾脏疾病、关节和骨骼疾病、四肢疼痛、妇科疾病、肺部疾病、心血管疾病、风湿类疾病、胆结石和胆囊炎、肝脏疾病、高血压及糖尿病（表 5-10）。

表 5-10　调查对象两周患病类型（前 15 位）

顺位	疾病类型	构成
1	感冒	31.92%
2	胃肠疾病	11.74%
3	腰椎疾病	8.92%
4	颈椎病	8.45%
5	肾脏疾病	7.04%
6	关节和骨骼疾病	4.69%
7	四肢疼痛	3.76%
7	妇科疾病	3.76%
9	肺部疾病	3.29%
10	心血管疾病	2.82%
10	风湿类疾病	2.82%

续表

顺位	疾病类型	构成
10	胆结石和胆囊炎	2.82%
13	肝脏疾病	1.88%
14	高血压	1.41%
14	糖尿病	1.41%

（四）居民医疗服务需求和利用

1. 两周患病治疗情况

两周患病者在两周内的治疗方式包括两周内就诊、延续两周前治疗、未治疗。两周内就诊指因疾病或损伤在两周内前往医疗卫生机构就诊；延续两周前治疗指调查两周前发现病例在调查两周内正在延续两周前的治疗方式，如服药、理疗等；未治疗指两周内未进行任何的治疗。

本次调查的 221 例两周患病者中，有 63.8% 的患者就诊，而有 25.8% 的患者未采取任何治疗措施（表 5-11）。未就诊患者中，有三分之一的人是由于经济困难，21.1% 的人自我感觉病情较轻，还有一些患者是因为就诊麻烦（12.3%）、没有时间（10.5%）或交通不便（5.3%）等（图 5-7）。

表 5-11　调查对象两周患病治疗情况

治疗方式	例数/例	比例
两周内就诊	141	63.8%
延续两周前治疗	23	10.4%
未治疗	57	25.8%

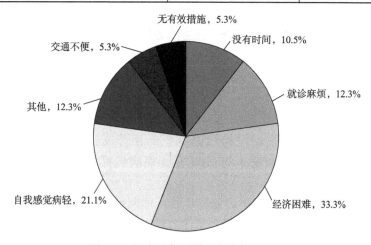

图 5-7　调查对象两周患病未就诊原因

本次调查结果显示，样本地区贫困居民两周就诊率为 35.7%（全国平均水平为 13.0%）。

2. 住院服务利用

年住院率指每一百名调查人口一年内的住院人次数，贫困居民年住院率为 20.62%，远高于第五次国家卫生服务调查的全国水平（9.0%）。

"需住院"是指有医生诊断需要住院。"需住院未住院"是指有医生诊断需要住院但由于各种原因没有住院。样本地区贫困居民需要住院而未住院的比例为 8.9%，低于全国农村平均水平（16.7%）。"需住院未住院"原因如图 5-8 所示。

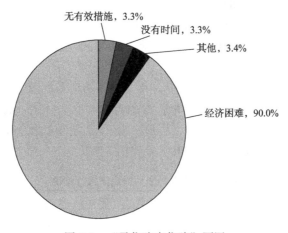

图 5-8　"需住院未住院"原因

四、贫困家庭疾病经济负担情况分析

1. 贫困家庭医疗支出情况

样本地区贫困家庭 1 年家庭疾病医疗支出均数为 6 462.83 元。不同家庭年收入、选择不同首选医疗机构的家庭疾病医疗支出差异具有统计学意义（$P=0.006$，$P=0.038$）。家庭人口数对家庭疾病医疗支出差异无统计学意义（$P=0.985$）。

该地区贫困家庭的食品支出占家庭年收入比例平均为 53.45%，而医疗支出占家庭年收入比例平均为 56.34%，说明贫困家庭医疗支出占比过高，疾病经济负担较重。

2. 贫困家庭住院疾病经济负担

疾病经济负担是指由于疾病及疾病所造成的失能和早死给患者、家庭与社会带来的经济损失，包括为了防治疾病而消耗的卫生经济资源。按疾病对社会与人群的影响分为直接经济负担、间接经济负担和无形经济负担。

直接经济负担是指直接用于预防和治疗疾病的总费用，包括个人、家庭和社会用于疾病和伤害预防、诊治及康复过程中直接消耗的各种费用；包括卫生机构所提供的卫生服务费用；还包括病人在接受卫生服务过程中病人及陪护人员所支付的其他费用。

间接经济负担指因疾病致使劳动力有效工作时间的减少和工作能力的降低，从而引起的社会和家庭目前价值和未来价值的损失，又称间接费用。狭义上指生产力损失，广义上包括社会生产力损失、收入损失、家务劳动损失、雇佣费用、培训费用、保险费用及管理费用等。

无形经济负担也叫无形损失，是指患者及亲友因疾病和伤害给家庭和本人造成的痛苦、悲哀与不便所带来的生活质量的下降或因为疾病而引起的相关疾病所带来的其他成本花费。

由于数据资料有限，且无形经济负担难以衡量，各疾病种类样本量较少，故本书研究中主要对抽样的蚂蚁堆乡建档立卡贫困户住院治疗的直接经济负担和因病误工间接经济负担进行测算和分析。

（1）贫困户直接经济负担测算。本书研究选取二步模型法来计算贫困居民住院的直接经济负担。具体计算公式：DEB=N×住院率×次均住院费用，其中，DEB 为住院治疗的直接经济负担；N 为该贫困乡建档立卡贫困总人口，共 1 571 人；住院率是指调查前一年内住院人次数与调查人口数之比。据此，DEB=1 571×20.62%×11 851.84×10^{-4}=383.93，由于蚂蚁堆乡贫困户总数（2017 年）为 7 636 人，进一步推算出蚂蚁堆乡建档立卡贫困人员住院治疗的直接疾病经济负担为 1 866.13 万元。

（2）贫困户因病误工间接经济负担测算。本节研究选取人力资本法来衡量疾病的间接经济负担。该方法认为，劳动力因病损失的有效工作时间，其经济价值等于这一时间内劳动力劳动所创造的价值，是将因疾病损失的时间转化为货币价值的方法。居民因生病入院而导致的误工时间，以入院患者的平均住院日来衡量，选用农村居民家庭年人均总收入作为将因病损失时间转化为货币价值的指标。具体计算公式如下：IEB=1 571×20.62%×16.71/365×4 725.35=70 078.12，由于蚂蚁堆乡贫困户总数（2017 年）为 7 636 人，进一步推算出蚂蚁堆乡建档立卡贫困人员因疾病而产生误工的间接疾病经济负担为 34.06 万元。

3. 贫困家庭疾病经济风险

疾病家庭疾病经济风险（FR）是用来衡量家庭因疾病带来的经济风险的一种指标。FR 等于家庭年医疗费用支出除以家庭年经济纯收入。如表 5-12 所示，FR<0.5，说明疾病的医疗花费明显小于家庭年纯收入，属于低风险疾病家庭；0.5≤FR<1.0，属于中等风险疾病家庭；1.0≤FR<1.2，属于高风险疾病家庭；FR≥1.2，属于极度风险疾病家庭。

表 5-12　蚂蚁堆乡贫困家庭疾病经济风险情况

FR 值	风险等级	家庭数/户	比例
FR<0.5	低风险疾病家庭	275	69.62%
0.5≤FR<1.0	中等风险疾病家庭	60	15.19%
1.0≤FR<1.2	高风险疾病家庭	13	3.29%
FR≥1.2	极度风险疾病家庭	47	11.90%

有 69.62% 的家庭属于低风险疾病家庭，15.19% 的家庭处于中等风险，3.29% 的家庭属于高风险，11.90% 的家庭 FR 不低于 1.2，这些家庭的经济收入已经难以支付过高的医疗费用，家庭疾病经济风险过大。

4. 贫困家庭灾难性卫生支出情况

灾难性卫生支出是指对家庭生活构成灾难性影响的卫生支出，如果过高，有可能使家庭特别是低收入家庭面临巨大的经济风险，甚至倾家荡产。一般来说，灾难性卫生支出的界定标准为家庭现金支付的医疗卫生费占家庭支付能力的比例超过 40%。由于食品支出具有较强的刚性，WHO 用家庭非食品性支出来测量家庭支付能力。本节研究亦采用家庭非食品性支出作为支付能力的衡量标准。灾难性卫生支出发生率是指发生灾难性卫生支出家庭数占全部样本家庭数的比例，反映灾难性卫生支出的广度。本节研究将家庭卫生费用支出率在 40% 以下的界定为"一般贫困"；将家庭卫生费用支出率在 40% 至 70% 的界定为"严重贫困"，即因病致贫、因病返贫发生率；将家庭卫生费用支出率在 70% 以上的界定为"极度贫困"，即因病致极度贫困、因病返极度贫困发生率。

该地区贫困家庭的灾难性卫生支出发生率高达 56.71%，43.29% 的家庭为一般贫困，有 14.68% 的家庭因疾病发生"严重贫困"，有 42.03% 的家庭因疾病发生"极度贫困"（表 5-13）。

表 5-13　蚂蚁堆乡贫困家庭灾难性卫生支出（因病致贫、因病返贫）情况

家庭支付医疗卫生费占家庭支付能力比例 （因病致贫、因病返贫情况）	家庭数/户	比例
不超过 40%（一般贫困）	171	43.29%
40% 至 70%（严重贫困）	58	14.68%
超过 70%（极度贫困）	166	42.03%

五、贫困地区健康脱贫工作的主要问题和困难

（一）医疗卫生服务地理可及性差

我国大部分贫困地区都有地理位置的劣势。样本地区是典型的山区农业乡，山区面积占全乡总面积的 99.5%，最高海拔 2 471 米，最低海拔 1 100 米，各村居民到村卫生室和乡镇卫生院路途遥远，交通不便。该贫困地区贫困居民到最近的医疗机构距离在 5~14 千米，或者时间需要花费 16~30 分钟的比例最高。根据《2013 第五次国家卫生服务调查分析报告》，全国有 63.9% 的家庭离最近医疗机构在 1 千米以内，80% 的家庭 15 分钟以内能够到达最近医疗点。贫困家庭到最近的医疗机构无论是距离还是花费的时间都远远高于全国平均水平。

（二）医疗卫生服务利用存在一定程度的不合理

调查发现，贫困居民的疾病严重程度较高，生活水平较差，营养摄入低，此外，生活习惯和健康素养对疾病也有一定的影响。两周患病率远远高于全国平均水平。但是在调查前两周患病的对象中，仅有 63.8% 的患者就诊，低于全国水平（84.5%）。贫困居民年住院率为 20.62%，远高于第五次国家卫生服务调查的全国水平（9.0%）；需要住院而未住院的比例为 8.9%，低于全国农村平均水平（16.7%）。

贫困居民患常见病、多发病或病情较轻的时候倾向于不去基层医疗机构就医，而等到疾病严重后因基层医疗机构能力不足，只能去区级或以上的医疗机构进行治疗，殊不知这样反而会对健康造成更加不良的影响，同时也会承受更大的疾病经济负担。尤其是一些慢性病如糖尿病、高血压，如果平时在基层医疗机构能够得到较好的控制，是可以延缓病情的。

（三）基层医疗机构医疗卫生服务能力不足

不管是否贫困，居民接受卫生保健服务的机构都以村卫生室作为最基层的卫生服务机构为主。贫困居民接受的卫生保健服务，除一般健康检查外，其他健康管理利用率甚低。基础设施薄弱，医疗设备不足。乡镇卫生院和村卫生室常规医疗设备和办公设施配备不齐全、流程不合理，导致服务能力、服务范围有限。卫生院卫技人员和村医队伍储备不足、村医队伍不稳定，医务人员业务技能不足，村医的工资待遇较低，没有进修的机会，同时缺乏养老保险。并且由于没有成熟的招聘方式，许多都是由卫生院招聘的临时工经劝说转为村医的。加之基层医疗机构和区级医疗机构沟通不畅，使医疗隐患防范更加困难。

（四）医保实际保障水平相对较低

新农合制度（现被城乡居民基本医疗保险替代）基本实现了全覆盖，对贫困居民具有较全面的覆盖，但实际报销比例仍然偏低。贫困居次均医保实际报销比例的均值是50.3%，这一数据在一定程度上说明，贫困居民的医疗保障工作尚未完善，该群体获得医保报销的途径和利用医保的能力存在不足。

大病保险体现的是精准保障的理念，是专门为了防范家庭灾难性医疗支出而设计的保险制度。但是贫困家庭就医的实际报销与医保的政策内报销比例有一定差距，一些大病病种及用药并没有列入医保目录，未能报销的医药费对于贫困家庭来说仍是巨大压力。

（五）贫困家庭灾难性卫生支出发生率较高，疾病经济风险较高

建档立卡贫困户住院治疗的直接经济负担为1 866.13万元，因疾病而产生误工的间接经济负担为34.06万元。因病误工的经济负担看似不重，其原因是本身贫困居民的人均年收入低下（人均4 725.35元）。究其收入低下的原因，有34.94%的贫困居民是由于疾病而导致收入低下，陷入贫困。

有11.90%的贫困家庭FR不低于1.2，这些家庭的经济收入已经难以支付过高的医疗费用，家庭疾病经济风险过大。灾难性卫生支出发生率（因病致贫、因病返贫发生率）高达56.71%，甚至有42.03%的家庭支付的医疗卫生费占家庭支付能力的比例超过了70%，因病陷入极度贫困。对贫困居民而言，"大病小治、绝症自治""一人重病，拖垮全家"的情况依然存在。

六、健康扶贫发展的政策建议

（一）注重贫困家庭健康素养培养，引导卫生服务合理利用

个人和家庭对个体健康的影响最为直接和频繁，人们的生活都在家庭范围之中，都会形成相对固定的生活习惯和健康意识。针对贫困居民的健康素养底子薄，生活习惯不健康情况较为严重的特点，对个人和家庭层面实施包含营养健康、疾病预防、合理利用卫生服务等健康教育、健康意识培养和预防保健支出的必要性宣传和培育等方面的工作，将显著地提高贫困居民的健康水平。

（二）完善城乡居民大病医疗保险，助力健康精准扶贫

精准扶贫要细化贫困人口动态，还要建立更加有利于贫困居民生活改善的扶贫机制。这不但要关注提高报销比例即数量上的"精准"，还要完善大病保险制度、本地与异地的医疗系统对接等工作，并加大对医疗服务的监控力度，从而充分且有效地发挥大病保险基金的互助效能。

政府需要继续优化财政支出，特别是加大对城乡居民大病医疗保险的财政支持力度，从而从根本上保障贫困居民的基本生活。若城乡居民基金收支存在极度不平衡，政府部门可以选择通过专项补贴的方式，根据每年的实际状况，来提供长效且稳定的财政投入，并利用其中部分资金进行大病保险基金筹资，从而减少贫困参保居民的缴费压力，有效缓解贫困居民看大病的经济压力。

（三）有序推行分级诊疗制度，使诊疗行为得以规范

加快落实分级诊疗制度，梳理和构建科学的就医秩序有利于贫困居民更好地获得医疗卫生服务资源。首先，要提升贫困地区的医疗建设资金扶持力度，拓宽帮扶范围，提升帮扶针对性，进而使基层医疗机构的医疗保障能力得以大幅提升。其次，在农村地区发展基层首诊、双向转诊、急慢分治、上下联动的分级诊疗模式，切实让农民在村镇就可以诊疗小病、常见病，在县区就可以治疗大病，以便使贫困居民的诊疗费用得以大幅下降。再次，要强化各级财政资金投入力度，对农村贫困地区医疗卫生服务体系建设进行不断完善，不断使农村地区就医环境得以改善，使贫困居民的就医压力得以缓解（梁占凯，2018）。最后，还应对医院诊疗行为进行规范，遏制盲目收费、过度检查的现象，进而使贫困居民因病致贫的概率得以减小。

（四）积极推进医联体、乡村一体化建设，加强基层卫生服务能力

应通过做好人才队伍建设和发展规划、加强上级医疗机构与基层医疗卫生机构的协作联动、财政投入倾斜等方式积极推进贫困地区医联体和乡村卫生服务一体化建设。更好地发挥三级医院专业技术优势及带头作用，建立促进优质医疗资源上下贯通的考核和激励机制，加强贫困地区基层卫生机构能力建设，构建分级医疗、急慢分治、双向转诊的诊疗模式。大力推广以支付方式改革为纽带的紧密型区乡村医疗卫生服务一体化管理（医疗共同体）模式。改革完善现行的医保、价格、药品、收入分配等政策，打通人、财、物和信息的流动渠道。探索开展医保基金打包付费的医疗共同体试点，鼓励专科医院和综合医院重点专科组建专科联盟。积极推进远程医疗会诊工作，逐步实现二、三级医院向基层医疗卫生机构提供远程会诊、病理诊断、影像诊断、心电图诊断和培训等服务。通过促进分工协作，合理配置和利用资源，有效地推进贫困地区农村卫生服务的发展。

第三节　健康中国建设路径

一、分级诊疗制度实施路径

2015 年，国务院办公厅印发的《国务院办公厅关于推进分级诊疗制度建设的指导意见》为实施分级诊疗制度建设指明了方向。党的十九大报告为我国分级诊疗制度建设提出了新的历史任务和顶层制度要求，具有重要的划时代意义。

我国经济已由高速增长阶段转向高质量发展阶段，这是党的十九大做出的重大判断。与高质量发展的要求相比，我国卫生与健康领域还面临许多问题与挑战：医疗费用快速上涨，基本医疗保险基金风险持续增加，居民疾病经济负担加重；公立医院规模快速扩张，无序就医形势严峻；基层医疗卫生机构运转形势严峻。提高发展质量和效益，关键是要加快转变经济发展方式、调整经济结构，推进供给侧结构性改革。建立分级诊疗制度，逐步形成基层首诊、双向转诊、急慢分治、上下联动的分级诊疗和就医模式，是新一轮深化医改的重要目标，也是卫生健康领域实现新旧动能转换，提高医疗资源利用效率，缓解"看

病难、看病贵"的重要举措。

（一）实施分级诊疗制度的关键问题

1. 倒三角形就医格局仍然没有得到根本性改变

从服务功能定位看，大医院较多诊治下级医疗机构能够诊治的常见病、多发病等患者，造成严重的"虹吸现象"。从分工协作机制看，大医院"跑马圈地"式地瓜分区域医疗服务资源，名义上"分工协作"而实际上"各自为营"，上下转诊"只见由基层医疗机构上转患者，少见由上级医院下转患者"。从三医联动实效看，基层医疗机构缺医少药，无法吸引和满足患者基层就医。

2. 分级诊疗制度"被动式"推进

分级诊疗实施的动力不足，"被动式"推进。医疗联合体在分级诊疗中的作用未充分发挥。不同级别医院不愿意将患者转诊出去，造成分级诊疗双向转诊和上下联动不流畅问题。基层医疗机构运行动力不足，服务积极性、服务效率较低。

3. 分级诊疗制度中难以实现基层首诊

《中国卫生和计划生育统计年鉴》（2017 年）数据显示，2016 年，每家二、三级医院承担的诊疗人次数分别为 15.4 万人次、73.0 万人次，分别为基层医疗卫生机构（0.47 万人次）的 32.8 倍、155.3 倍，表明基层医疗卫生机构的首诊程度严重不足。

4. 医疗卫生人员队伍水平参差不齐

社区医疗卫生服务机构和乡镇卫生院的卫生技术人员学历都以大专和中专为主，卫生技术人员的学历和技术水平直接影响基层医疗卫生服务机构的服务质量，严重阻碍分级诊疗制度的推进和实施。乡村医生队伍老化严重，普遍存在青黄不接的情况。

5. 分级诊疗存在"信息孤岛"

大医院与大医院之间、大医院与基层医疗机构之间等，均不能实现有效的医疗信息共享，基层医疗机构和二级及以上医院的居民电子健康档案未联通，信息报告工作无法实施，封闭的数据系统造成了医疗资源的浪费，出现"信息孤岛"现象。例如，患者医疗信息无法在不同级别医疗机构之间共享，医务人员无法及时掌握转诊患者的先前诊疗情况、用药情况等，以及异地报销情况。

（二）实施分级诊疗制度的原因分析

以上关键问题的成因有以下几点。

1. 分级诊疗制度顶层设计不完善

我国对不同医疗机构的服务功能定位不明确，监管不严格，医疗服务对象难以区分。没有明确的功能定位和监管机制，就会出现不同医疗机构无法各司其职，患者盲目选择就诊的医疗机构等问题。医疗联合体内部无法建立目标明确、权责清晰的分工协作机制。医疗服务体系建设不完善，基层医疗服务能力依然较弱，药品供应保障体系不完备。基层医疗机构与上级医院的报销比例差异化不明显，缺乏引导作用。

2. 分级诊疗制度分配、激励和监管机制缺失

分级诊疗制度的双向转诊与上下联动难以实现，究其根本是缺乏分配、激励和监管机制：一是政府补偿机制不完善。大部分的基层医疗卫生机构的"收支两条线"不利于调动医务人员积极性，内部激励机制缺乏导致卫生机构整体运行低效。二是医疗服务价格机制不健全。部分医疗服务价格调整滞后，且缺乏灵活性，医疗技术服务项目价格水平低，无法充分体现医务人员的劳动价值。三是缺乏完善的绩效考核和薪酬机制。未形成有效的医疗绩效考核制度，基层医疗机构的全科医生承担着公共卫生服务和基本医疗服务，但是薪酬待遇却远低于城市医院的医生，久而久之，就会导致医务人员的服务能动性弱化。

3. 医疗卫生资源布局结构不够合理

区域之间医疗卫生资源配置不平衡，仍存在部分大中型医院资源过度使用而基层医疗机构资源未得到充分利用的情况。医疗机构之间出现了竞争，医疗资源配置被自由划分，城乡之间医疗资源出现明显差别，级别高的医院拥有更多的优质卫生资源。基层医疗卫生机构的基础设施不完善，缺乏全科医师人才，基本药物供应保障性弱，致使基层整体服务上不去，患者逐渐对其服务能力缺少信任感。在非强制基层首诊的前提下，患者去什么样的医疗机构就诊由自己决定，这就形成"大小病都跑大医院"的诊疗观念，以期得到更好的医疗服务和安全保障。在经济可负担情况下，没有任何强制措施，基层首诊制形同虚设。

4. 医学教育水平良莠不齐，医疗卫生人员起点不平衡

我国教育资源在不同地区的分布严重失衡，很多医科大学没有足够的尸体用

于解剖教学，只能用动物尸体来代替，还有的学校只能上百人围着看多媒体资料。不同层次医学院的教学、研究水平差距大，致使不同医疗机构的医务人员能力存在差异，尤其是基层卫生机构医疗服务能力低，这是分级诊疗制度实施存在的严重初始缺陷。

5.分级诊疗制度信息化程度不高

医疗服务领域是由政府和市场共同参与的，不同医疗服务机构存在不可忽略的利益竞争关系，出现人为因素造成的互联互通信息共享障碍。基层网络建设相对滞后，很难满足目前繁杂的医疗数据工作。各医疗机构仍然对信息化重视程度不够，政府的投入也不到位，还未能实现全面的远程医疗建设。

（三）积极实施分级诊疗制度的实施路径

（1）要强化顶层设计，及时出台相关的配套文件，以保证分级诊疗制度的有效落实。

卫生相关主管部门应制定一套指导性规范文件，列出详细的病种及疾病程度目录。明确各级医疗机构的诊疗疾病范围以及在整个医疗服务体系中应起的作用，实现不同医疗机构各司其职，根据功能定位，开展相应的医疗服务诊疗活动。制定出医疗联合体建设规范与标准，指导不同级别医疗机构之间形成完善的转诊机制。政府积极主导和构建新型的医疗、医保、医药、医助的"四医联动"机制，出台和实施相关配套政策，强化基层医疗卫生服务能力建设，重点加大全科医生的培养，加大医生的转岗下基层力度；完善基本药物制度和药品供应体系，加强与上级机构的用药衔接，实现基本药物零差率销售和基层医疗机构用药保障；加强医保制度精细化管理，实现分级诊疗医保差别化支付，改革支付方式，建立节约型医保制度；政府和社会要积极实施医疗救助政策，拓宽医疗救助资金募集渠道，强化医疗救助力度，解决更多基层百姓的医疗健康服务需求。

（2）完善激励机制，强化实施分级诊疗制度的主动性。

建立有效的医疗补偿机制和医疗服务价格形成机制。在完善绩效考核与补偿机制方面，基层医疗机构按其门诊首诊病人数量与慢性病人管理数量和质量进行考核，并设立专项补助资金，以提高基层卫生人员的薪酬待遇。考核二级医院对常见病、多发病和慢性病的急性期救治与疑难杂症病人的稳定期康复医疗服务能力；考核三级医院疑难杂症救治数量和质量、医疗尖端技术和前沿学科研究能力等。根据《推进医疗服务价格改革的意见》的要求，合理提高体现医务人员劳务价值的医疗服务价格。通过支付方式改革，以预付制实现结余的成本归医院自身享有，激励医院节约医疗成本。实行按病种收费，科学估算并建立动态调整机制。取消基层医疗机构的收支两条线，拉大绩效工资差，提高基层卫生人员的薪酬待遇，推行医疗收入结余留用的激励机制，并向基层签约服务的医务人员适当倾斜，完善绩效工资分配机制，提升基层医务人员服务能动性。

（3）加大基层医疗卫生投入，提升基层医疗诊治能力，有效落实基层首诊制。

一方面，探索建立健康税，开发健康福利彩票等方式，扩大筹资渠道，增大政府和市场对基层医疗卫生的投入力度，构建长效投入机制。通过"内培外引"等方式，加强基层全科医生队伍建设，提高基层医疗机构自身的软硬件条件，让"基层接得住"。强化对口支援、医师多点执业和医疗联合体建设等，要把"输血"和"造血"结合起来，利用存量加增量补充优质资源到基层医疗机构。另一方面，利用配套政策引导患者，形成良好就医诊疗观念。建立完善分级诊疗"四个分开"机制，以区域医疗中心建设为重点推进分级诊疗区域分开，以县医院能力建设为重点推进分级诊疗城乡分开，以重大疾病单病种管理为重点推进分级诊疗上下分开，以三级医院日间服务为重点推进分级诊疗急慢分开，综合运用医疗、医保、价格等手段引导患者在基层就医。

（4）改革医学教育，促进医疗服务质量同质化。

首先，加大政府投入和宏观调控力度，改革机制体制。各级政府根据区域医疗卫生人才需求情况制定相适应的实施方案和医教协同机制。其次，加强与有关高校和科研院所及大医院的学术合作，与基层医疗机构建立人才培养合作关系，为基层输送和培养人才，通过进修、挂职、支医等多种形式，促进基层卫生计生人才引进。再次，注重医学教育过程中基础教育与临床教育的转化和结合，促进院校教育、毕业后教育和继续教育的有机结合。最后，加强医联体内专业人才培养，认真落实住院医师规范化培训，坚持开展县乡村卫生人员的能力培训。

（5）加强信息化建设，彻底打破医疗信息壁垒，实现患者就诊信息的互联互通。

一方面，加强顶层设计，建立完善的信息化建设标准，构筑区域医疗卫生信息平台，实现区域医疗系统内的电子健康档案和电子病历的信息共享。逐步提升二、三级医院向基层医院远程会诊、诊断、治疗和培训等服务能力。整合"碎片化"的医疗信息资源，实现医疗保险信息系统、基本公共卫生服务管理系统、医院信息管理系统等各个板块的互联互通。另一方面，完善信息安全管理制度，强化信息安全防范措施和监管抓手。加强患者的健康信息保护和网络信息监管体系建设，保证患者隐私与医院信息资源的安全。

二、药物政策与管理提升路径

（一）我国药物政策与管理的主要问题

1. 我国药物政策体系与国家基本药物制度

一是以政府单方面施加管制为主，药物政策内容框架不完善。二是不同政策之间协调关系复杂。药品筹资、生产、创新、流通和使用等受到健康保障政策和工业基础的制约和影响，各个环节之间存在复杂的互相支持或制约关系。三是基本药物的供应保障、配备和使用有待进一步提高。一些药品生产企业由于药品价格限制和成本的压力，无法保证基本药物的生产与配送；尤其基层医疗卫生机构基本药品配送不及时，大大降低了居民基本药物的可获得性。四是随着我国社会环境的不断变化，我国居民对健康的需求也在不断提高和转变，基本药物制度面临适时调整和完善的问题。

2. 药品短缺问题

我国合理的药品价格形成机制一直没有成型，短缺现象不但未能缓解，反而趋于复杂。从药品供应保障各环节出发，药品短缺原因可分为生产性短缺、配送性短缺、使用性短缺（假性短缺）。药品短缺主要以假性短缺为主，大多是因为信息沟通不畅、不合理用药、不合理竞争导致的过低中标价等。

3. "两票制"政策亟待完善

1）"两票制"施行须兼顾各方利益

"两票制"的实施使得药品生产商改变原先的营销模式，为企业带来财务风险；同时"两票制"也使药品配送市场重新洗牌，存在一些市场难以掌控的问题，容易导致失灵，同时，缺乏"两票制"实行效果的评估机制。当前药品定价政策是市场导向为主，"两票制"的实施需要适应市场经济的规律，要平衡药品供应保障体系有关利益方的利益，既要考虑降低患者的疾病经济负担，也要考虑医院的发展与医务人员的薪酬待遇，以及医药企业的生存与发展。

2）实行"两票制"的效果需要评估

福建三明试点"两票制"的政策取得了较为明显的成效，"两票制"压缩和规范了药品流通环节。但成果的取得可能与试点地区自身政治、经济、社会等因素有关，所以需要对"两票制"的效果继续严格评估，不能搞一刀切、复制式的推广。

4. 现行药品管理法已不能适应新形势下的监管需要

制度设计与国家的最新要求存在差距，立法理念滞后于改革要求，管理手段不能满足现实需求。现行药品管理法在主体、环节、行为、强制措施、处罚等方面还存在诸多不足，管理手段不能满足现实需求。

5. 药品市场准入"重审批、轻监管"

药监部门注重准入的事前审批，规定了一系列严格的准入条件和复杂的审批程序，但对审批通过后的监管却不再注重，审批后采取的是以抽查为主的监管手段，对药品市场准入缺乏持续监管。

6. 不合理用药缺乏权威监测

对于不合理用药的现状，目前缺乏一个权威的、大范围的调查研究。不合理用药导致的情况还不在监测的范围内，尚没有建立一个自上而下的覆盖全国各个医疗机构的不合理用药的监测数据系统。居民自服抗菌药物发生率高。对于一般的常见病、多发病，在无须住院的情况下，有 35%~78% 的成年人会选择自我药疗方式进行治疗。居民的自我药疗行为在一定程度上也加重了不合理用药现象。

7. 执业药师数量依然缺口较大，区域分布不均衡

我国大陆每万人口执业药师数仅为 1.9 人。然而，当前发达国家每万人口就有 10~20 名注册执业药师，我国台湾地区每万人口配备的执业药师数量也达到了12 人（方鹏骞，2018）。另外，根据对我国全国人口数及目前注册执业药师人数的分析，2016 年我国执业药师地域分布数量占比：东部地区：中部地区：西部地区：东北地区为 4.5：2.3：2.1：1，地域分布极不均衡。

8.《国家基本医疗保险、工伤保险和生育保险药品目录》需要进一步完善

《国家基本医疗保险、工伤保险和生育保险药品目录》中的药品归类、限制范围不合理，小部分基础性的同类药物，甲类价格偏高，乙类价格偏低；同类药物对甲、乙类药品的使用限定不同；同类药品繁多，药品不具代表性。药品遴选过程不合理，药品目录动态更新机制存在问题。

9. 药物使用存在的问题

（1）罕见病用药可及性和可负担性较差。

目前我国的罕用药严重依赖进口，导致药物可及性较差。2015 年我国罕见病患者的个人医疗支出是其个人收入的 3 倍，高于其家庭收入的 1.9 倍，超过 90%

的被调查者无法靠自己维持治疗。有超过80%的罕见病患者未加入任何商业保险，不仅是因为购买能力低，还有大部分商业保险将罕见病列为免责条款。

（2）居民自服抗菌药物发生率高。

药店抗菌药物规范化销售水平低，城乡居民在零售药店不凭处方即可获得，这增加了抗菌药物的不合理使用风险。中国城乡居民的自我药疗意愿较高，有35%~78%的成年人会自行到药店购买抗菌药物，并根据个人经验或按照药品说明书自服药，或者服用家庭自备的抗菌药，有61%~75%的居民家中备有抗菌药物。

（3）互联网药品交易服务存在的问题。

药品服务提供方存在不具资质的企业或个人参与经营、非法经营，网上药学服务有待提升；不符合规定要求的配送条件或送达期限都可能使药品发生化学变化，影响药品质量和消费者使用药品的安全有效性。相关法律机制尚不成熟，行业监管缺失。我国互联网药品交易服务尚未与医保体系对接，在线支付购药时不能使用医保卡。

10. 仿制药标准有待提高

一致性评价是指仿制药按与原研药品质量和疗效一致的原则，确认达到与原研药一致的水平。通过一致性评价，国产仿制药可以基本替代原研药，这有助于推动原研药在专利期届满后大幅降价。但是，尽管中国是全球第二大仿制药生产国，由于质量标准有待提高，国内医务工作者和患者选择仿制药的积极性依然不高。在许多发达国家，一般专利药专利到期后，随着仿制药的大量上市，品牌药的价格和市场份额都会出现明显下降。但是，在我国许多国外药品专利失效后，仍维持较高价格，销量也未曾受到影响，换句话说，国产仿制药根本就很难撼动原研药的地位。这就直接导致了药品使用成本居高难降。中国化学制药工业协会副会长张自然博士表示，如果原研品种被国内仿制药取代，理论上可以节省280亿~420亿元。

11. 药费结算与医保支付问题

实行后付制医保支付方式容易在"医院—供货商—生产商"之间形成连锁债。首先，医保支付流程较长，许多医院因此常拖欠供货商货款，而医院为增加现金流，常以此为由拖欠药款，因此形成了"三角债"。其次，药品的医保支付价改革亟待推进。目前医保支付价的制定，普遍受限于缺乏系统的药物经济学评价和临床综合评价技术做支撑，因此未能发挥其帮助医保控费、引导医疗机构药品合理采购以及居民合理用药的重要作用。

（二）建设与完善药物政策与管理制度的实施路径

药物政策与管理制度的建设需要各方通力配合，各方协作才能保证制度的可持续稳定发展。未来可从以下几个方面重点突破。

（1）完善药品和耗材集中招标采购制度。通过实行药品集中采购，合并目录、联合遴选、订单合并，以挤压药品回扣为导向，形成"团购价"，同时要谨防"唯低价论"的招标模式，避免"药价虚低"。在实行"两票制"的同时，兼顾医药市场各方利益平衡，防止药品商业领域的过度兼并，形成垄断。

（2）探索药师多点执业，解决药师不足问题。探索制定执业药师多点执业的相关政策，并对多点执业行为进行规范。

（3）提高罕见病药品的可及性与可负担性。将可治疗的罕见病纳入大病医保范围，提高报销比例，提高患者用药可负担性。在卫生政策制定进行价值判断时，不应只考虑经济价值，应逐步将罕见病患者急需的特效药物纳入医疗保险药品目录。可推行专业药房的罕用药销售模式，提高罕用药可及性。

（4）建立完善短缺药品供应保障机制。落实低价药品供应保障政策，建立短缺药的配送制度。

（5）制定科学合理的医保药品支付标准，并纳入医保支付综合改革范畴。推进药品医保支付价的形成，医保部门参与药品定价，将药品定价机制与医疗服务价格调整政策进行衔接。

（6）提高医保对中医药服务的覆盖面。把符合报销条件的中医医疗机构纳入医保定点机构；同时，将部分治疗费用低、效果好的传统中医药服务项目纳入报销范围，并在支付上进行适当倾斜。

（7）合并《国家基本医疗保险、工伤保险和生育保险药品目录》与《国家基本药物目录》，并建立"动态调整机制"。建议缩短周期，参照国外的医保目录调整办法，采用"差异化"调整理念来对目录进行调整，以确保医保基金的良好使用和医保药品的经济性、疗效性。

（8）推动"互联网+药品流通"。支持药品流通企业与互联网企业加强合作，推进线上线下融合发展，培育新兴业态。规范零售药店互联网零售服务，推广"网订店取""网订店送"等新型配送方式。鼓励有条件的地区依托现有信息系统，开展药师网上处方审核、合理用药指导等药事服务。食品药品监管、商务等部门要建立完善互联网药品交易管理制度，加强日常监管。

（9）开展慢性病患者的药物治疗管理（medication therapy management，MTM），实现零售药店慢性病综合管理。利用零售药店作为慢性病管理载体优势，可以弥补追踪患者院外后续康复期间的服务缺口（区政强，2017）。

（10）完善仿制药供应保障及使用政策。

卫生健康等部门要加强药事管理，制定鼓励使用仿制药的政策和激励措施。2018 年 4 月 3 日，国务院办公厅发布了《国务院办公厅关于改革完善仿制药供应保障及使用政策的意见》，提出 15 条关于在中国医疗体系中推广使用仿制药的意见措施，重申致力于确保高质量仿制药的供应保障，尤其是重大传染病防治和罕见病治疗所需药品、处置突发公共卫生事件所需药品、儿童使用药品，以期降低医疗成本，满足公众需求，推进健康中国建设。国家卫生健康委员会体制改革司监察专员赖诗卿认为："美国药政史从某种角度讲就是仿制药跟原研药斗争的历史。"他表示，"我们要旗帜鲜明提出来，仿制的目的就是为了替代。仿制药替代既是国际规则和惯例，也是国办发（2018）20 号文《关于改革完善仿制药供应保障及使用政策的意见》的要求"。由此可见中央改革完善仿制药供应保障及使用政策的决心。

促进仿制药替代使用。将与原研药质量和疗效一致的仿制药纳入与原研药可相互替代药品目录；严格落实按药品通用名开具处方的要求，落实处方点评制度；强化药师在处方审核和药品调配中的作用，在按规定向艾滋病、结核病患者提供药物时，优先采购使用仿制药；药品集中采购机构要按药品通用名编制采购目录，促进与原研药质量和疗效一致的仿制药和原研药平等竞争；国家力促药品一致性评价。为了促进一致性评价进程，国家有关部门对临床评价程序进行了简化，允许更多医疗机构开展评价，但制药企业亦需为伪造记录行为承担责任。

医保配套政策支持仿制药生产与供应。加快制定医保药品支付标准，与原研药质量和疗效一致的仿制药、原研药按相同标准支付；建立完善基本医疗保险药品目录动态调整机制，及时将符合条件的药品纳入目录；要及时更新医保信息系统，确保批准上市的仿制药同等纳入医保支付范围；通过医保支付激励约束机制，鼓励医疗机构使用仿制药。

三、现代医院管理制度

（一）当前医院管理制度存在部分难题有待妥善解决

1. 法人治理结构及机制不明晰

公立医院经营者对医院的财产拥有使用权，没有完全的人事权和内部收益分配权，这可能导致医院在人事管理、岗位设置、内部分配、运营管理等日常管理过程中改革动力不足。以人事自主权为例，事业单位改革阻力诸多，医院不能根据自身发展需求招聘适宜人才，日益增长的医疗服务需求无法得到满足。

2. 医务人员绩效和薪酬分配的关系问题

目前，我国公立医院普遍存在人事制度和激励制度不完善的问题。同时，绩效考核偏向经济性指标，医疗服务价格尚不能充分体现医务人员的劳动价值。

3. 患者就诊体验和感受的关注问题

随着国家健康战略意识的不断提升，医疗卫生事业发展迅猛，医疗科技进步显著，医疗技术质量与安全水平逐渐向国际标准靠拢；但在医疗服务质量方面，距世界一流仍有一定差距，传统质量考核体系对医疗服务和病人的就诊体验和主观感受关注不够。目前医院普遍采用患者满意度来评价医院的服务。但是，随着人民群众医疗服务需求的不断释放和对服务要求的不断提高，传统的患者满意度不足以反映患者真实的就医体验，无法帮助医院真正有效地发现和解决患者在医院就诊过程中所存在的问题。

4. 现代医院医疗质量管理的认识问题

医疗质量是医院赖以生存的核心。传统医疗质量管理模式以疾病的诊断或治疗的及时性、有效性和安全性对医院整体医疗服务工作进行评价和指导，多以技术质量为主，服务质量和费用管理重视不够；强调终末评价，过程评价重视不足。

（二）推动现代医院管理制度建设的策略路径

1. 完善改革配套政策

公立医院层面正在推进绩效工资改革，但基层医疗卫生机构层面尚缺乏具体实施意见。可以在省级层面出台基层医疗卫生机构绩效工资改革实施意见，综合考虑基层医疗卫生机构公益目标任务完成情况、绩效考核情况、人员结构、事业发展、经费来源等因素，统筹平衡与当地同类事业单位以及公立医院绩效工资水平的关系，合理核定基层医疗卫生机构绩效工资总量和水平，扩大基层医疗卫生机构内部分配自主权。继续推行量化控费标准，以及规范诊疗行为、临床路径管理、处方负面清单、抗生素使用、耗材使用管理、公示指标、巡查问责等措施，科学控制医疗费用不合理增长，降低公立医院药品和耗材费用占比。

2. 建立现代医院监管制度

现阶段尚未建立起完善的合理有效的监管组织网络，没有形成监管的合力，需要明确等级和内部分工，完善监管法律法规和监管制度。各级医疗服务监管部门应细化和明确医疗服务机构用人标准，规范医疗机构审批程序，加强医疗机构档案和信息化管理。以立法的形式明确监管当局的权利与义务、职权和职责，有效规范监管主体的行为，使医疗服务监管按照医疗行业特点走上法治轨道。

3. 建立现代医院财务管理制度

转变医院财务管理理念，完善财务管理机制。树立"以人为本"观念，制定科学、合理的医院财务管理制度，规范财务人员的行为，建立责权利相一致的财务运行机制。加强预算管理和财务分析。建立预算执行情况内部报告制度，对财务状况、收支情况、计划完成情况进行分析，采取相应的对策，实现医院预算指标，加大经费管理力度，完善成本核算。

完善医院财务队伍，提高财务人员素质。医院财务人员应更新理财观念，在保障医院社会效益的前提下，将财务工作重心由事后的会计核算向事前、事中的财务决策分析、财务信息管理转移，努力实现医院经济效益最大化。通过继续教育和业务培训，努力扩展知识面，更新知识，不断提高自身业务水平、专业素质和职业道德水平。在财务分析过程中，不仅要对医院财务指标进行分析，还应对医院财务状况有重要影响的因素（如新技术开展情况等）进行分析。

4. 建立现代医院医疗质量管理制度

制定、完善各项医疗质量管理制度、政策，对医疗活动实行标准化管理。医疗质量管理人员需转变观念，认识到市场机制调节下医疗服务市场的严峻性；创新方法，探索适合的管理模式。加强基础质量管理，重视人才队伍建设，为医疗技术创造良好的发展环境。建立多部门医疗质量管理协调机制。医院各职能部门各司其职，组织实施全面医疗质量管理，指导、监督、考核、评价医疗质量管理工作。

5. 设定医院章程，建立健全医院章程实施的监督机制

协调好政府、医院、社会力量三者间的关系，形成有效的内部和外部监督机制。医院应当公开章程，接受办医主体、卫生计生行政部门的监管，接受各级人大、政协机关、有关部门以及医院职工、患者等各方监督，连接医院内外部管理，形成民主管理、权力制衡的体制机制，确保医院章程落到实处、发挥效力，为现代医院管理制度建设服务。发挥主观能动性，制定具有医院特色的章程作为医院发展的指导纲领；调动医院全体职工积极参与章程的制定，在提升章程知晓度的同时提升章程的公信度；通过正当的程序和权威的认定来赋予其施行的效力，如章程制定或修订之后首先要在全院范围内征集意见，然后报主管部门审查，审查通过后再报卫生计生行政部门核准备案。

6. 推动医院院长职业化制度

加强全院职业化管理理念的宣传。建立院长退任安置制度，根据院长任期绩效确定其退任后的待遇。综合其他医疗改革来推进院长职业化的进程，包括制定院长的准入、选拔、评价、专业职称制度和指导建立应用型医院管理教育体系，设立合理的院长激励机制，培养一批勇于创新的职业化院长，迎接未来的挑战，在医疗领域的改革中起领头羊的作用。积极培养院长后备人才，大力发展卫生管理专业学历教育。

四、医联体与资源整合

建设医联体是符合我国特色的卫生服务整合路径，也是实现健康中国的重要方面。在全国各地积极探索多种形式医联体的同时，医联体的可持续发展正面临来自管理体制、运行机制、配套政策和制度等多方面的挑战。

（一）医联体可持续发展面临的问题

1. 医联体运行缺乏法律依据和制度保障

目前政府尚未从法律法规和规章制度层面对医联体运行进行规范化管理，理想中长效、稳定、一体化的医联体运行机制尚未建立。从宏观层面来看，政府尚未对其建立统一管理标准与规范，更是缺乏从法律法规层面对医联体运行机制进行规范，导致在人事编制、财政制度、医保统筹方面，不同行政区域划分下的医疗资源不均衡。从微观层面来看，医联体内部治理模式不完善，各成员机构的所有权、经营权、产权、人事权等权益不明晰，制约了医疗资源的有效配置。虽然目前国内多数医联体都成立了理事会作为医联体的最高议事机构，负责医联体的统一管理和决策，然而在实际运行过程中，大多数理事会流于形式，内部治理机制不完善，松散型医联体的理事会更是形同虚设，难以发挥职能。

2. 非紧密型结合模式下优质资源下沉缺乏可持续动力

现阶段我国已建立的医联体多属于松散型或混合型，即不涉及产权的结合。大医院和基层医疗机构独立经营，往往隶属于不同的分管部门和财政预算单位，是相互独立的经济利益体。在"强基层"方面，医联体成员单位名义上资源互通，其实更多强调大医院在人才、技术等方面的帮扶角色，难以真正实现"三通"。大医院下沉优质资源更多出于公益性的考虑，缺乏共同利益带来的可持续动力。在推动分级诊疗方面，非紧密型合作下的利益冲突、不对等的合作关系使得双向转诊难以实现。

3. 全科医学教育发展滞后，全科医生供给不足

作为基层医疗机构的"守门人"，全科医生是社区卫生服务队伍的主要力量。长期以来我国全科医学教育发展滞后，全科医生的数量、质量都不能满足社区卫生服务发展的迫切需要，直接制约了基层服务能力的提升。医联体建设应当和全科医学教育保持同步，才能保证基层人才供应，实现"首诊在基层"和"康复回基层"，满足"六位一体"服务模式对社区卫生服务人力素质的高要求。

4. 医保政策未能充分发挥作用

医保的经济杠杆作为约束和激励医联体的重要手段，必须参与到医联体的建设当中来，以控制医疗费用的增长、促进患者合理就医。目前医保政策对医联体行为影响有限，尚未建立良性的合作机制，医保尚未对医联体实现统一结算，医联体内成员机构实行独立结算，控费效果不明显。医保机构对集团内各机构进行独立结算，会导致缺乏对集团的监管机制和控费手段，医疗集团医保基金可能严重超支，总额控制效果不佳。

5. 医疗服务价格政策未考虑基层医疗机构的发展

国家发改委、国家卫计委、人力资源和社会保障部、财政部制定了《推进医疗服务价格改革的意见》，通过推进公立医疗机构医疗服务价格调整，建立合理的公立医疗机构补偿机制。然而目前医疗服务价格政策更多考虑大型公立医院的利益，基层医疗机构在价格调整方面缺乏话语权，价格调整推进缓慢，难以达到强基层的效果。

6. 医联体内部信息化建设薄弱

我国以电子病历为核心的医院信息化建设尚在发展中，信息化平台搭建不完善，尤其是县域内双向转诊平台尚未建立。此外，由于医联体内部各机构仍然存在利益竞争，人为阻碍信息资源共享的现象依然存在。这些因素均影响了医联体信息一体化建设的进程，阻碍医联体医疗卫生信息资源共享与利用。

（二）推动医联体可持续发展的策略路径

1. 建立医联体法人治理结构，推动医联体向紧密型过渡

实现医联体的可持续发展，需要对医联体外部管理体制和内部运行机制进行

设计和改革。政府应支持医联体探索建立法人治理结构，推动理事会领导下的总院长负责制。内部运行机制改革要求将紧密型医联体作为医联体建设的方向。在此基础上，完善公立医院与基层机构之间的分工协作机制，明确各级医疗机构在医联体中的功能定位。三级医院应当充分发挥其在医联体中的引领作用，真正做到优质资源下沉，帮助基层医疗机构服务能力提升。打造紧密型医联体，实现"三通"。在纵向型、紧密型结合的基础上，在医联体内部推进以"人通、医通、财通"为特点的"三通"模式。在人通方面，将基层机构的业务工作与下沉人员紧密绑定，在经济待遇、职称晋升、评优评先等方面向下沉人员倾斜，推动利益共享。在医通方面，推进诊疗服务同质化，在区域内实现诊疗和操作规范的同质化，统一医联体内慢病用药目录。在财通方面，医保对患者在医联体内各级医疗机构转诊实行差异化政策并联网结算。

在"三通"模式下，一是明确各级医疗机构功能定位。推动常见病、多发病、诊断明确且病情稳定的慢性病患者、康复期患者下沉到基层机构。二是推进家庭医生签约服务。在加强全科医生培养的基础上，加快推进家庭医生签约服务。探索为签约患者提供长处方服务，通过延伸处方、集中配送等形式加强基层与上级医院的用药衔接，满足患者需求，便于患者取药。三是医联体内资源统一调配。统一调配医疗资源，统筹薪酬分配，调动医务人员积极性。医联体内职业无须办理执业地点变更和职业机构备案手续；加强区域医疗中心建设，推动医联体内检查结果互认；保证各级机构用药目录一致。四是完善绩效考核制度。重点考核医联体技术辐射带动情况、医疗资源下沉情况，将三级医院医疗资源下沉情况、各级机构协作情况、基层诊疗量占比、双向转诊比例、居民健康改善等指标纳入考核体系。

2. 明确政府和市场在医联体建设中发挥的作用，控制医联体规模

政府和市场在医联体建设中应分别发挥作用。在医联体组建过程中，政府应鼓励三级公立医院负责引领、组建医联体，做好规划，严格控制医联体规模以及成员的数量。同一区域内应当组建两家及以上的医联体，推动医联体间的良性竞争，防止出现医联体垄断。具体成员机构如何选择与组合由市场决定，双向选择、自愿组建，政府不应过度干预。在医联体运行之时，政府应将放权、授权和监管相结合，发挥医联体理事会或管委会的核心作用。为避免发生医联体垄断，政府通过制度优化对反垄断进行有效干预，所以短期内对我国基本医疗保险影响不大，但对商业医疗保险的发展不利。

3. 加强全科医学教育，推动大医改背景下的"四医驱动"

医学教育应当与医联体发展相配合，实现医保、医疗、医药、医教的"四医驱动"。政府应顺应医改需要，统筹考虑医学教育事业的改革与发展，通过医学教

育培养出适合基层工作的医疗人才。全科医学教育体系是一项系统工程，需要政府、医学界、医学院校的通力合作，以基层实际需求为导向，为基层培养出一支高素质的全科医生队伍，真正提升基层服务能力，满足医联体内分工协作的需要。

4. 充分发挥医保在医联体建设中的基础性作用

医联体为医疗联合体而非医院联合体，完善的医联体应当是医疗机构及利益相关方尤其是医保方的整合。医保作为医疗服务的付费方，需与医联体开展合作。医保将调配医保基金的自主权下放给医联体，能在医联体内部建立起利益共享和风险分担机制，打造真正的利益共同体，这有利于医联体的健康发展。同时由于三级公立医院在整合区域医疗资源、带动支付方式改革、规范运行机制等方面具有绝对优势，应充分发挥其控制医保基金风险的能动性，可由其对统筹基金进行分配和管理。建立医联体和医保机构的谈判机制，推进双方的良性互动，推动医保利益整合下医联体的可持续发展。

5. 加强信息化建设，推动医联体内信息互通

信息化是分级诊疗同时也是医联体建设中重要的支撑力量，推动着优质医疗资源在医联体内流动，提升服务效率与服务水平。建立分级诊疗协作平台，将分级诊疗转诊协作平台与市县乡三级医疗卫生机构信息系统等进行对接，打破信息壁垒，实现医疗资源、信息、服务的互联互通，健全检查检验结果互认共享机制，提升医疗服务效率。

6. 完善医疗服务价格调整政策

医疗服务价格调整需考虑医联体因素，以医联体为单位全面推进医疗服务价格改革，同时兼顾大型医疗机构和基层医疗机构的利益和发展需要，尽快建立起合理的公立医疗机构补偿机制，推动医疗服务体系的协同发展。

7. 加强医联体绩效考核

建立与医联体相适应的绩效考核机制，强化考核和制度约束，建立医联体考核指标体系。及时对医联体建设情况进行考核、评价和反馈，能够促进医联体建设工作的持续改进。其中绩效考核工作应重点关注：一是建立与医联体相适应的绩效考核指标体系。对医联体综合绩效、配套政策落实情况进行考核。二是建立公平公正的考核程序。三是合理应用绩效考核结果。建立绩效考核结果的沟通反馈和公示制度，以及与绩效挂钩的奖惩制度。可参考医联体绩效考核指标体系的结构—过程—结果评价模式。结构评价，是对医联体组织结构、运行机制、保障机制建设情况的评价，体现体制机制环境对医联体建设的保障作用。过程评价，主要评价医联体在

开展具体工作过程中，核心医院对成员医院的技术辐射带动作用、医疗资源下沉与共享情况、各级医疗机构协作情况。结果评价，评价医联体建设目标的实现程度，即合作帮扶的效果、对分级诊疗格局的推动情况、医联体整体效益的提升、参与主体对医联体工作的满意程度，最终落实到居民健康状况的改善方面。

8. 将 DRGs 应用于医联体建设

一方面，以医联体为单位控制医疗费用。激励医联体加强医疗质量管理，降低成本，缩短住院天数，规范医疗服务行为，实现费用控制。DRGs（diagnosis related groups，疾病诊断相关分类）用于医疗费用支付，医保直接与医联体结算，在对医疗服务费用总体控制的基础上，按照病人疾病种类、严重程度、治疗手段等条件所分入的疾病相关分组付费，有效地降低了医疗保险机构的管理难度和费用，为医疗质量的评估提供了一个科学、可靠、同质化的方法，有利于政府对医联体进行监管。

另一方面，DRGs 为医联体绩效评价提供了科学化、标准化的考核指标体系，有利于在医联体内建立科学的薪酬制度。从能力、效率、安全三个维度，引入病例组合指数（case mix index，CMI）等精细化指标，打破按职称、按级别管理的工资制度，实现岗位工资制度的改革，建立合理的工资总额动态调整机制，充分体现医务人员的劳动价值。

五、公共卫生与预防保健体系发展策略

（一）建立新时代中国特色公共卫生与预防保健体系

新时代中国特色公共卫生与预防保健体系，必须要立足我国基本国情和顺应新时代人民多样化需求，坚持政府在预防保健网建设中的主导地位，坚持预防保健服务的公益性。预防保健体系改革坚持以公立医疗卫生机构为主导、社会办预防机构为补充的多元化格局。强化政府预防保健职能，加强各部门配合与相互协作。政府可通过投资基层医疗机构购买社会服务，吸引优质社会服务、社会资本进入预防保健网体系机构，以公立机构为主体、社会办机构为补充，解决预防保健服务总量和增量的问题。

（二）基于全生命周期健康管理理念构建预防保健体系

突出全生命周期的健康管理理念，不断拓宽预防保健服务内容，提高预防保

健服务的可及性，加强服务的综合性、连续性，促进医防相互融合，完善政策、信息、人才、医保、财政等保障机制，最终建立、健全、发展覆盖城乡、各层级之间互联互通、功能完善、运转高效的预防保健体系。预防三级网的连续性体现在服务机构的合作协调性、服务流程的连续性需与人们生命周期的协同，实现全生命周期的健康管理服务方面。

（三）基于医疗联合体建设推动医防职责融合

以医联体为载体，通过体制机制创新，推动医联体职能由以疾病治疗为中心向以健康管理为中心升级。医联体内各级医疗机构，联合市疾控部门慢性病管理科、妇幼保健部门共同组建健康服务团队，围绕居民全程健康管理，充分发挥各级各类专业技术人员的专长，为居民提供全方位、全周期、系统化的健康管理。

（四）基于家庭医生签约服务推动医防服务融合

目前，我国各地开展的家庭医生签约制度在团队的组建模式、六位一体的健康管理服务内容方面已经有了较为成熟的探索，下一步应重点提升家庭医生服务水平，明确家庭医生全科-专科联合的团队服务模式，建立调动家庭医生开展防治结合服务的机制。一是加强家庭医生专业人才队伍建设，通过招聘、培养、管理及培训等提升家庭医生的数量和质量，落实家庭医生在医疗卫生系统中的主体地位。二是建立完善考核和激励机制。国内各地区都是以医保支付制度为基础，通过逐步实现按人头计费的支付方式等经济手段激励家庭医生发挥"健康守门人"作用。三是将家庭医生签约服务融入信息化建设内容，实现家庭医生诊疗服务、绩效考核、运行监管、分析评价的实时控制，提高家庭医生服务效率和水平。

（五）健全经费保障机制，加大政府财政投入

加大对专业公共卫生机构财政投入，改革专业公共卫生机构筹资模式。尤其加大专业公共卫生机构的指导工作经费投入，提高监督指导医院、基层卫生机构的积极性。建立对财政投入与支付的均衡与监管机制，保障经费的专款专用，确保专业公共卫生机构履行基本公共卫生服务职责。加大对医院公共卫生服务的财政补贴，实现医院公益性与政府补偿之间的平衡。重点加大对基层卫生机构的财政投入，建立事权与财权相一致的财政投入机制。

（六）强化预防保健专业人才供应与保障

加强人才培养和供应，推进预防保健网各级健康管理师、公共卫生师等预

防保健人才建设，鼓励医师多点执业，保证各级网络都配备合理数量的预防保健人才，同时加强其专业水平、工作能力提升。改革当前预防保健人才培养体系，不断完善课程设置、课程内容、实践教学，促进医防结合向纵深发展，培养高素质专业人才。做好预防保健人才的招聘、引进、培育等工作，完善人力资源管理相关机制。加强基层卫生人才队伍建设，探索"医防结合"的实用型公共卫生人才培养模式。开展家庭（乡村）医生签约服务，实行全科医生为主的健康管理团队定向医防服务。

（七）建立健康保险基金，完善医防融合的补偿与支付机制

通过建立健康保险基金，完善医防融合的补偿与支付机制。将基本公共卫生服务全部纳入医疗保险统筹范围，促进公共卫生项目与医保基金合作，促使医疗保险向健康保险转变。通过医保基金的考核监管功能加强对公共卫生项目的长期日常考核与监督管理，改变之前基本公共卫生项目常规监管考评机制缺失、不合理现象，确保基金使用合理和控制服务费用。进一步提升公共卫生服务的质量和公共卫生项目实施的效果，助力国民健康水平提升。

（八）信息平台建设推动医防信息融合

建立城乡一体化的预防保健信息化系统，实现上下级机构之间、全科医生与专科医师之间就诊信息实时共享，保证健康信息连续性。逐步实现个人从出生到死亡，从健康到亚健康到治疗到康复的数据纳入。发挥远程医疗对基层的作用，提高预防保健服务的同质性、协调性和连续性，实现各级机构间医疗、教学、科研、管理资源的联网互动，推动预防保健网内优势资源的有机整合。扩大健康新媒体平台应用范围，加强预防保健信息在新媒体平台中的推广，同时加强对新媒体平台的运行监管。

（九）鼓励社会资本参与预防保健体系建设

放宽准入标准，优化审批流程。尤其是预防保健机构覆盖盲区，加大消除社会办医的体制机制障碍，降低准入门槛。制定全流程审批指南，缩短审批时间，优化审批路径，简化审批程序，提高透明度。明确自身定位，突出特色服务。引导社会办预防保健机构坚持错位发展、与专业公共卫生机构优势互补的原则，突出健康管理与康复保健，建立新型预防保健机构，探索高端产业。鼓励社会资本投资基层预防保健服务，鼓励发展高端预防保健服务机构，推进医防融合健康小镇和国际医学园区建设，提供高端预防保健服务，形成差异化竞争优势。建立健

全社会办机构监管法律法规，完善监管体系。将社会办预防保健机构的监管纳入统一国家卫生领域监管体系。重点加强政府对社会办预防保健机构"经营"监管，确保社会办医良性发展。做好信息公示，加强社会和媒体监督。

六、医保制度发展策略

（一）构建全民医保制度是医保制度发展的核心

基本医疗保险制度的发展进程是一个覆盖范围由城市到农村，覆盖人群由城市从业人员、农民再到城市非从业人员的过程，以户籍、就业等情况划分医疗保险的保障对象，以县级为主要的统筹层次，以及不同部门进行管理。由于长期存在的社会、经济发展的不平衡和社会政策城乡二元化，地区之间、城乡之间在基本医疗保障水平和医疗服务体系发展上有着较大差距。基本医疗保险制度呈现碎片化状态。因此，要建立普遍性的医疗保障制度，缩小城乡居民保障制度间的差距。

2009 年，中共中央、国务院发布的《中共中央　国务院关于深化医药卫生体制改革的意见》指出，探索建立城乡一体化的基本医疗保障管理制度，有效整合基本医疗保险经办资源，逐步实现城乡基本医疗保险行政管理的统一。近年来，随着 13 亿以上的城乡居民参加基本医疗保险，以及医疗保险制度整合的推进，基本实现了全民普惠的医保制度建设目标。这些为实现全民医保准备了必要条件（方鹏骞和张霄艳，2015）。

2018 年 9 月，中国机构编制网公布国家医疗保障局职能配置、内设机构和人员编制规定，规定明确了国家医疗保障局的 11 项主要职责，包括拟订医疗保险、生育保险、医疗救助等医疗保障制度的法律法规草案、政策、规划和标准，制定部门规章并组织实施；组织制定医疗保障筹资和待遇政策；组织制定城乡统一的药品、医用耗材、医疗服务项目、医疗服务设施等医保目录和支付标准；完善统一的城乡居民基本医疗保险制度和大病保险制度，建立健全覆盖全民、城乡统筹的多层次医疗保障体系；等等。建立兼顾公平与效率、可持续发展的全民医保制度在健康中国建设中有重要作用和历史使命。

全民医保是健康中国的重要组成部分，是健康中国建设过程中医保体系建设的核心。首先，对整个健康中国系统来说，全民医保是实现健康中国的基础；其次，在健康中国的相关要素之间，全民医保制度分别通过价格、监督与支付、谈判机制，与分级诊疗制度、现代医院管理制度、药品供应保障制度等基本医疗卫生制度进行互动，是串联健康中国相关要素的纽带（仇雨临和王昭茜，2018）。

（二）全民医保制度的建设路径

具体来说，全民医保制度建设的路径包含以下五个方面。

1. 统一管理是全民医保制度建设的根本

长期存在的社会、经济发展的不平衡和社会政策城乡二元化，导致地区之间、城乡之间在基本医疗保障水平和医疗服务体系发展上有着较大差距。面向三个不同群体的城镇职工基本医疗保险制度、城镇居民基本医疗保险制度、新型农村合作医疗保险制度之间，同一医疗保险制度在不同的地区之间，存在着筹资标准、支付范围、补偿水平上的诸多差异。医疗保障的城乡差距、三维分立已经成为全民医保进程中的重大问题（仇雨临和翟绍果，2009）。社会、经济发展与城乡二元结构一时难以改变，因此，解决这些问题的突破口是统一医保的管理。

《国务院关于整合城乡居民基本医疗保险制度的意见》（国发〔2016〕3号）下发之后，城乡居民医疗保险制度整合稳妥有序推进，取得明显成效。各地按照该意见"六统一"的要求，结合地方实际，立足经济社会发展水平、城乡居民负担和基金承受能力，在充分考虑城乡差距、地区差距的基础上，逐步统一城乡居民医保的覆盖范围、筹资、保障、目录、定点管理和基金管理等基本政策。实现"六统一"的保障就是理顺并建立统一的医保管理体制，围绕统一待遇政策、基金管理办法、信息系统和就医结算等重点稳步推进地市级统筹，加强基金的分级管理，推动医疗保障和医疗服务统筹协调发展（国家卫生计生委，2016）。并考虑将来城乡居民医保与城镇职工医保的合并，应该有统一的管理体制提高效率、减少成本。

2. 医保功能拓展是全民医保制度建设的关键

医保的基本功能是广义的筹资，即资金筹集、分配与支付（顾雪非，2017）。近年来，通过城镇职工医保、城镇居民医保、新农合，我国已建立了一张覆盖全国的医疗保障网，于2012年宣布进入全民医保时代。从统计数据来看，在"十二五"期间，医保的基本功能发挥了较大的作用。

仅在2013~2014年，三大医保制度吸纳筹集的看病就医资金就达23 932.8亿元。其中，职工医保和居民医保分别为17 935亿元和5 997.8亿元。从筹资结构看，职工医保企事业单位承担了筹资的大头，职工个人占小头，各级政府则补助其管理运行费用；居民医保和新农合中，政府筹资占大头，承担主要的经济责任。基本医疗保险体现了国家公助、社会互助和个人自助的有机结合，发挥着筹资的显著功能。医保基金不仅已成为医疗卫生机构与医药企业的重要收入来源，也使医疗卫生机构与医药企业的消耗得以补偿并获得了持续稳定的财源，起到了再分配与调节作用；而且，因不同数额保费的划拨，也发挥着调节个人收入分配、缩小收入差距的作用（王保真，2016）。

在健康中国建设的过程中，全民医保除了发挥筹资、分配、支付的基本功能外，在监管就医与医疗行为、影响医疗资源配置、推动健康相关产业发展上，都发挥着较大的作用。可以说，全民医保的拓展功能包含行为监管、资源配置和产业发展。通过对参保者（医疗服务需求方）的就医行为、医疗机构（医疗服务供给方）的医疗行为进行有效监督，发挥监管职能，防止医保资金的滥用。通过支付方式与支付结构的调整，影响医疗资源的配置、医生的薪酬、医疗服务的数量和质量，进而推动公立医院的改革（仇雨临，2017）。医保资金在促进医疗服务消费的同时，也带动药品、材料、器械、设备、能源（水电煤气等）企业的生产，推动医疗、康复、体检等相关领域的发展。

3. 向健康保险转型是全民医保制度建设的方向

从宏观公共政策角度看，医疗保障制度除了发挥分散疾病风险的功能外，如何更好地促进人群健康，是制度下一步应该关注的方向。医疗保障制度作为社会保障体系和医药卫生体系的交集部分，既有分散疾病风险、降低经济负担的保险属性，又有促进改善人群健康结果的健康属性，过去我们过多强调其保险属性，而对其健康属性关注不够。因此，新时期应当考虑医疗保障制度向健康保障制度过渡（顾雪非，2016）。

相应地，在健康中国的建设中，应逐步实现从医疗保险向健康保险的转型。医疗保险要可持续发展，居民健康水平必须提升，防止人口老龄化、疾病谱慢病化带来的基金风险。在促进居民健康过程中，医保是关键的作用点，医疗保险向健康保险的转型是未来发展的必然方向。健康保险是将医保基金的重点由降低疾病发生后的医疗负担转移至维护居民健康。健康保险着眼于保护人群健康、控制医疗费用不合理增长、关注参保者获得的医疗服务质量、兼顾公平与效率（陈迎春等，2016）。

4. 维持筹资动态性是全民医保制度建设的原则

对于医疗保险筹资的单一规定使得对健康风险缺乏动态性应对，需要合理设计适应不同群体、不同生命阶段承受能力的筹资费率，确定针对不同群体、不同生命阶段健康需求的偿付内容。通过建立基于个体生命周期内与社会群体间的健康风险共担的全民医保的动态缴费机制及与之对应的筹资策略，可提高资金分配的可持续性，使个体无论收入水平高低、健康资本存续如何、处在生命的何种阶段，人人都能时时享受均等水平的医疗保障和医疗服务（翟绍果和王昭茜，2017）。

5. 医改相关措施是全民医保制度建设的助动力

全民医保在健康中国战略规划中具有基础性核心制度地位，其制度创新方案的顺利实施也有赖于各相关方的协同配合。首先，要在三医联动的环境中推动全民医保建设，使全民医保改革与公立医院改革、药品制度改革同步进行，促进全民医保控费功能的真正落实；其次，要达到全民医保的多元供给，也同样不能脱离医疗服务的供给侧改革，应尽快启动医疗方和医保方引入公私合营（public-private partnership，PPP）模式的法制化进程。最后，还应充分利用"互联网+"、大数据等前沿技术，通过构建全民健康信息管理系统平台，提升全民医保的精准性与服务质量（刘芷含和孙志成，2018）。

具体到医改措施上，通过支付方式改革，健全医保支付机制和利益调控机制，激发医疗机构规范行为、控制成本、合理收治和转诊患者的内生动力，引导医疗资源合理配置和患者有序就医，支持建立分级诊疗模式和基层医疗卫生机构健康发展，切实保障广大参保人员基本医疗权益和医保制度长期可持续发展。医保支付改革不可能单兵突进，其在现实世界中得到落实，需要医疗供给侧的制度改革，其核心就在于医疗服务体系打破垄断，走向多元竞争的格局。要达成这一格局，需要民营医疗机构的大力发展，当前更为重要的是需要公立医疗机构的制度变革（顾昕，2017）。通过深化基层卫生综合改革，落实各级各类医疗卫生机构功能定位，推动机构间协作联动，促进优质医疗资源下沉，推进基本医疗和公共卫生服务均等化，实现从"以疾病治疗为中心"到"以健康管理为中心"的转变，推动全民医保的发展。

综上所述，我国全民医保制度的建设路径可以归纳为围绕公平与效率的主线，统一管理、拓展功能、方向转型、动态筹资和医改助力（图5-9）。

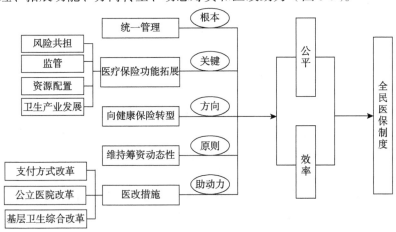

图 5-9　全民医保制度建设路径

七、健康产业发展策略

健康需求的快速释放，以及呈现出的多层次、多样化的特点，对发展健康服务业提出了客观需求；同时，新一轮医改取得阶段性成效，人民群众基本医疗卫生需求得到一定保障，也为健康服务业全面发展创造了良好条件和现实可能。转变经济发展模式，将健康需求作为拉动内需的重要抓手，在经济结构转型升级过程中大力发展覆盖医疗护理、康复保健、健康管理和咨询服务、人才培训、科技创新等领域的健康服务产业。

健康产业是继信息产业之后最具前景的新型产业，将成为 21 世纪的主流产业。生命健康产业目前正处于高速发展的关键阶段，我国政府对与健康相关的技术产业高度重视。在我国，健康产业仅占国民生产总值的 4%~5%，而在发达国家这一比例普遍超过 15%，健康产业应成为带动整个国民经济发展的巨大动力（杨晓红等，2013）。健康产业是促进经济发展的朝阳产业，也是构建和谐社会的民生产业。

健康产业是与维持健康、修复健康、促进健康相关，直接或间接为人的健康提供相关产品和服务的产业统称，主要包括健康服务业与健康制造业两大板块，具体包括医疗服务、健康养老、健康管理、疗养康复、养生健身、健康保险、生物医药、医疗器械、健康食品、体育健身用品等十大重点产业。

2013 年，《国务院关于促进健康服务业发展的若干意见》中明确指出，到 2020年，基本建立覆盖全生命周期、内涵丰富、结构合理的健康服务业体系，打造一批知名品牌和良性循环的健康服务产业集群，并形成一定的国际竞争力，基本满足广大人民群众的健康服务需求。

2016 年，中共中央、国务院印发的《"健康中国 2030"规划纲要》是推进健康中国建设的宏伟蓝图和行动纲领。该纲要提出，发展健康产业、推动健康产业转型升级，到 2020 年，基本形成内涵丰富、结构合理的健康产业体系；2030 年，健康产业规模显著扩大，建立起体系完整、结构优化的健康产业体系，形成一批具有较强创新能力和国际竞争力的大型企业，成为国民经济支柱性产业。

在"大健康"的概念下，健康产业是一个与健康直接或间接相关的产业体系。具体定义其为旨在维持健康、修复健康和促进健康的一系列有规模的产品生产、服务提供和信息传播等活动。健康产业的产业链和产业体系，横跨了传统的第一、二、三产业（胡琳琳等，2008）。第一产业即健康农业，涵盖绿色、品牌农业、食药同源但以药用为主的种植业和养殖业；第二产业即健康制造业，包括医疗药品、器械、辅助设备等生产、经营、销售、流通的企业或机构；第三产业即健康服务业，依据《国务院关于印发服务业发展"十二五"规划的通知》（国发〔2012〕62

号），应包括医疗卫生服务、医疗护理、健康检测、卫生保健、中医医疗保健、康复护理、健康管理教育与培训、健康咨询、健康保险、康复医疗服务等诸多方面。其中，公立医院是健康服务业的重要组成部分。

在我国，当前健康产业的发展重点是健康服务业（浙江省发改委课题组，2013）。《"健康中国 2030" 规划纲要》中健康产业的衡量指标是，2020 年，健康服务业总规模大于 8 万亿元；2030 年，健康服务业总规模达到 16 万亿元。

（一）紧紧围绕"健康"为中心，促进健康产业"健康"发展

"共建共享、全民健康"是建设健康中国的战略主题。通过规划指导、政策扶持、平台构筑、项目实施、企业培育等途径，打造全方位、全周期的从生到死、从治到防、从康到养、从医药器械到转化医学、从临床到研究、从人才到培训、从公立到私立的全方位健康产业链，加快打造一批具有国际竞争力的集健康干预、医疗服务、康复养生、医疗旅游、教育研发和商务配套为一体的现代健康产业集群。

同时，建立多渠道、多层次的健康产业融资体系，解除健康产业发展的资金瓶颈。大力开展健康产业的政策研究，推动制定、修订促进健康产业发展的相关法律法规。并且，完善监督机制，创新监管方式，建立健全服务标准体系，规范服务行为、提高服务质量、提升服务水平，推动健康服务业健康发展（徐长春，2017）。

（二）推动健康科技创新，实现健康产业创新发展

2017 年，科技部、国家卫计委、国家体育总局、国家食品药品监管总局、国家中医药管理局、中央军委后勤保障部联合印发的《"十三五"卫生与健康科技创新专项规划》指出，"以科技为引领，大力发展健康科技产业群和服务新业态，对于打造未来竞争优势，抢占新产业发展的战略高地、推动供给侧改革、全面建成小康社会和建设健康中国至关重要"。"突破新药发现、高端医疗器械、个性化健康干预等关键技术瓶颈问题，研制 20-30 种创新药物，开发一批新型医疗器械、康复辅具、可穿戴设备、生物医用材料等健康产品，形成 20-30 个有国际影响力的健康品牌企业集群，引领构建医养康护一体化、连续性的健康保障体系，推动新型健康产业快速发展。"

一是依托协同创新网络，促进医研企协同创新，加快推进医药产品开发和临床评价研究，助力健康产业的高端化、品牌化发展，促进医药产品普及普惠，开展医药产品的开发和临床评价研究，助力摆脱高端药品和医疗设备依赖进口的现状。

二是围绕重大疾病防控需求和健康产业发展需要，新建一批卫生与健康领域的技术创新中心，大力推进共性关键技术突破和高端产品研发，为整合优势资源、创新技术产品、培育健康产业提供坚实的支撑基础。

三是统筹企业、科研院所、高等院校等创新资源搭建健康产业科技创新平台和基础共性技术研发平台，鼓励生物医药领域科技实力雄厚的企业、高校和科研院所加强产业科技创新平台基地建设，加快前沿关键技术突破和产业化，提高国际竞争力，促进健康产业集群发展。

参 考 文 献

曹杨，Vincent M. 2017. 失能老年人的照料需求：未满足程度及其差异. 兰州学刊，（11）：144-156.

陈成文，李春根. 2017. 论精准扶贫政策与农村贫困人口需求的契合度. 山东社会科学，（3）：44-50.

陈迎春，李浩淼，方鹏骞，等. 2016. 健康中国背景下构建全民医保制度的策略探析. 中国医院管理，36（11）：7-10.

程怀志，郭斌，谢欣，等. 2014. 我国慢性病患病率的社会人口学分析. 医学与社会，27（3）：4-6.

方鹏骞. 2017. 现代医院管理制度. 北京：科学出版社.

方鹏骞. 2018. 中国医疗卫生事业发展报告 2018——中国药物政策与管理专题. 北京：中国社会科学出版社.

方鹏骞，贾艳婷. 2017. 医联体如何实现可持续发展. 中国卫生，（11）：36-37.

方鹏骞，苏敏. 2017. 论我国健康扶贫的关键问题与体系构建. 中国卫生政策研究，10（6）：60-63.

方鹏骞，张霄艳. 2015. 中国基本医疗保险制度：评价与展望. 上海：华中科技大学出版社.

顾昕. 2017. 公立医院去行政化：医保支付改革的制度基础. 中国医疗保险，（3）：20-26.

顾雪非. 2016. 从医疗保障向健康保障迈进. 中国卫生，（7）：74-75.

顾雪非. 2017. 进入深水区的医改更强调三医联动改革. 中国医疗保险，（1）：16.

国家统计局. 2017-10-26. 2016 年《中国儿童发展纲要（2011-2020 年）》统计监测报告. http://www.stats.gov.cn/tjsj/zxfb/201710/t20171026_1546618.html.

国家统计局《中国城镇居民贫困问题研究》课题组. 1991. 中国城镇居民贫困问题研究. 统计研究，（6）：12-18.

国家卫生和计划生育委员会. 2016. 2016 中国卫生和计划生育统计年鉴. 北京：中国协和医科大学出版社.

国家卫生计生委. 2013-09-11. 《中国流动人口发展报告 2013》内容概要. http://www.wuling.gov.cn/wjj/zhdt/gzdt/content_33988.

国家卫生计生委. 2016. 国家卫生计生委关于做好整合城乡居民基本医疗保险制度有关工作的通知. 中华人民共和国国家卫生和计划生育委员会公报，（1）：11-13.

国务院. 1988. 国务院批转国家计委等部门关于中国残疾人事业五年工作纲要的通知. 中华人民共和国国务院公报，（25）：809-819.

国务院. 1991. 国务院批转中国残疾人事业"八五"计划纲要的通知. 中华人民共和国国务院公报，（45）：1565-1574.

国务院. 1992. 关于下达《九十年代中国儿童发展规划纲要》的通知. 中华人民共和国国务院公报，（3）：78-85.

国务院. 1996. 国务院批转中国残疾人事业"九五"计划纲要的通知. 中华人民共和国国务院公报，（14）：516-531.

郝习君, 陈长香, 李建民, 等. 2009. 22省（市）老年人认知功能及影响因素的调查分析. 中国老年学杂志, 29（23）：3095-3097.

何耀. 2012. 我国的人口老龄化与健康老龄化策略. 中国慢性病预防与控制, 20（5）：507-509.

胡鞍钢, 孟庆国. 2000. 消除健康贫困应成为农村卫生改革与发展的优先战略. 中国卫生资源, 3（6）：245-249.

胡琳琳, 刘远立, 李蔚东. 2008. 积极发展健康产业：中国的机遇与选择. 中国药物经济学,（3）：19-26.

蒋长流. 2006. 就业身份锁定下农民工健康风险冲击及其管理. 中国卫生经济, 25（12）：47-49.

梁占凯. 2018. 精准发力 凝聚合力 扎实推进健康扶贫工程. 共产党员, 844（10）：54-55.

刘芷含, 孙志成. 2018. 健康中国战略规划下全民医保制度创新的逻辑与思路. 中国行政管理,（7）：153-155.

仇雨临. 2017. 医保与"三医"联动：纽带、杠杆和调控阀. 探索,（5）：65-71.

仇雨临, 王昭茜. 2018. 全民医保与健康中国：基础、纽带和导向. 西北大学学报（哲学社会科学版）, 48（3）：40-47.

仇雨临, 翟绍果. 2009. 城乡居民医疗保障体系的二元三维态势和统筹发展思路. 河南社会科学, 17（6）：70-74.

区政强. 2017. 慢性病管理是零售药店发展的重点方向. 上海医药, 38（7）：60-64.

全国老龄委. 2006-12-12. 关于印发《中国老龄事业发展"十一五"规划》的通知. http://www.china.com.cn/policy/txt/2006-12/12/content_7493018.htm.

王保真. 2016. 从统计公报看医保功能. 中国社会保障,（3）：44.

《我国农民工工作"十二五"发展规划纲要研究》课题组. 2010. 中国农民工问题总体趋势：观测"十二五". 改革,（8）：5-29.

徐长春. 2017. 中国健康产业发展分析与展望. 中国经济分析与展望（2016~2017）：325-354.

杨路耀, 贺清明. 2017. 关于因病致贫和因病返贫的原因探讨及对策研究. 赤峰学院学报（自然科学版）, 33（7）：166-167.

杨晓红, 陈晔, 张乐. 2013. 探寻建立成熟的健康产业路径——金华市健康产业发展现状及路径研究. 浙江经济, (10): 48-49.

翟绍果, 王昭茜. 2017. 全民医保动态缴费机制与筹资策略. 中国社会保障, (6): 36-38.

浙江省发改委课题组. 2013. 从文献研究看健康产业的概念与分类. 浙江经济, (16): 32-34.

附录 1

专家讨论具体意见

专家	具体意见陈述
1	（1）关于供给度问题：维度不足且有混淆，如健康保障，前面 3 个指标是人的角度，后面是表示保健费用的支出，建议再加 1 个维度；健康产业方面包括药品制造、产值。 （2）关于重要性问题：健康保障维度一定要覆盖现有几种医疗保障制度，每种健康保障制度的覆盖率非常重要。 （3）健康环境：除了农村卫生厕所普及率，还有农民用水问题，但是表达的指标还有待商榷
2	（1）健康中国是一个动态而非静态的过程，作为动态过程，还缺几个维度，如背景维度（社会发展的经济状况）、结果指标（健康覆盖、公平、责任等）等。 （2）正性指标与负性指标：有几个负性指标（高血压患病率等），作为评价可能是不合适的。这几个指标可用以下指标替代：慢性病的控制率、管理率、签约服务率、孕产妇管理、儿童保健管理——代表供方供给的指标。 （3）健康入万策、人人参与：全民运动可以用体育锻炼、体育设施来表示；缺乏精神卫生即心理性疾病、精神病管理等关键性指标
3	（1）增加健康环境、健康生活的指标，可以从居民的生活方式——锻炼、饮食、健康行为和健康社区——健康设施、锻炼与活动场地这两个方面来扩充。 （2）健康产业与健康保障合并。 （3）指标来源：若是二手指标，每个指标后面需标明来源。 （4）敏感性：对政府干预来说，没有敏感性的指标可以去掉，如每千人口的床位数、医师数、孕产妇死亡率、结核发病率、死亡率等都不敏感，但其可以作为背景数据放在研究报告后面。 （5）利用一些中国性的指标：如代表小康社会的指数：美丽城市、小康指数、社会经济的发展状况等；也有安全性的指标（安全城市等）；还有竞争率的指标、产业发展指数（工业、农业发展）、消费指数等，这些指标每个省都有并且在持续公布进展。 （6）指标遴选：霍普金斯大学人工智能诊断方面的指标体系建立，将 129 个指标压缩到了 76 个指标，再压缩到三十几个指标，可以以尽可能少的指标替代比较复杂的指标；并且要看重指标发展趋势而不是仅仅着重于一个点；任何指标体系都不可能完美，可以不必追求指标的完整性，但是评价的目的必须要明确；注意 2030 年规划纲要的指标是实现路径（一个路径系数），并不是评价指标，路径和评价指标并不相同；多用几种方法，建立适于数据资料的分析与整理的模型，来证明这样一个动态性的发展状况。 （7）明确评价单位：是省、市还是地区

续表

专家	具体意见陈述
4	（1）指标体系研究主要目的或定位：若是科学研究，指标的可获得性是第一要务（提取最核心的要素）；若是政府可参考的指标体系：其可考核性（根据健康中国 2020 年目标、2030 年目标，政府推进地方健康中国、健康省份建设）最重要，如用浙江的美丽浙江、平安浙江、健康浙江等考核指标体系来考核政府，现有 139 个三级指标、7 个一级指标，包含范围非常广。 （2）参考体系：现在参考的是 2020 年的指标体系，2030 年规划纲要的指标体系比 2020 年的指标体系更为丰富，应与国家的健康中国 2030 指标体系有一定的匹配度，加入国民体质测定合格率、居民健康素养水平、经常参加体育锻炼人数等指标。 （3）维度不足：健康生活应在健康中国里排在第一位，其中的健康素养、健康行为在指标里都没有涉及。 （4）健康入万策：把健康融入所有政策写入卫生工作方针，地方政府的组织体系里是否列入
5	（1）指标要有弹性：包括核心指标与拓展指标。 （2）健康中国应该包含一些公平性的指标：如可以用一个最贫穷地区的指标反映公平性等。 （3）用全人群的患病率：现在慢性病年轻化，不仅局限于老年人群。 （4）机构死亡率：但是对于发展城市，病人流入地，机构死亡率较高，可以考虑。 （5）基金支出水平更能反映对人群的保障（而不用筹资水平）。 （6）医疗保健费用占总消费支出的比例，可以改成卫生总费用占人均 GDP 的比重（卫生部发展研究中心有各个省级层面的数据，但地区级缺乏）。 （7）健康环境：考虑制度性环境指标（健康入万策）。 （8）解释指标：将所有指标想反映的内涵加进去，有利于别人的理解
6	（1）健康中国的内涵：其包括健康文化、环境、生产、研发、生活等。 （2）健康指标评价的单位（中国、省、市还是通用的）需要统一口径。 （3）指标体系层次细分化：指标体系加一个层级，三级指标，如健康保障可以分为医保、药品等。 （4）健康产业方面：可以找行家咨询，确定关键指标，如健康产业占比、健康产业企业、阳光投入等
7	（1）确定指标体系的范围：广义的还是狭义的（大健康还是直接健康）。 （2）加入健康相关的社会发展指标：卫生政策相关。 （3）指标分级：指标的层级多分一级，因为有些指标的综合性强。 （4）健康环境：水源达标率的监测数据和报告在乡镇一级也有。 （5）相对于生活垃圾无害化处理率（城市）来说，农村生活垃圾无害化处理率更重要，农村最主要的是水和生活垃圾的处理；其中第五个指标污染治理可以改成环境保护投资。 （6）健康水平：4 个重大传染病：艾滋、结核、乙肝、血吸虫病，其中问题最大的是艾滋病问题（每个省份的感染率在逐年上升），该指标今后会严重影响国家的健康水平。 （7）健康产业：出口的药品与医疗器械可能与健康世界、全球健康有关；健康服务业是健康管理推崇的：建议增加健康管理机构数（私立、公立）、全生命周期的健康管理率、家庭医生签约管理率
8	（1）从政府、企业、社会 3 个方面表述健康：政府：政治学和行政管理学的交流，有无衡量政府的健康状况；企业的健康：企业责任；社会健康：卫生健康、教育健康、科技健康、文化健康、保障健康（旅游、体育、文化等）。 （2）4E 评价：经济、效率、效益、公平。经济指组织投入管理项目中的资源量。经济指标要求的是以尽可能低的投入或成本，提供与维持既定数量和质量的公共产品或服务；效率通常包括：服务的提供，活动的执行，服务与产品的数目，服务的单位成本等。效率可以理解为投入与产出之间的比例关系，效率关心的是手段问题，而这种手段经常以货币形式体现；效能通常是指公共服务实现标的的程度，公共服务符合政策目标的程度，通常以产出与结果之间的关系加以衡量；公平作为衡量绩效的指标，它关心的主要问题在于接受服务的团体或个人能否都受到公平的待遇，需要特别照顾的弱势群体是否得到了更多的社会照顾。可以利用 4E 指标的标准来衡量和判断指标体系的建立是否系统、科学及客观

续表

专家	具体意见陈述
9	（1）加入健康生活维度：健康素养、健康教育、健康行为指标见体育和环保部门的公报。 （2）健康保障：可以分为 3 类：医疗（医师数、床位数）、医药（基本药物）、医保（保障水平、覆盖人群）。 （3）健康服务：全人群的指标（如人均期望寿命、家庭医师签约率、基本公共卫生服务）和重点人群指标（如孕产妇死亡率、婴儿死亡率、传染病、高血压、糖尿病等）。 （4）健康产业：非公立医疗机构的个数，发展健康旅游、健康保险的机构个数
10	（1）定位时的思路范围：现在的指标体系局限在医疗的指标方面，但是公共卫生这一块或者比公共卫生更大的健康这一块，医疗服务对于健康的影响可能不到10%，如何分布指标，指标扩展到哪些方面是需要改进的方面。 （2）宜居城市、健康城市的指标；如 WHO 健康的 10 个方面，300 多个指标，可以查到很多指标；方教授的健康湖北评估、健康素养、健康知晓、健康锻炼等方面。 （3）跳出医疗与公共卫生，如食品安全类；现在的 4 大维度（加上健康生活）是否还可以拓展，还可分二、三级指标（如健康环境，有自然环境也有人文环境，自然环境选些、人文环境选哪些），这样思路可能更清晰。 （4）确定指标、指标体系、指标评价标准。 （5）确定产出的目的：确定评价对象（健康中国的状态、健康中国的建设），若评价健康中国的建设水平则需要很多动态的发展状况，政策性、过程性、制度建设方面的软环境也需要评价（如果评价静态，只需要某一时间的横断面的状况，动态的评价可能就需要时间的趋势）。 （6）健康环境方面可以压缩：包括自然环境、人文环境（健康中国建设方面：WHO 提到的政府让公民参与健康决策的比例）、生活基本条件、资源、保障等。 （7）健康生活：健康知识知晓度、素养及参加体育锻炼；宜居城市有很多类似的，如教育、文化、体育设施免费开放、大家参与、公共卫生服务体系的满意度、社区卫生的覆盖度、公共安全的满意度等；工业污水、生活垃圾无害化、噪声、绿地等很多方面可能现在没有考虑。 （8）健康保障全面化：过于集中于医疗，而要扩大到全面性甚至跳出公共卫生，要保证基本的生活条件如温饱、安全等；可以把现在的指标压缩，如三保合一，基本医疗保障的覆盖度不需要 3 个指标，1 个即可。 （9）医疗服务的资源提供：人力方面，首选执业医师（去掉助理，合格的执业医师才是最敏感的）、全科医生。 （10）健康产业的发展：销售可能更关注经济问题，不能反映健康的服务状况问题，但是最后决定纳入的指标要偏重健康服务这一块，如健康服务机构、健康服务人力、健康相关产业的就业率、就业人数所占的比例、健康相关产业的服务人次
11	（1）健康保障：新农合与城镇居民保险合并；每万名常住人口的全科医生改成每万人口合格的全科医生。 （2）公共卫生：公共卫生服务的人力资源、国家公共卫生服务经费等指标的计算。 （3）健康中国 2030：其 5 大块有一些具体的指标，可以参照并纳入相关的指标，也在这个基础上结合研究再进行扩展
12	（1）扩展范围：健康可把握的维度较多，不仅是供给侧的分析。 （2）指标体系建立的目的：推进健康中国建设并为推进建设提供参考；每个城市、省市都在做的指标或建设，如健康湖北、健康武汉，将这些工作与指标相衔接。 （3）健康管理：作为人本身参与健康管理，实施健康管理方面较为完善。 （4）扩大慢性病管理：在健康湖北文件上面有涉及健康管理率。 （5）健康衡量的指标：寿命或幸福度

续表

专家	具体意见陈述
13	（1）共建共享全民健康、筹资：包括人口负担、费用负担、服务负担。 （2）三个保险的筹资水平主要体现个人负担的减轻和人群覆盖问题的解决；人群覆盖从目标来看是贫困人口的问题，建议纳入贫困人口的医疗保障的覆盖；费用支出占卫生总费用的比例、灾难性卫生支出；卫生总费用占 GDP 的比重。 （3）安全问题：全民健康的安全问题，交通安全、意外等；健康的监督和法制化问题；政策参与度问题。 （4）关注健康本身的概念：现有的健康指标主要为生理的指标，还需要体现心理的指标

附录 2

湖北省 17 个地市州的 16 个指标的具体数据

指标	武汉	黄石	襄阳	荆州	宜昌	黄冈	十堰	孝感	荆门
全年环境空气质量优良天数比（%）	70.40	75.50	65.90	75.60	70.70	74.20	86.30	75.20	78.00
乡镇城镇集中式饮用水水源地水质达标率（%）	100.00	100.00	100.00	100.00	100.00	100.00	100.00	100.00	100.00
生态环境指数	61.36	70.74	68.62	63.30	79.37	70.58	76.35	61.04	67.44
居民年人均接受健康教育的次数（次）	1.95	0.60	1.20	0.55	1.40	0.77	1.80	1.02	0.87
每千常住人口执业（助理）医师数（人）	3.05	2.11	2.16	1.92	2.44	2.00	2.70	1.67	2.35
每千常住人口注册护士数（人）	4.20	3.26	2.39	2.15	3.18	2.16	3.41	1.86	2.61
每千常住人口医疗机构的药师（士）数（人）	0.02	0.01	0.01	0.00	0.03	0.00	0.01	0.00	0.00
每千常住人口床位数（张）	8.06	5.70	5.31	4.82	5.77	5.32	7.60	4.49	6.02
医疗保健支出费用占总消费支出的比例（%）	6.42	8.49	7.57	7.77	8.70	10.00	8.34	8.61	10.40
传染病和突发性公共卫生事件的报告率（‰）	0.55	1.74	0.91	1.18	1.80	1.81	2.72	1.62	0.60
老年人群高血压患病率（%）	68.94	58.33	65.78	42.64	78.41	73.33	74.29	62.22	79.76
老年人群糖尿病患病率（%）	20.27	16.13	15.09	10.37	17.69	13.54	14.66	16.83	13.36
婴儿死亡率（‰）	2.89	4.60	3.68	2.93	4.27	3.32	4.66	2.19	4.03
孕产妇死亡率（/10 万）	9.28	4.45	10.84	14.06	9.28	14.70	12.47	8.02	0.00
老年人群的慢性病管理率（%）	53.75	76.44	57.81	57.08	93.91	61.04	85.83	62.51	65.64
中医/药医疗服务机构数（家）	39.00	3.00	9.00	7.00	16.00	10.00	7.00	7.00	4.00

续表

指标	咸宁	随州	鄂州	神农架	恩施	仙桃	天门	潜江
全年环境空气质量优良天数比（%）	79.50	76.00	74.70	96.40	86.80	85.80	85.60	88.20
乡镇城镇集中式饮用水水源地水质达标率（%）	100.00	100.00	100.00	100.00	100.00	100.00	100.00	100.00
生态环境指数	77.06	70.14	63.35	81.32	80.36	58.97	58.27	59.25
居民年人均接受健康教育的次数（次）	1.47	1.48	0.32	0.70	0.01	0.99	0.15	0.38
每千常住人口执业（助理）医师数（人）	2.61	1.80	1.91	1.60	1.72	1.23	2.16	2.90
每千常住人口注册护士数（人）	2.79	1.90	2.66	1.99	2.20	1.41	1.50	3.18
每千常住人口医疗机构的药师（士）数（人）	0.01	0.00	0.01	0.00	0.00	0.00	0.00	0.01
每千常住人口床位数（张）	4.84	3.84	4.57	5.41	5.61	3.11	4.29	4.30
医疗保健支出费用占总消费支出的比例（%）	8.00	8.81	9.04	6.73	8.06	14.16	11.30	7.25
传染病和突发性公共卫生事件的报告率（‰）	2.08	1.33	0.48	7.68	5.33	2.60	0.57	0.86
老年人群高血压患病率（%）	52.28	45.79	52.42	77.43	48.97	62.32	57.23	69.76
老年人群糖尿病患病率（%）	11.71	9.45	9.60	16.22	7.91	46.80	10.00	13.61
婴儿死亡率（‰）	2.80	4.15	3.92	2.80	6.08	3.38	4.25	4.09
孕产妇死亡率（/10万）	5.18	7.62	0.00	0.00	17.09	0.00	0.00	0.00
老年人群的慢性病管理率（%）	60.48	50.84	65.64	67.58	69.18	58.06	16.02	81.70
中医/药医疗服务机构数（家）	8.00	6.00	1.00	1.00	5.00	1.00	1.00	1.00